SCHRIFTEN AUS DEM GESAMTGEBIET DER GEWERBEHYGIENE
HERAUSGEGEBEN VON DER DEUTSCHEN GESELLSCHAFT FÜR GEWERBEHYGIENE
IN FRANKFURT A. M., VIKTORIAALLEE 9
NEUE FOLGE. HEFT 16

Gewerbestaub und Lungentuberkulose

(Stahl-, Porzellan-, Kohle-, Kalkstaub und Ruß)

Eine literarische und experimentelle Studie

von

Dr. med. K. W. Jötten   und   **Dr. med. W. Arnoldi**

o. ö. Professor der Hygiene und Direktor
des Hygienischen Instituts der Westfäl.
Wilhelms-Universität in Münster i. W.

ehemal. Assistent am Hygienischen
Institut in Münster i.W.

Mit 105 Abbildungen

W0260812

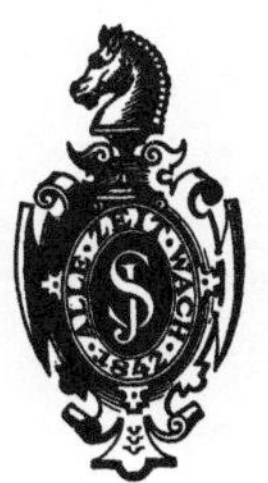

Berlin

Verlag von Julius Springer

1927

ISBN-13: 978-3-642-93784-2   e-ISBN-13: 978-3-642-94184-9

DOI: 10.1007/978-3-642-94184-9

Alle Rechte, insbesondere das der Übersetzung
in fremde Sprachen, vorbehalten.

Herrn Geheimrat

Professor Dr. Walter Kruse

dem Führer unserer Schule

in steter Verehrung

gewidmet

Vorwort.

Der seit langen Jahren bestehende Streit über die Gutartigkeit bzw. Bösartigkeit mancher Gewerbestaubarten und ihre Beziehung zur tuberkulösen Lungenerkrankung des Menschen hat uns Veranlassung gegeben, dem Wunsche vieler früherer Forscher und Gewerbeärzte usw. nachzukommen, auf experimentellem Wege durch den Tierversuch weitere Aufklärung in diese Dinge zu bringen. Wir waren uns aber von vornherein klar darüber, daß hierzu groß angelegte Versuche mit komplizierter Apparatur und großem Tiermaterial erforderlich waren, um wirklich verwertbare Versuchsergebnisse zu erzielen, nachdem zahlreiche frühere tierexperimentelle Arbeiten gerade wegen Mängel der Versuchsanordnung keine Anerkennung gefunden hatten.

Durch das Entgegenkommen der Notgemeinschaft der Deutschen Wissenschaft wurde die Bereitstellung der außerordentlich umfangreichen Apparatur ermöglicht, die nach vielen mühsamen Vor- und Tastversuchen in den hygienischen Instituten der Universitäten Leipzig und Münster in eine endgültige, genau und zuverlässig arbeitende Form gebracht werden konnte. Sehr gefördert hat sie uns auch bei der Bereitstellung von Tiermaterial. Weiter war es sehr sachdienlich, daß der Verein der Förderer und Freunde der Universität Münster und die Direktion der Wickingschen Portlandzement- und Wasserkalkwerke Münster wesentliche Forschungsbeihilfen zur Verfügung stellten. Von ausschlaggebender Bedeutung aber war es, daß das Reichsministerium des Innern nach Befürwortung durch den zuständigen Ministerialdirigenten, Herrn Geheimrat Hamel, eine beträchtliche Summe zur Bestreitung weiterer Unkosten und zur Bezahlung von dringend nötigen Hilfskräften überwies. Für alle diese Forschungsbeihilfen, ohne die eine Durchführung unserer Versuche gar nicht möglich gewesen wäre, sagen wir unseren besten Dank, den wir aber auch Herrn Prälaten Prof. D. Dr. Georg Schreiber-Münster aussprechen möchten, der uns durch seine persönlichen Bemühungen und durch seine vielseitigen Beziehungen die Verbindung mit den vorgenannten Stellen vermittelt hat.

Münster, im März 1927.

Die Verfasser.

Inhaltsverzeichnis.

Einleitung.

Die Tatsache der krankmachenden Wirkung beruflicher Staubeinatmung hat die Menschen seit langer Zeit beschäftigt, da es ja seit den
Anfängen der Kultur staubentwickelnde Industrien gibt. Die geschichtliche Entwicklung der Lehre von der Staubinhalation ist von verschiedenen Autoren (Arnold, Greenburg und anderen) abgehandelt worden. Hiernach finden sich schon bei Hippokrates und Plinius d. ä.
diesbezügliche Beobachtungen. Bis zum 19. Jahrhundert liegen indessen
nur mehr oder weniger oberflächliche Beschreibungen von Staubinhalationsfolgen vor, unter denen das bekannte Werk Ramazzinis, des
„Vaters der Gewerbehygiene", über die Handwerkerkrankheiten (Padua
1703) hervorzuheben ist. In der Virchowschen Ära entstand dann bekanntlich ein lebhafter wissenschaftlicher Streit über die Frage der exo-
genen Herkunft des schwarzen Lungenpigments und die Möglichkeit der
Ablagerung von eingeatmetem Staub in der Lunge überhaupt. Traube
(1860) und Zenker (1866) erbrachten den Beweis für die Richtigkeit
dieser Annahmen. In den nächsten Jahren wurde von zahlreichen deutschen, englischen und französischen Forschern durch pathologisch-anatomische Arbeiten und kasuistische Veröffentlichungen die Lehre von der
Staubinhalation weiter gefördert. Im Jahre 1885 erschien das klassische
Werk von J. Arnold, worin auf Grund umfangreicher Experimente der
ganze Fragenkomplex eingehend pathologisch-anatomisch untersucht
und ein großer Teil der schwebenden Probleme zu einem abschließenden
Ergebnis geführt wurde. In dieser Arbeit nimmt Arnold als erster nach
Entdeckung des Tuberkelbazillus Stellung zu den Beziehungen zwischen Tuberkulose und Staubinhalation.

In der vorbakteriologischen Zeit bestand über die Beziehungen
zwischen Staubinhalation und Lungentuberkulose erklärlicherweise keine
klare Auffassung, war doch auch die ätiologische Zusammengehörigkeit
der verschiedenen Krankheitsformen der Lungentuberkulose noch nicht
sichergestellt. Man war geneigt, die Bedeutung des Berufstaubes als
Ursache der eigenartigen chronischen Lungenerkrankungen mancher
Staubarbeiter zu überschätzen. (Vergl. z. B. Oldendorff, Der Einfluß
der Beschäftigung auf die Lebensdauer des Menschen. Berlin 1878.)
Auch die unter phthisischen Symptomen verlaufenden Formen, die
meist mit Expektoration von deutlich staubhaltigem Sputum einher-
gingen, wurden für so charakteristisch gehalten, daß man sie nicht mit
der Schwindsucht identifizieren wollte. Erst Arnold stellte die Beziehungen zwischen Staubinhalation und Tuberkulose in das richtige
Licht, indem er auf Grund seiner Experimente zu dem Ergebnis kam,
daß zwischen der Staubinhalation als solcher und tuberkulösen Prozessen

eine direkte Beziehung nicht zu finden sei. Im übrigen wurde das Interesse der Forscher, speziell der Pathologen, besonders in Anspruch genommen durch die reinen Pneumokoniosen, die als Anthrakosis, Silikosis, Chalikosis, Siderosis, Tabakosis, Aluminosis, Byssinosis pulmonum eingehend beschrieben wurden. Allmählich wurde aber das Krankheitsbild der unkomplizierten Pneumokoniose immer mehr eingeengt. Einerseits wurden mit der technischen Vervollkommnung der industriellen Betriebe auch die Staubabwehrvorrichtungen ausgebaut. Infolgedessen wurden die zur Beobachtung gelangenden Fälle hochgradiger Staubindurationen der Lungen, wie man sie an Hand von Exemplaren hochgradig veränderter Staublungen vielfach als typisches Krankheitsbild demonstrierte (siehe Sommerfeld, Vortrag über die gesundheitliche Bedeutung des Staubes in gewerblichen Betrieben mit Demonstration der auf der Berliner Gewerbeausstellung vorgeführten Objekte, Beilage zur Hyg. Rundsch. VII, 1897), immer seltener. Andererseits offenbarte sich in zunehmendem Maße die Komplikation mit Tuberkulose als bestimmter Faktor für das Schicksal ·der Staublungen. Die Frage der gegenseitigen Beeinflussung von Staubinhalation und tuberkulöser Infektion steht seitdem mehr im Vordergrunde des Interesses, während die unkomplizierten Staubschädigungen eine untergeordnetere Rolle spielen. Dies ist um so mehr der Fall, als die reine Pneumonokoniose im allgemeinen nur sehr geringe Erscheinungen und Beschwerden macht. So hat besonders De la Camp die Schwierigkeit der klinischen Diagnostik der unkomplizierten Pneumonokoniose infolge des oft gänzlichen Fehlens physikalischer Symptome hervorgehoben. Bronchitiden, Schallabschwächungen und dergleichen können gänzlich fehlen. Die Bedeutung der Staublunge liegt somit in der Neigung zu komplizierenden sekundären Erkrankungen. Unter diesen ist die Lungentuberkulose von überragender Bedeutung, sowohl was die Häufigkeit des Auftretens als auch was die Schwere der Veränderungen betrifft. Als nicht tuberkulöse Staubkrankheiten sind zu nennen die chronische Bronchitis, Bronchiektasien, chronische Bronchopneumonien, zirrhotische Prozesse der Lungen und der Bronchialdrüsen, sowie erweichende Prozesse. Es muß allerdings bemerkt werden, daß besonders die letztgenannten Prozesse nur sehr schwer von der Tuberkulose abgegrenzt werden können. Ferner soll hier erwähnt werden, daß ihr Vorkommen ohne gleichzeitige Tuberkulose von einigen Forschern überhaupt bezweifelt wird. Eine besondere Bedeutung beansprucht ferner die Frage der erhöhten Empfänglichkeit für Pneumonie durch chronische Staubinhalation. Nicht zu den eigentlichen Staubkrankheiten gehört die Vergiftung durch eingeatmeten Staub, wie sie beispielsweise in der Blei- und Zinkindustrie beobachtet wird. Auch diejenigen Erkrankungen, die der Staub durch Einschleppung von Krankheitserregern hervorruft, wie es z. B. bei der Hadernkrankheit der Fall ist, gehören nicht in diesen Rahmen. Es soll indessen nicht unerwähnt bleiben, daß auch bei der Tuberkulose und der Pneumonie dem Staub als Keimtransporteur eine gewisse Rolle zugeschrieben wird, die aber sicherlich an Bedeutung weit

hinter den anderweitigen Beziehungen zu diesen Krankheiten zurücktritt. Beitzke (Ergebn. d. allg. Pathol. u. pathol. Anat., Jg. 14, I. 1910)
gibt eine Übersicht über den Stand der Frage der Übertragung der Tuberkulose durch Staub, der wir folgende hauptsächliche Angaben entnehmen: Cornet (Die Tuberkulose, 2. Aufl. Wien 1907) mißt der Infektion mit tuberkelbazillenhaltigem Staub weitaus die größte Gefahr
bei. Cadéac (Infections par les voies respiratoires, Verhandl. d. intern.
Tub. Kongr., Paris 1905) vertritt die gegenteilige Ansicht, die er damit
begründet, daß die Virulenz der Bazillen längst erloschen sei, ehe die
Sputa in flugfähigen Staub verwandelt wären. Ähnlich wie Cadéac
sprechen sich aus Marshal und Kirstein, während Sormani, Kuß,
Köhlisch u. a. mehr der Ansicht von Cornet zuneigen. Beitzke
kommt zu dem Schluß, daß sowohl Cornet wie Cadéac zu weit über
das Ziel hinausschießen, und gibt in der Hauptsache Flügge Recht,
welcher sagt: „Luft mit tuberkelbazillenhaltigem Staub ist somit als In-
fektionsquelle nur dann in Rechnung zu ziehen, wenn Staubteilchen von
einem reichlich mit Sputum inprägnierten, rasch und vollständig getrockneten Substrat durch mechanische Zerkleinerung fortdauernd in
die Luft verschleudert werden." Somit ist nach Beitzke trotz der vorliegenden verschiedenen Beobachtungen von Staubinfektion (Svensson,
Le Coir und Cannes, Schottelius, Le Gendre und Plicque) die
Gefahr der Infektion durch Staub nicht allzu groß.

Im Gegensatz zu der Auffassung von Beitzke wird neuerdings der
Infektion mit Tuberkulose durch eingeatmeten Staub von Bruno Lange
wieder eine überragende Bedeutung eingeräumt (B. Lange und Keschischian, Experimentelle Untersuchungen über die Bedeutung der
Tröpfcheninfektion bei der Tuberkulose. Zeitschr. f. Hyg. u. Infektionskrankh. Bd. 104. 1925 und B. Lange und Nowoselsky, Experimentelle
Untersuchungen über die Bedeutung der Staubinfektion bei der Tuberkulose. Zeitschr. f. Hyg. u. Infektionskrankh., Bd. 104. B. Lange,
Über die Infektionswege der Tuberkulose. Zeitschr. f. Tuberkul., Bd. 43.
1925). Nach den Versuchen Langes und seiner Mitarbeiter bieten die
bisher vorliegenden Beobachtungen keine Anhaltspunkte dafür, daß
Hustentröpfchen leichter in die Lunge eindringen als feiner Staub. Ferner gelingt die aerogene Staubinfektion bei Meerschweinchen keineswegs
viel schwerer als mit Tröpfchenbazillen. Die Hauptmasse der ausge-
husteten Tröpfchen kommt schließlich nach Lange für die Einatmung
in die Lunge nicht in Frage. Somit ist der Staubinfektion seines Erachtens bei der Übertragung der Tuberkulose eine größere Beachtung
zu schenken als es bisher nach den Arbeiten der Flüggeschen Schule
geschehen ist.

Schließlich sei noch darauf hingewiesen, daß unter Verhältnissen,
denen eine besondere gewerbehygienische Bedeutung nicht zukommt,
nämlich bei außergewöhnlich massenhafter Inhalation von Staub, akute
Schädigungen gesetzt werden können, die ebenfalls nicht im Rahmen der
gewöhnlichen gewerblichen Staublungenerkrankungen zu betrachten
sind. Solche Schädigungen können auch durch morphologisch und che-

misch indifferente Staubarten hervorgerufen werden. Als Beispiel für
diese Art von Staubfolgen kann man den von C. Gerhardt beschriebenen Fall von Verkleisterung der Luftröhre durch Mehlstaub bei einem
Mehlarbeiter anführen. Ferner sei hier erwähnt die Wirkung des in
Nordafrika gefürchteten Sandwindes, die als allmähliche Erstickung
durch Einatmung des in großer Menge in der heißen Luft suspendierten
feinteiligen Wüstenstaubes beschrieben worden ist.

Bedürfnisse der Systematik haben schon frühzeitig dazu geführt, die
verschiedenen Gewerbestaubarten nach gewissen Richtlinien in zusam-
mengehörige Gruppen einzuteilen, die auch in ihrer unterschiedlichen
Wirkung auf den Organismus eine gewisse Gesetzmäßigkeit erkennen
lassen sollten. Man hat unterschieden zwischen organischen und anorganischen Staubarten und hat ferner beispielsweise die Löslichkeitsverhältnisse, die Form und andere Eigenschaften als Kriterien für
die Klassifikation zugrunde gelegt. Den praktischen Bedürfnissen entspricht wohl im allgemeinen die Einteilung in

mineralische Staubarten
metallische   ,,
animalische   ,,
vegetabilische   ,,

Verbrennungsprodukte bzw. chemische Erzeugnisse verschiedener
Zusammensetzung.

Von diesen Staubsorten sind die mineralischen ihrem Vorkommen
und ihrer gesundheitlichen Bedeutung nach am wichtigsten, und sind
dementsprechend in erster Linie Gegenstand der Forschung gewesen.

Die soziale Bedeutung der Frage der beruflichen Staubschädigungen ist durch die neuzeitlichen Staubbekämpfungseinrich-
tungen nicht, wie man erwarten könnte, verringert worden. Wenn auch
in industriellen Betrieben solche unglaublichen Staubatmosphären, wie
sie früher beschrieben worden sind, nur noch selten angetroffen werden,
so ist doch ein absoluter Staubschutz infolge der Natur mancher Gewerbe unmöglich. Im Gegenteil, der Fortschritt der Industrie hat in
vielen Fällen vermehrte Staubentwicklung mit sich gebracht, so z. B.
das moderne Gesteinstaubverfahren zur Bekämpfung der Kohlenstaub-
explosionen in den Kohlenbergwerken. In seinem Vortrag über die neueren Fortschritte auf dem Gebiete der Staubverhütung und Staubbe-
kämpfung hat der Gewerberat Wenzel eine Reihe von technischen Neue-
rungen angeführt, die erhöhte Stauberzeugung zur Folge haben, so z. B.
die Einführung der Kohlenstaubfeuerung an Stelle der Stückkohlen-
feuerung, des maschinellen Gesteinsbohrens an Stelle des Handbohrens,
ferner die erhöhte Forderung möglichster staubförmiger Feinheit vieler
Materialien. Lindemann (Weyls Hdb.) nimmt eine Vermehrung der
Gefahren der Staubinhalation durch die modernen Bohrapparate an.
Er zitiert Haldane, Martin und Thomas (H. M. and T., Report to
the secretary of state for the Home department on the health of cornish
miners [1904]), die sehr ungünstige Resultate fanden.

Im übrigen gibt es nur wenige Industrien, die keinerlei Staubentwicklung mit sich bringen. Die gewerbehygienische Bedeutung des Berufstaubes ist somit nach wie vor außerordentlich groß, und man kann sagen, daß die berufliche Staubinhalation unter den Ursachen von Berufskrankheiten auch heute noch die erste Stelle einnimmt.

Für die Erforschung der Zusammenhänge zwischen Staubeinatmung und Lungentuberkulose stehen zwei Wege zur Verfügung: Die medizinische Statistik und das Experiment.

Also zunächst die Medizinalstatistik, deren Quellen die kasuistischen Beobachtungen der Kliniker und Ärzte, der pathologischen Anatomen sowie die Berichte der Gewerbeaufsichtsbeamten, ferner die Materialien der Bevölkerungs-, der Gewerbe-Statistiken und ähnlicher zahlenmäßiger Aufzeichnungen sind. Die Exaktheit der medizinischen Statistik ist durch möglichste Ausschaltung von Fehlerquellen bei Verwendung der erfaßbaren Zusammenhänge auf eine große Höhe gebracht worden. Auch ihr Ausgangsmaterial ist in mancher Beziehung zuverlässiger geworden z. B. infolge der durch moderne Untersuchungsmethoden, wie die Röntgendurchleuchtung, vervollkommneten Diagnostik.

Indessen liegt es in der Natur der statistischen Wissenschaft, daß die vorhandenen Fehler niemals vollständig ausgeschaltet werden können. Nur das Experiment vermag zu einer großen, wenn auch in seinen letzten Schlußfolgerungen nicht absoluten Exaktheit vorzudringen, indem durch Vergleich von Versuchsergebnissen bei bekannten Versuchsbedingungen die ursächlichen Zusammenhänge der Erscheinungen weitgehend ermittelt werden können. Andererseits liegen in der Beschränktheit der technischen Möglichkeiten die Grenzen der experimentellen Forschung.

Gerade die technischen Schwierigkeiten, die sich der Durchführung von Experimenten über die gegenseitige Beeinflussung von Staubinhalation und Lungentuberkulose entgegenstellen, dürften der Grund gewesen sein, weshalb bisher nur wenige Forscher diesen Weg beschritten haben, während über die Frage der Staubeinwirkung allein eine größere Anzahl experimenteller Arbeiten vorliegen. Einige der neueren Untersucher haben das in Frage stehende Problem mit Hilfe einer sehr einfachen Versuchsanordnung zu fördern versucht und sind zu wenig befriedigenden Ergebnissen gelangt. Vermutlich gründet sich auf diese Tatsache die Ansicht Engels, daß der „Tierversuch zur Aufklärung des unmittelbaren Zusammenhanges zwischen Staubinhalation und Tuberkulose in der Hauptsache versagt habe und wenig Erfolg verspricht“. Darauf ist zu erwidern, daß eine weitere Förderung der ungeklärten Fragen auf anderem Wege vorläufig nicht zu erwarten ist. Trotz der großen Zahl der statistischen Arbeiten ist eine Einigung über die Deutung mancher Erscheinungen, z. B. der relativ geringen Tuberkulosesterblichkeit der Kohlenbergleute, der Kalkarbeiter und anderer Berufsklassen nicht erzielt worden. Es ist noch nicht einmal ein einheitliches Urteil darüber gewonnen worden, ob gewisse Staubarten, wie z. B. der Porzellanstaub, als schädlich, indifferent oder wie manche behaupten, gar

als tuberkulosehemmend zu betrachten sind. Die spärlichen Ergebnisse
der bisherigen wenigen experimentellen Arbeiten über den vorliegenden
Gegenstand dürfen bei dem Versagen der übrigen Forschungsmittel daher nicht entmutigen, auf diesem Wege fortzufahren. Vollrath schreibt
daher in seiner Arbeit über die Tuberkulosesterblichkeit der Porzellanarbeiter Thüringens unseres Erachtens mit Recht: „Wir müssen feststellen, daß bei der besonders unter der ärmeren Bevölkerung so weit verbreiteten Tuberkulose durch Statistiken allein nie ein erschöpfender Beweis
über die Berufsschädigungen erbracht werden kann. Man kann aus zahlenmäßigen Aufstellungen höchstens Vergleiche mit früheren Statistiken
(über dieselbe Arbeitergattung in der gleichen Gegend und auf demselben Urmaterial fundierte) anstellen und daraus Anregungen zu neuen
experimentellen Untersuchungen schöpfen. Den Beweis muß der Tierversuch, noch besser das Experiment am Menschen selbst erbringen.“

In der vorliegenden Arbeit haben wir uns demgemäß die Aufgabe
gestellt, ausgehend von den bisher bekannten Tatsachen durch den
Tierversuch weitere Aufklärung über die Beziehungen zwischen gewerblicher Staubinhalation und Lungentuberkulose zu erbringen. Vorausgeschickt sei zunächst ein Überblick über
die Ergebnisse der bisherigen Forschung.

Ergebnisse der bisherigen Forschung.

I. Ergebnisse in der älteren Literatur.

Wie seit langem bekannt ist, besteht in einer Anzahl von staubentwickelnden Industrien eine erhöhte Tuberkuloseanfälligkeit der Arbeiter, in anderen Industrien mit ebenfalls starker Staubentwicklung ist die Tuberkulosemorbidität und -mortalität nicht größer, in manchen sogar geringer als bei dem Durchschnitt der übrigen Bevölkerung. Die außerordentlich umfangreiche statistische Bearbeitung dieser Tatsachen hat schon frühzeitig einige Autoren wie Hirt, Sommerfeld, Lehmann, Roth u. a. zu der Abstufung der Gefährlichkeit der verschiedenen Staubarten geführt. Bei Vergleichung zeigen diese Klassifizierungen hinsichtlich mancher Staubarten unverkennbar eine gewisse Übereinstimmung. So stehen z. B. alle stark quarzhaltigen Gesteine meist an ungünstiger Stelle, während andere Staubarten wie Ton, Kalk und Kohlenstaub mehr oder weniger günstig beurteilt werden. Über andere Staubarten dagegen, wie z. B. den Porzellanstaub, ein Material, welches neben anderen Bestandteilen sowohl Quarz in verschieden hohem Prozentsatz wie auch reichlich tonige Bestandteile enthält, sind die Ansichten geteilt. Welche Rolle indessen bei der verschiedenartigen Widerstandsfähigkeit der Arbeiter in den einzelnen Staubberufen gegen die Tuberkulose noch andere Momente spielen, die mit dem Staub an sich nichts zu tun haben, wie soziale Verhältnisse, Berufsauslese usw., darüber geben die oben erwähnten statistischen Untersuchungen nur unbefriedigenden Aufschluß. Daß diesen Momenten, wie auch Lehmann annimmt, eine große Bedeutung zukommt, zeigt sich u. a. daran, daß manche Staubberufe, die früher sehr ungünstig beurteilt wurden, heute wesentlich günstiger dastehen.

Die älteren Untersucher der Wirkungen des Berufsstaubes auf die Lunge haben in den zahlreichen kasuistischen Mitteilungen und statistischen Untersuchungen über diesen Gegenstand im allgemeinen die Rolle des Staubes bei den Lungenerkrankungen der Arbeiter in Staubberufen auf Kosten der tuberkulösen Komplikation zu sehr in den Vordergrund gestellt. Indessen waren manche heute gültige Ansichten auch damals schon allgemein verbreitet, so die von der relativ geringen Schädlichkeit bezw. Harmlosigkeit des Kohlenstaubes und des Rußes (Riembault 1861, Boens-Boisseau 1862, Demarquette 1860, De Crocq 1862, Kuborn 1863, Seltmann 1866), ferner auf der anderen Seite die Ansicht von der Gefährlichkeit des Kieselsäurestaubes (Ramazzini 1703, Bubbe 1721, Leblanc 1795, Johnstone 1799, Meinel 1869, Eulenberg 1876, Hirt 1871, Peacock 1873). Im übrigen mußten in den ersten Jahrzehnten der zellularpathologischen Ära die Grundlagen der Lehre von der Staubinhalation erst geschaffen werden. Demzufolge wandte sich das Interesse vieler Forscher, besonders der pathologischen Anatomen, der Mechanik des Eindringens der Staubteilchen in die Lunge und den speziellen reaktiven Gewebsvorgängen zu. Angaben über die geschichtliche Entwicklung aller dieser Forschungen finden sich in den Werken von Arnold, Zenker, Seltmann, Meinel, Hirt, Merkel, Füller, auf welche betreffs des näheren hier verwiesen sei.

Auch die älteren experimentellen Untersucher, wie Charcod, Knauff, Ruppert, Schottelius, v. Ins, Arnold u. a., haben sich weniger mit der spezifischen Wirkung der verschiedenen Staubsorten als mit den genannten damals aktuellen Fragen befaßt. Sie haben bei ihren Versuchsanordnungen mehr oder weniger darauf verzichtet, hinsichtlich der Dosierung, Art der Einverleibung des Staubes, Inhalationsdauer usw. möglichst natürliche Verhältnisse herzustellen. So ließ man z. B. den Staub durch die tracheotomierte Luftröhre einatmen, arbeitete mit enormen Staubmengen und sehr langer einzeitiger Inhalationsdauer, um in möglichst kurzer Zeit nachweisbare Veränderungen zu bekommen.

Während die Pathologie der Staubinhalation im allgemeinen durch die älteren Arbeiten in ihren Grundzügen weitgehend erforscht worden ist, ist die Kenntnis der spezifischen Schädlichkeit der einzelnen Staubmaterialien und ihre Beziehungen zur Lungentuberkulose durch dieselben nicht in dem Maße gefördert worden. Der Stand des Wissens über diese Fragen vor ihrer weiteren Aufklärung durch Arnold wird durch die seine Monographie einleitenden Ausführungen gut wiedergegeben: „So groß die Zahl der kasuistischen Mitteilungen über Staubinhalation ist, eine Übereinstimmung betreffs des Einflusses desselben auf das Lungengewebe konnte nicht erzielt werden, vielmehr gehen die Ansichten gerade in diesem wichtigsten Punkte möglichst weit auseinander. Die einen sind der Meinung, daß der Staub eine schädliche Einwirkung auf das Lungengewebe überhaupt nicht ausübe, dieses im Gegenteil eine ganz beträchtliche Ablagerung von Staub ertragen könne, ohne tiefergreifenden Veränderungen zu unterliegen. Die anderen dagegen suchen zu beweisen, daß der Staub in der Lunge eine Reihe charakteristischer Störungen auslöse, über deren anatomisches Wesen die Auffassungen gleichfalls verschieden sind. Von manchen ist endlich der Versuch gemacht worden, anatomische und klinische Krankheitsbilder zu entwerfen, welche als Typen der einzelnen Arten von Pneumonokoniosis angesehen werden sollten. Noch fraglicher ist die Beziehung der Staubinhalation zu den akuten und chronischen Entzündungen der Lunge, den tuberkulösen insbesondere. Um nur ein Beispiel anzuführen, sollen diese bei Anthrakose nach den einen häufig, nach den anderen selten sein oder gar ein Antagonismus zwischen beiden Erkrankungen bestehen. Die ganze Frage ist wesentlich deshalb eine so verworrene und wenig ersprießliche, weil wir die Einflüsse des Staubes als solchen, nach seiner Oberflächenbeschaffenheit, Dauer und Intensität seiner Einwirkung auf die Lungen nicht kennen. Die Beobachtungen beim Menschen sind in dieser Hinsicht nur mit Vorsicht zu verwerten, weil die betreffenden Kranken unter sehr schlechte Verhältnissen leben und sehr häufig hinsichtlich chronischer Lungenaffekte hereditär belastet sind. Bei Tieren auf experimentellem Wege Veränderungen in den Lungen zu erzeugen, welche als Folgen der Einwirkung der Staubart aufgefaßt werden durften, war bis jetzt nicht gelungen, weil, wie ich gleich hinzufügen will, die ganze Anordnung der Versuche, insbesondere aber deren Dauer eine ungenügende gewesen ist."

Was die Schädlichkeit der einzelnen Staubarten anbetrifft, so stoßen wir in den älteren Mitteilungen wiederholt auf die besonders ungünstige Beurteilung der Kieselsäure, bezw. der kieselsäurehaltigen Staubarten, eine Ansicht, die sich seither allgemein verbreitet hat. Diese Ansicht ist wohl zuerst von Eulenberg in gesetzmäßiger Form ausgesprochen worden. Dieser Autor schreibt unter anderem: „Die Folgen des eingeatmeten Tonstaubes hat man bekanntlich mit Aluminosis pulmonum bezeichnet; dieser Name entspricht nicht ganz der Sache, da es weniger die Tonerde, das Alluminiumoxyd, ist, welche die Krankheit erzeugt, als die Kieselsäure, die überall, in welcher Form sie auch auftreten mag, ihre bestimmten Opfer fordert, wenn man dem Eindringen derselben in die Respirationsorgane keinen Damm entgegensetzt." (Handbuch der Gewerbehyg., Berlin 1876, zit. nach Leymann.) Auch Arnold hat, wie bemerkt, auf Grund seiner Untersuchungen die besonders große Schädlichkeit der Inhalation von Kieselstaub festgestellt. Meinel beschrieb das Krankheitsbild der Kiesellunge oder Chalikosis pulmonum als schwere Lungenveränderung durch Kieselstaub. Die Eulenbergsche Ansicht von der unbedingten Schädlichkeit der Kieselsäure ist indessen schon frühzeitig dahin modifiziert worden, daß dieselbe in gewisser Bindung, z. B. als Tonstaub, als verhältnismäßig harmlos angesehen wird.

II. Ergebnisse in der neueren Literatur.

Die neueren Arbeiten lassen mehr als früher eine Auflösung des Staubinhalationsproblems in verschiedene Teilfragen erkennen, welche für sich in Angriff genommen worden sind. So sind Spezialarbeiten erschienen, die a) das Wesen der Staubschädigung im allgemeinen (morphologische und chemische Beschaffenheit der verschiedenen Staubarten und ihre biologische Wirkung), b) die Mechanik der Staubinhalation und -invasion, c) die Beziehungen zwischen Staubinhalation und Lungentuberkulose im Tierexperiment behandeln; schließlich d) noch solche, die die gewerbehygienische Bedeutung der verschiedenen Staubarten und ihren Einfluß auf den Verlauf der Lungentuberkulose zum Gegenstand haben.

a) Das Wesen der Staubschädigung im allgemeinen
(morphologische und chemische Beschaffenheit der verschiedenen Staubarten und ihre biologische Wirkung).

Die weitere Entwicklung, welche die Lehre von den Staubinhalationsfolgen durch die neueren Arbeiten erfahren hat, wird besonders charakterisiert durch die zunehmende Anerkennung der entscheidenden Rolle der Tuberkulose. Es hat sich gezeigt, daß diejenigen Staubarten, welche das Lungengewebe am meisten alterieren, auch die Ansiedlung und Ausbreitung der Tuberkulose im allgemeinen am meisten befördern. Die Schädlichkeit einer Staubart steht somit im allgemeinen in direktem Verhältnis zu seiner Tuberkulosebeförderung. Der Begriff der Schädlichkeit kann daher, wie es auch vielfach geschieht, in diesem Sinne angewendet werden. Die Bedeutung der reinen Staubschädigungen ist dementsprechend weitgehend reduziert worden. Bezüglich dieses letzteren Punktes gehen allerdings einzelne Autoren zweifellos zu weit, wie z. B. Vogt, welcher annimmt, daß nur eine bereits alterierte Lunge durch Staubeinatmung geschädigt werden kann, und der die früher beschriebenen extremen Fälle von Kohlen-, Kiesel und Eisenlungen als „Kabinettstücke" bezeichnet, „welche alle in einer anatomischen Raritätensammlung besser am Platze sind als in der Gewerbehygiene" (zit. nach Wegmann).

In das gegenteilige Extrem verfällt Lubenau, der die Arnoldsche Ansicht, daß erst monatelange Staubinhalation zu wesentlichen Lungenveränderungen führe, als Irrtum bezeichnet und betont, daß er bei seinen Versuchen „nach Exposition von einer Woche durch Schamotte, Thomasschlacke und Kalkspat die schwersten chronischen Lungenveränderungen habe entstehen sehen". Sicherlich kann, wie wir übrigens in unseren eigenen Versuchen bestätigen konnten, die Einatmung großer Mengen bestimmter Staubarten innerhalb kurzer Zeit zu schweren Schädigungen führen. Die gewerbehygienische Bedeutung solcher experimenteller Befunde wird aber ohne Zweifel von Lubenau weit überschätzt. Die Versuchsanordnung Lubenaus bestand darin, daß je drei bis vier Meerschweinchen, vereinzelt auch Kaninchen, eine Woche lang täglich für zwölf Stunden in eine geräumige Glasglocke gebracht wurden, in welche vermittels einer Wasserstrahlpumpe staubige Luft eingesogen wurde. Die Staubaufwirbelung erfolgte in einem 750 ccm großen Erlenmeyer-Kolben durch einen hindurchgesogenen Lufstrom. Die Dichte der so erzeugten Staubatmosphäre wurde durch Augenmaß mittels entsprechender Einstellung der Wasserstrahlluftpumpe reguliert.

Genauere Angaben über die quantitative Staubeinwirkung fehlen, was nach Lehmann die Versuche, die „an zu vielen Staubsorten und zu wenig Meerschweinchen" vorgenommen wurden, entwertet. Es wurden solche Versuche ausgeführt: mit Schamotte, Thomasschlacke, Kalkspat, Zement, Granit, Sandstein, Glas, Porzellan, Gips, Ziegelstein, Chausseestaub, Schwefelblende, Tonschiefer-Grauwacke, Erzgestein, Dolomit, Bleiglanz, Eisen, Bronze, Tabak, Mehlstaub, Hanf, Leder, Holz, Horn, Elfenbein, Filz, Papier, Kohlenruß. Am gefährlichsten erwiesen sich von den mineralischen Staubarten Schamotte, Thomasschlacke, Kalkspat, Erzgestein, Dolomit und Bleiglanz, von den organischen Staubarten Holz, Elfenbein, Hanf, Tabak, Horn. Die Befunde bestanden in akuten Veränderungen (Bronchitiden, Bronchopneumonien) und chronischen Prozessen (Infiltrationsbezirke, deren Zentrum aus zellarmem Bindegewebe bestand, mit Wucherung und Desquamation der Alveolarepithelien, Verdickung des interstitiellen Gewebes und kleinen nekrotischen Inseln, Fibrose der Hilusdrüsen). Diese Veränderungen wurden bereits zehn Wochen nach der Staubinhalation gefunden. Der Staubgehalt der Lungen war gering. Bemerkenswert scheint uns noch die Ansicht Lubenaus, daß es notwendig ist, ,,sich über den einzelnen Fall vermittels des Experimentes zu orientieren, indem zum Vergleich eine in ihrer Wirkung bekannte Staubart, z. B. der unschädliche Kohlenruß genommen wird‟.

Auf dem Gebiete der Medizinalstatistik ist zu dem vorhandenen Material weiteres hinzugewonnen worden. Einige Autoren haben mit den vollkommeneren Methoden der neueren statistischen Forschung die Ergebnisse früherer statistischer Untersuchungen daraufhin revidiert, ob in verschiedenen Staubberufen mit hoher Tuberkulosesterblichkeit der Staub mit Recht als das tuberkulosebegünstigende Agens beschuldigt wird oder ob andere Momente hierfür verantwortlich gemacht werden müssen und der Staub nur eine indifferente Rolle spielt. Die Ergebnisse dieser Arbeiten haben teils früher gewonnene Ansichten bestätigt, teils aber auch gezeigt, daß durch die Mängel früherer Statistiken vielfach irrige Anschauungen entstanden sind. So hat z. B. auf der einen Seite Hoffmann für das Steinhauergewerbe die ursprüngliche Auffassung bestätigt, indem er in eingehenden Untersuchungen der Mortalitätsverhältnisse in der amerikanischen Granitindustrie feststellte, daß nicht soziale und andere Einflüsse nicht unmittelbar beruflicher Art, sondern die berufliche Staubeinwirkung die Ursache der erhöhten Tuberkulosesterblichkeit der Granitarbeiter ist. Auf der anderen Seite hat sich beispielsweise gezeigt, daß die früher sehr ungünstigen Tuberkuloseverhältnisse in der Wollwebereiindustrie, welche seither durch soziale Maßnahmen erheblich verbessert worden sind, nicht so sehr, wie man angenommen hatte, dem Berufsstaub, als vielmehr den dürftigen wirtschaftlichen Verhältnissen der Arbeiter zur Last fallen. (Albrecht.) Wenn somit festgestellt werden muß, daß die berufliche Staubaussetzung in gewissen Fällen mit Unrecht als die wesentliche Ursache der Verbreitung der Tuberkulose unter manchen Berufsklassen angesprochen worden ist, so muß andererseits bemerkt werden, daß man bei der Nachprüfung früherer Anschauungen vielfach über das Ziel hinausgeschossen hat. Wenn mit der zunehmenden sozialen Aufbesserung die Tuberkuloseanfälligkeit in staubentwickelnden Industrien zurückgeht, so besagt das noch nicht viel gegen die schädliche Rolle des Staubes, da ja auch in den meisten Fällen die Staubgefahr in gleichem Maße verringert worden ist. Wenn wir z. B. die in gewissem Maße eingetretene Wandlung der Ansichten über die Hygiene der Porzellanarbeiter in diesem Lichte betrachten, so scheint es, daß von manchen neueren Forschern die ungünstigen Ergebnisse der früheren Untersucher zu scharf kritisiert worden sind, eine Angelegenheit, auf die später noch einzugehen sein wird.

Eine wesentliche Vervollständigung unserer Kenntnisse ist durch die von verschiedenen Autoren vorgenommene Untersuchung der physikalischen und chemischen Eigenschaften der gewerbehygienisch wichtigen Staubkategorien erfolgt.

Unter den diesbezüglichen Arbeiten ist zunächst die von dem Verein zur Pflege des gewerbehygienischen Museums in Wien im Jahre 1892 herausgegebene Abhandlung: „In den gewerblichen Betrieben vorkommende Staubarten in Wort und Bild" zu erwähnen. Dieselbe enthält eine klassifizierende Beschreibung der morphologischen Beschaffenheit der häufigsten gewerblichen Staubarten, welche durch eine Anzahl Lichtdrucktafeln nach Photogrammen veranschaulicht wird.

Eine größere Untersuchung dieser Art hat Wegmann (1894) geliefert. Seine Arbeit „Der Staub in den Gewerben mit besonderer Berücksichtigung seiner Formen in der mechanischen Wirkung auf die Arbeiter" bespricht in eingehender Weise die gewerbehygienische Bedeutung der hauptsächlichsten Gewerbestaubarten, deren Beschaffenheit genau beschrieben und durch eine große Reihe sehr instruktiver Zeichnungen von mikroskopischen Staubbildern illustriert wird.

Diese beiden Arbeiten stellen übrigens nach unseren heutigen Anschauungen die Bedeutung der morphologischen Eigenschaften des Staubes hinsichtlich seiner Einwirkung auf den Organismus zu einseitig in den Vordergrund.

Orsi, ein Schüler Rubners, hat sich auf dessen Anregung hin der Aufgabe unterzogen, diejenigen Eigenschaften verschiedener Staubarten zu untersuchen, welche ihre Flugfähigkeit bedingen. Als solche stellte er die Körnchengröße, das spezifische Gewicht, die Oberfläche und den Wassergehalt der Staubteilchen fest. Seine Ergebnisse faßt er dahin zusammen, daß diese „inneren" Eigenschaften der Staubkörnchen in der obigen Reihenfolge von Einfluß sind. So fliegen von verschiedenen Staubarten mit demselben spezifischen Gewicht die, welche die zahlreichsten kleinsten Körnchen aufweisen, am leichtesten, bei kleinerer Größe der Körnchen die mit kleinerem spezifischen Gewicht. Die Flugfähigkeit ist also nicht proportional diesen Eigenschaften, da die Körnchengröße hierbei von ausschlaggebender Bedeutung ist. Die Fallgeschwindigkeit der kleinsten Körnchen ist sehr gering und wird anscheinend durch die Schnelligkeit des Luftstromes merklich beschleunigt.

Lehmann hat in einer tabellarischen Zusammenstellung auch noch die Härte und die Löslichkeit im kohlensäurehaltigen Wasser als für die Einwirkung auf den Organismus wichtige Eigenschaften berücksichtigt.

Lehmann und seine Schüler Saito, Gfrörer, Katayama haben dann weiter die quantitative Absorption des Staubes im Tierversuch und bei Menschen untersucht. Von ihnen wurde festgestellt, daß der größte Teil des eingeatmeten Staubes vom Körper zurückgehalten wird, nämlich etwa 95 vH, während nur etwa 3—12 vH wieder ausgeatmet werden. Sodann ging die hohe Bedeutung der Nasenatmung aus ihren Versuchen hervor. Etwa 50 vH des inhalierten Staubes wurden in der Nase zurückgehalten. Ferner waren im Magendarmkanal der Versuchstiere nach der experimentellen Staubinhalation größere Staubmengen als im Respirationstraktus abgelagert. In die Lungen gelangte somit nur ein verhältnismäßig kleiner Teil des im Körper retinierten Staubes (4—24 vH). Bemerkenswert ist noch, daß die Versuchstiere (Kaninchen und Hund) anscheinend relativ weniger Staub absorbierten als es bei Menschen der Fall ist. Bei ihnen wurde der auf der Nasenschleimhaut niedergeschlagene Staub durch häufiges Niesen entfernt.

Zu bedeutungsvollen Ergebnissen sind unter den neueren Autoren vor allem britische und amerikanische Forscher gelangt, die bei der Erforschung der hygienischen Verhältnisse in den Bergbauindustrien ihrer Länder besonders die Kenntnis des Wesens der Einwirkung der mineralischen Staubarten auf die Lunge gefördert haben. Sie kamen zu dem mit den bisher bekannten Tatsachen gut übereinstimmenden Ergebnis, daß unter den mineralischen Staubarten die mit einem hohen Gehalt an reiner Kieselsäure besonders pathogen, dagegen Kohlenstaub, Tonstaub u. a. relativ harmlos sind. Ferner wiesen sie nach, daß Beimischung notorisch unschädlicher Staubsorten die gefährliche Wirkung des kieselsäurehaltigen Staubes herabsetzt. Von diesen Arbeiten sind in diesem Zusammenhange besonders bemerkenswert die Untersuchungen von Mavrogordato, Fenn und Haldane. In erster Linie sei hier auf die experimentellen Untersuchungen von Mavrogordato eingegangen. Dieser Autor hat sich bei seinen Versuchen zum Ziel gesetzt, das Verhalten von gefährlichen und harmlosen Staubarten in der Lunge zu vergleichen, und außerdem die in der anglo-amerikanischen Literatur viel erörterte Beobachtung zu erforschen, daß die Gefährlichkeit mancher Staubsorten bei Mischung mit indifferentem Staubmaterial wesentlich herabgesetzt wird. Zu diesem Zwecke setzte er Meerschweinchen 12 Tage lang täglich für 2 Stunden einer mäßig staubhaltigen Atmosphäre aus und tötete die Tiere zu verschiedenen Zeitpunkten, und zwar teils unmittelbar nach Beendigung der Inhalation, teils nach verschieden langer, bis zu einem Jahre währender Sistierung. Derartige Versuchsserien wurden mit verschiedenen Staubarten — darunter Kohlenstaub, Tonschieferstaub, verschiedenen mehr oder weniger reichlich Kieselsäure enthaltenden Gesteinsstaubarten und reine amorphe Kieselsäure — unter möglichst gleichen Bedingungen durchgeführt. Die zu diesem Zwecke verwendete Apparatur beruhte auf dem Prinzip der Staubaufwirbelung durch eine rotierende und elektrisch betriebene Flügelschraube. Sie erzeugte nach den Angaben des Verfassers eine mäßig konzentrierte und konstante Staubwolke. Durch Staubbestimmungen wurde diese Tatsache objektiv bestätigt und ferner ermittelt, daß die indifferenteren Staubsorten stets in größerer Menge in der Luft suspendiert waren als die schädlicheren. Die Versuche wurden unter verschiedenartiger Modifikation der Versuchsbedingungen fortgesetzt und insbesondere mit Mischungen der gleichen Staubarten wiederholt. Ferner wurden noch Versuche mit besonders intensiver Verstäubung angestellt. Die wesentlichsten Ergebnisse dieser Experimente waren folgende:

Bei intensiver Verstäubung zeigten alle Staubarten annähernd die gleiche Wirkung, die in beträchtlicher Staubinvasion, Hyperämie, stellenweise Ödem des Lungengewebes und Zellvermehrung bestand.

Nach gemäßigter Verstäubung erfolgte bei Kohlenstaub und Tonstaub eine bedeutend schnellere Entstaubung der Lunge als bei den Staubarten mit hohem Gehalt an kristallisierter Kieselsäure oder mit anderen Worten, diese letzteren Staubarten wurden viel länger in der Lunge zurückgehalten.

Die indifferenten Staubsorten riefen eine bedeutend stärkere katarrhalische Reaktion und Desquamation hervor als die als schädlich bekannten.

Bei Verstäubung von Mischungen dieser beiden Staubkategorien ging die Entstaubung der Lungen erheblich schneller vor sich als bei Verstaubung der silikatreichen Sorten allein und zwar auch dann, wenn die Gesammtmenge der letzteren in beiden Fällen die gleiche war.

Wurde die Inhalation über einen größeren Zeitraum verteilt bei sonst gleichen Mengenverhältnissen, so fanden sich Kohlenstaub und Tonstaub in viel geringerer Menge in der Lunge, während die Silikatstaube sich fast in demselben Maße angehäuft hatten wie bei Verstäubung des gleichen gegebenen Quantums innerhalb kurzer Zeit.

Bei Inhalation reiner, pulverisierter, amorpher Kieselsäure fanden sich nur spärliche Staubmengen in der Lunge wieder.

Aus diesen Befunden zieht Mavrogordato folgende Schlußfolgerungen:

Reine, amorphe Kieselsäure wird durch den Organismus aufgelöst und ist daher gegenüber der kristallisierten Form relativ harmlos.

Schädliche Staubsorten sind solche, die sich in der Lunge besonders schnell anhäufen.

Staubsorten, die leicht eliminiert werden, sind solche, die Desquamation hervorrufen.

Akkumulierende Staubsorten erzeugen keine so erhebliche initiale Reaktion infolge geringerer Auslösung desquamativer Prozesse.

Staubsorten mit starker initialer Reaktion haben die Tendenz, auch eine stärkere Elimination der trägeren (bezüglich ihres Verbleibens in der Lunge) Staubsorten zu vermitteln.

Die von Mavrogordato beobachteten Folgeerscheinungen nach diesen experimentellen Staubinhalationen beschränken sich auf die Ablagerung von Staub an den bekannten Prädilektionsstellen, Phagozytose in Staubzellen und desquamative Prozesse. Nur in sehr geringem Umfange beobachtete er bindegewebige Proliferationen, und zwar diese hauptsächlich bei den als gefährlich bezeichneten Staubarten.

Diese interessanten Mitteilungen bedürfen zweifellos noch weiterer Bestätigung, treffen auch wohl nicht in ganzem Umfange zu; sie bedeuten aber jedenfalls einen Fortschritt in der Erkenntnis des Wesens der Staubinhalationsvorgänge. Besonders wichtig erscheint die Hervorhebung der Bedeutung der verschieden starken Elimination verschiedener Staubarten durch die Lunge für die Entwicklung krankhafter Prozesse.

In einer zweiten Veröffentlichung berichtet Mavrogordato über Versuche, welche ergaben, daß die Bildung pathologischer Prozesse durch Kieselsäurestaub, wenn demselben Kohlenstaub beigemischt wurde, verhindert wurde, indem letzterer eine schnelle Ausstoßung des Kieselstaubes auslöste; Einatmung von Kieselstaub allein rief dagegen diese Prozesse regelmäßig hervor. Die Untersuchungen Mavrogordatos erstrecken sich außer auf experimentelles noch auf pathologisch-anatomisches Material von südafrikanischen Bergarbeitern. Er fand dabei, daß die in den Lymphbahnen in der Richtung zur Lungenoberfläche wandernden staubgefüllten Phagozyten durch aufgenommene Kieselsäure „fixed and preserved" und somit in den Lymphkanälen immobilisiert werden, wobei sie diese verstopfen. Diese Verlegung der Lymphbahnen nimmt er als Ursache der Begünstigung tuberkulöser Prozesse an.

Auch Haldane hat das Verhalten der Lunge bei Einatmung von Kieselsäurestaub, Kohlenstaub und Tonstaub experimentell untersucht, und ebenfalls gefunden, daß die beiden letzteren Staubarten in der Lunge viel leichter mobilisiert und entweder in Richtung des Lymphstromes oder durch die Luftwege aus der Lunge entfernt werden als die Kieselsäureteilchen, welche die Tendenz haben, an Ort und Stelle liegen zu bleiben und entzündliche Prozesse auszulösen. Er bespricht ferner die in südafrikanischen und australischen Goldbergwerken gemachte Erfahrung, daß die Arbeiter, welche einem fast ausschließlich aus Quarz bestehenden Grubenstaub ausgesetzt sind, vielmehr gefährdet sind als die, welche mit einem Mischstaub aus Quarz und Ton zu tun haben. Haldane schließt daraus, daß die von Kohle- und Tonstaub ausgelösten Reaktionen nicht nur ihre eigene verhältnismäßige Unschädlichkeit bedingen, sondern auch die gleichzeitige Mobilisierung der Staubarten herbeiführen, die sich sonst in der Lunge festsetzen. Die Ansicht, welche sich Haldane zur Erklärung dieser Erscheinungen gebildet hat, geht aus seinen folgenden Ausführungen hervor: „Es ist sehr wahrscheinlich, daß unlösliche Staubteilchen eine attraktive und stimulierende Wirkung auf die Staubzellen im Verhältnis der von ihnen absorbierten löslichen Substanzen ausüben; und daß die Partikel, welche wenig dieser Substanzen enthalten, dementsprechend nicht stimulieren. Dies scheint mir letzten Endes die wahrscheinlichste Erklärung, weshalb einige Arten unlöslichen Staubes die Zellen stimulieren und andere nicht; und die bisher bekannten Tatsachen scheinen mit dieser Erklärung übereinzustimmen, obwohl über den ganzen Gegenstand viel weitere Arbeit erforderlich ist." Diese interessante Hypothese hat übrigens, wie bemerkt werden muß, bisher noch wenig Anklang gefunden (siehe Gye und Kettle). Haldane hat nicht verfehlt, auf Grund obiger Erfahrungen für die Praxis den Vorschlag zu machen, die von seiten gefährlicher Berufsstaube drohende Gefahr überall da, wo Staubbeseitigung nicht möglich ist, durch Beimischung von Kohle- und Tonstaub abzuwehren. Eine Darstellung der „stimulierenden Substanzen" hat H. offenbar nicht in Angriff genommen, obwohl die Prüfung in vitro nahe gelegen hätte.

Mavrogordatos und Haldanes Ergebnisse stimmen somit in wichtigen Punkten überein. Sie geben übrigens keinen Aufschluß darüber, ob bereits bei der Aufnahme des Staubes durch Zellen sich ein unterschiedliches Verhalten der verschiedenen Substanzen bemerkbar macht. Vielmehr sieht z. B. Mavrogordato diesen Unterschied in dem verschieden schnellen Auswandern der Zellen, während er eine gleichmäßige Phagozytose aller in die Lunge eingedrungener Teilchen annimmt.

Den Mechanismus der Phagozytose hat Fenn nach dem Vorgang von Hamburger einer experimentellen Untersuchung unterzogen. Er zeigte zunächst in vitro an Suspensionen von Quarz und Kohle, daß polymorph-kernige Leukozyten der Ratte Kohleteilchen viermal so schnell wie Quarzteilchen aufnehmen; die gleiche Beobachtung hat Fenn neuerdings auch an Lungenphagozyten gemacht. Er begründet dieses verschiedene Verhalten mit der höheren adsorptiven Kapazität der Kohle. Ähnliche Versuche wurden vorgenommen mit Staubsuspensionen desselben Stoffes aber verschiedener durchschnittlicher Teilchengröße. Dabei zeigte sich, daß in vitro Kohleteilchen mit einem durchschnittlichen Durchmesser von 4,7 μ ebenso schnell phagozytiert wurden wie 3,2 μ große Teilchen.

Collis (zitiert nach Drinker und nach Brezina) hält auf Grund umfangreicher Untersuchungen die kristallisierte Kieselsäure für die Hauptquelle der Inhalationsschädigungen, während amorphe Kieselsäure oder gewisse Kieselsäureverbindungen wie Aluminiumsilikate, ferner Kohlenstaub, animalischer Staub und besonders Kalkstaub relativ ungefährlich sind. Pflanzliche Staubarten hingegen sollen durch ihren dem tierischen Körper fehlenden Gehalt an Kieselsäure gefährlich sein. Die Schädlichkeit der Kieselsäure beruht nach Collis unter anderem auf der „Azidität, welche die Teilchen befähigt in das Protoplasma einzudringen und dessen kolloidale Struktur zu verändern".

Legge führt aus, daß der Kohlenstaub eine starke, kristallisierte Kieselsäure dagegen eine geringe Reaktion des Organismus hervorrufen soll, weshalb sich die Kieselsäureteilchen in der Lunge anhäufen und zu Wucherungen führen.

Nicholson bezeichnet Kohlenstaub und Kalkstaub als unschädlich, die mineralischen Staubarten in dem Maße als schädlich als sie Kieselsäure enthalten. Kieselsäurehaltiger Staub tritt einerseits in der erforderlichen Feinheit auf, um in die Lungenalveolen zu gelangen und ruft andererseits eine Gewebsreaktion hervor, welche zu Pseudotuberkeln führt, die allmählich zu einer zunächst perivaskulären, dann peribronchialen bindegewebigen Induration der Lunge hervorruft, wobei die Lymphgefäße unwegsam gemacht werden. Nicholson zitiert als Unterlage seiner Ausführungen die Untersuchungen von Mavrogordato, Mac Crae, Haythorn, Willis, Adami, Middelton, Shattock.

Die aus den vorstehenden Arbeiten sich ergebende schädliche Wirkung des Kieselstaubes auf die Lunge hat einige Untersucher veranlaßt, gewisse chemisch-biologische und physikalische Eigenschaften der Kieselsäure zu untersuchen.

Watermilch und Bankowski (zitiert nach Cummings) zeigten, daß sowohl kolloidale Kieselsäure als auch kolloidale Tonerde (alumina) Komplement absorbieren.

Cummings untersuchte die anti-bakteriziden Eigenschaften der kolloidalen Kieselsäure und stellte in vitro fest, daß letztere erstens die bakterizide Fähigkeit des Blutes beträchtlich hemmt, zweitens die Wirkung des Komplements in einem hämolytischen System verhindert, drittens keine direkte keimtötende Kraft besitzt.

In einer weiteren Arbeit zeigte Cummings in vitro, daß Kieselsäuresol in 0,75 proz. Kochsalzlösung selbst bei starker Verdünnung schnelle Agglutination gewaschener roter Blutkörperchen bewirkt.

Gye und Purdy untersuchten die giftigen Eigenschaften der kolloidalen Kieselsäure, indem sie die Solform derselben (Orthokieselsäure $Si(OH_4)$) Versuchstieren parenteral in verschiedener Dosierung einverleibten. Sie fanden, daß bei intra-peritonealer Injektion 1—2 mg frische Kieselsäuresol eine Maus, 30 mg ein 250 g schweres Meerschweinchen, bei intravenöser Injektion 100 mg pro Kilogramm Körpergewicht einverleibt, Kaninchen, Ratten, Meerschweinchen und Mäuse töten. Chronische parenterale Verabreichung von Kieselsäuresol (täglich 5 mg beim Kaninchen monatelang) verursachte Leberzirrhose, Milztumor, interstitielle Nephritiden, besonders aber Vermehrung, Quellung, Abstoßung der Kapillarendothelien. Nach Gye und Purdy ist die Giftigkeit der Kieselsäure, die auch von anderen Autoren, z. B. Friedenthal, Zuckmeyer und Kobert beobachtet worden ist, somit erwiesen.

Greenburg führt in seiner Übersicht über den Stand des Wissens über die Beziehungen zwischen Industriestaub und Tuberkulose die von vorstehenden Autoren beschriebenen antibakteriziden und giftigen Eigenschaften der Kieselsäure als neuen Gesichtspunkt für die Aufklärung der Beziehungen zwischen Staubeinatmung und gewerblicher Tuberkulose an.

Moore (zitiert nach Gye und Kettle) bezeichnet als schädliche Eigenschaften des Kieselsäurestaubes: 1. seine Schwere, 2. seinen scharfen, glasartigen Bruch, 3. seine große Härte und Unlöslichkeit. Mellor (zitiert nach Gye und Kettle) beschreibt die Oberfläche der kleinen Kieselsäureteilchen als „wie angenagt, scheinbar bedeckt mit feiner Kruste kolloidaler Kieselsäure" aussehend; er nimmt an, daß diese im Körper zu einem gewissen Bruchteil in Lösung geht.

Die näheren Beziehungen zwischen Silikosis und Tuberkulose, speziell der „miners phthisis" haben Gye und Kettle zum Gegenstand ihrer Untersuchungen gemacht. Sie gehen aus von Collis' gesammeltem Material (1915), von Haldanes Untersuchungen in Cornwall (1904) und denen von Watkins-Pitchford in Südafrika (1916). Sie stützen sich ferner auf die später zu beschreibenden Gardnerschen Experimente, und kommen zu dem Ergebnis, daß man nicht mehr daran zweifeln könne, daß die Kieselsäure in der Tat die Lunge empfänglich für die Tuberkulose mache. Die Verfasser suchen nun ihrerseits die Fragen zu beantworten, warum die Kieselsäure — vielleicht als einzige von allen Staubarten — zu ausgedehnter Fibrose führt, und in welcher Weise die letztere die Ansiedlung der Tuberkelbazillen begünstige. Haldanes Adsorptionshypothese lehnen sie ab, ebenso die Beschuldigung morphologischer Eigenschaften als Ursache, da diese Eigenschaften bei Einschluß des Staubes in Zellen bedeutungslos seien. Dagegen seien die Löslichkeitsverhältnisse zur Erklärung heranzuziehen. Hierfür sprächen die Tatsachen, daß 1. kolloidale Kieselsäure ein Zellgift ist (Gye und Purdy), 2. daß kolloidale Kieselsäure die bestlöslichste Form derselben ist, worauf der Kreislauf der Kieselsäure in der Natur beruhe, 3. daß organisierte Wesen (Bodenbakterien und andere) imstande sind, mineralische Silikate aufzuschließen durch Bildung löslicher Kieselsäure (Bassalik 1913). Daß aber die Kieselsäure im Organismus nicht absolut unlöslich ist, dafür sprechen die Untersuchungen von Mellor, Mavrogordato und Collis. Zur Erforschung der aufgeworfenen Fragen untersuchten die Verfasser in Tierexperimenten die Wirkung der Kieselsäure allein, bei gleichzeitiger Einverleibung von Tuberkelbazillen, und schließlich bei Einverleibung dieses virus zusammen mit einer „indifferenten" Substanz (Kohle) auf den tierischen Organismus. Als Versuchstiere wurden wegen der hohen Resistenz gegen Tuberkulose Mäuse gewählt, die eine natürliche Immunität gegen Tuberkulose besitzen. Um die Reaktion leichter verfolgen zu können, wurden keine Staubinhalationen, sondern die Methode der subkutanen Applikation angewandt. Die Kieselsäure wurde als lösliche Solform (Orthokieselsäure Si(OH)$_4$) und als reine Kieselsäure in neutraler Aufschwemmung injiziert. Die Dosis war jeweils 2 mg. Die Wirkung war bei beiden annähernd gleich, trat aber bei der ersteren etwas früher ein und bestand nach 3 Stunden in Koagulationsnekrose, nach 10 Stunden in Einwanderung von Leukozyten und entzündlichen Erscheinungen und endigte schließlich in Fibrose. Inokulation von Tuberkelbazillen allein rief entzündliche Reaktion hervor. Bei Inokulation von Tuberkelbazillen zusammen mit Kieselsäure war diese Reaktion viel größer, die allgemeine Aussaat erfolgte früher und war beträchtlicher. Es zeigte sich indessen, daß bei Injektion von Kohlesuspensionen (Carbon) an Stelle der Kieselsäure ähnliche Folgeerscheinungen eintraten. Jedoch ist der Mechanismus der Bindegewebsproduktion in beiden Fällen sehr verschiedener Art, da die siliköse Fibrose das Endergebnis einer Gewebszerstörung ist, während die Kohle eine mechanische Fibrose durch Blockierung der Lymphwege hervorrief. Die Gleichartigkeit der Erscheinungen ist dadurch erklärlich, daß die einmalige Injektion verhältnismäßig großer Staubmengen von einer chronischen Inhalation derselben sehr verschieden ist. (Das stärkere Wachstum der Tuberkelbazillen auf dem Kieselsäurekoagulum wird durch Photogramme demonstriert.) Die Verfasser betonen, daß ihre Versuche keinen Aufschluß darüber geben, ob die erfolgreiche Invasion des Tuberkelbazillus auf der Störung der Zirkulation der Gewebssäfte, herbeigeführt durch lymphatische Verstopfung, oder auf der größeren Verwundbarkeit von Narbengewebe gegenüber normalem Gewebe beruht. Zweifelhaft sei, ob die inmitten fibröser Knötchen liegenden eingekapselten Kieselsäureteilchen noch einen Einfluß auf das Gewebe ausüben können, da hierzu ein molekularer oder submolekularer Kontakt erforderlich sei. Weitere Versuche zur Untersuchung der schwebenden Fragen werden angekündigt.

Die vorstehend abgehandelte Serie von Arbeiten britischer und amerikanischer Autoren hat nach dem Ausgeführten ihr hauptsächlichstes Interesse auf die mineralischen Staubarten konzentriert und speziell der Kieselsäure eine ausschlaggebende Rolle für den Charakter des jeweiligen Materials beigemessen. Collis, dessen Arbeiten allgemein eine besondere Bedeutung zuerkannt wird, konstruiert offenbar sogar eine noch weitergehende Gesetzmäßigkeit, wenn er sagt, daß eine Staubart um so schädlicher ist, je mehr ihre chemische Beschaffenheit von der des menschlichen Körpers abweicht, daß animalischer Staub demnach weniger ungünstig ist als pflanzlicher Staub, welcher bekanntlich speziell verhältnismäßig viel Kieselsäure enthält, während der tierische Organismus davon nur Spuren aufweist. Die Schädlichkeit des vegetabilischen Staubes hängt hiernach von demselben Faktor ab wie die des mineralischen Staubes. Auch Gye und Kettle sprechen sich dahin aus, daß die Kieselsäure vielleicht als einzige unter allen Staubarten zu ausgedehnter Fibrose führt.

Die alte Ansicht von der gefährlichen Wirkung der Kieselsäure ist somit von den erwähnten Forschern bestätigt worden. Wenn indessen der erste Vertreter dieser Auffassung, Eulenberg, seinerzeit behauptet hat, daß die Kieselsäure ihre schädliche Wirkung entfalte, einerlei, unter welcher Form sie auftrete, so ist diese Lehre durch die neueren Untersuchungen widerlegt worden. Offenbar ist z. B. der Tonstaub trotz seines hohen Kieselsäuregehaltes im Gegensatz zu der reinen kristallisierten Kieselsäure, wie wir sie im Quarz und den daraus zusammengesetzten Gesteinsarten (Sandstein und andere) vor uns haben, relativ harmlos.

An dieser Stelle ist noch eine neuerdings aufgekommene Ansicht über die Wirkung der Kieselsäure zu berücksichtigen, die derjenigen von der gewebsschädigenden und Tuberkulose begünstigenden Wirkung direkt entgegengesetzt ist. Rössle vertritt diese Richtung mit den Worten: „Die Kieselsäure ist aber, wie ich glaube, keine Arznei, sondern ein in bestimmter Menge immer notwendiger, unter krankhafter Bedingung in ungewöhnlicher Menge notwendiger Nahrungsstoff,“ und an anderer Stelle: „Zu diesen Sonderstoffen, die der Körper zum Aufbau der tuberkulösen Narbe braucht, gehört die Kieselsäure.“ Diese Behauptung gründet Rössle auf die bei der Sektion und pathologisch-anatomischen Untersuchung von Porzellanarbeitern gemachte Beobachtung, daß die Lungentuberkulose dieser Berufsklasse durch auffallende Neigung zu indurativen Prozessen einen gutartigen Charakter zeigt, und ferner auf Versuche seines Schülers Kahle, welche ergaben, „daß die Impftuberkulose bei Meerschweinchen selbst bei schwerster Infektion einen indurativen Charakter unter dem Einfluß von genügend reichlicher Zufuhr von organischen Kieselsäureverbindungen annimmt“. Weiter führt Rössle die statistischen Untersuchungen seines Schülers Vollrath an, aus denen hervorgeht, daß die thüringischen Porzellanarbeiter durch die Einatmung des kieselsäurehaltigen Porzellanstaubes entgegen der landläufigen Meinung keineswegs in erhöhtem Maße tuberkulosegefährdet sind. Seine Ansicht über die Gutartigkeit der Tuberkulose der Porzellanarbeiter bringt

2*

Rössle dadurch zum Ausdruck, daß er sagt, daß sich „Porzellanstaub-koniose und akute Lungenschwindsucht nicht zusammenfinden". Diese experimentellen, statistischen und pathologisch-anatomischen Befunde. sprechen nach Rössle dafür, daß „kieselsäurehaltige Stoffe die Vernar-bung tuberkulösen Granulationsgewebes fördern".

Schulz, H. schließt aus zahlreichen analytischen Untersuchungen über den Kieselsäuregehalt menschlicher und tierischer Gewebe, daß die-selbe ein wesentlicher Bestandteil des Bindegewebes und zur Bildung von Bindegewebe nötig ist.

Kobert, Zickgraf u. a. (zitiert nach Kahle) messen der Kiesel-säure für das Bindegewebe der Lunge eine besondere Bedeutung bei.

Kahle stellte (1913/14) auf Grund vorstehender Befunde Ver-suche an, worin er Meerschweinchen und Kaninchen mit Tuberkelbazillen infizierte und dann mit einem organischen Kieselsäurepräparat behan-delte. Die pathologisch-anatomische Untersuchung dieser Tiere im Ver-gleich zu Kontrollen ergab, daß „experimentelle Meerschweinchentuber-kulose durch Darreichung von kieselsäurehaltigen Mitteln in hemmendem Sinne beeinflußt wird", obwohl es nicht gelang, weder eine Heilung noch eine wesentliche Verlängerung der Lebensdauer der Versuchstiere zu er-zielen. Kahle fand in anderen Untersuchungen, daß an florider Tuber-kulose Erkrankte weniger Kieselsäure im Harn ausscheiden und ferner, daß das Pankreas solcher Individuen eine Kieselsäureverarmung auf-weist.

Die Bedeutung der durch die Arbeiten Koberts und seiner Schüler befürworteten Kieselsäuretherapie der Lungentuberkulose erfährt durch eine Abhandlung Roths eine gewisse Einschränkung. Insbesondere tritt er den von Kahle aus seinen Versuchsergebnissen gezogenen Schlußfolge-rungen entgegen. Er äußert sich unter anderem folgendermaßen: „Unsere Stellung zur Frage der SiO_2-Behandlung der Lungentuberkulose möchten wir zum Schluß auf Grund dieser Untersuchungen und Beobachtungen dahin festlegen: Für die Lungentuberkulose des Menschen ist ein ernst-haft zu nehmender Beweis für narbenfördernde Wirkung der SiO_2 noch nicht erbracht. Die günstige therapeutische Beeinflussung der experimen-tellen Meerschweinchentuberkulose durch SiO_2-Darreichung (Kahle) läßt sich nicht ohne weiteres auf die Verhältnisse beim Menschen über-tragen. Auch die bisher meist gerühmte Eigenschaft der SiO_2, auf das leukozytäre Blutbild günstig einzuwirken und damit den Organismus in seinen Heil- und Abwehrbestrebungen zu unterstützen, hat sich bei un-serer Nachprüfung zu mindestens als sehr unsicher erwiesen. Sicher nach-gewiesen ist nur, daß es eine Anzahl SiO_2-Präparate gibt, die, nach ihrer Ausscheidung im Harn zu urteilen, in ausreichendem Maße vom Organis-mus aufgenommen werden." Der Verfasser konnte in zu diesem Zwecke angestellten Untersuchungen eine Störung im SiO_2-Stoffwechsel Tuber-kulöser nicht nachweisen. Eine deutliche Zunahme der Leukozytenzahl wurde nur in einzelnen Fällen nach Darreichung von kolloidaler SiO_2 und auch hier nur vorübergehend beobachtet. „Floride Formen der Lungen-tuberkulose wurden, wie ja zu erwarten, gar nicht beeinflußt, zeigten auch bei der Sektion keinerlei auffällige Neigung zur Vernarbung." Ein sicheres Urteil über den Einfluß der Kieselsäure auf gutartige Fälle von Lungentuberkulose konnte der Verfasser noch nicht gewinnen.

Von verschiedenen Seiten ist übrigens eine giftige Wirkung der Kieselsäure auf den Organismus beschrieben worden. So sehen Alessandrini und Scala in ihren Arbeiten über die Ätiologie und Pathogenese der Pellagra die Ursache dieser Erkrankung in einer chronischen Säureschädigung des Organismus mit Störungen im Mineralstoffwechsel, hervorgerufen durch den Gehalt des Trinkwassers der Pellagragegenden an kolloidaler SiO_2. Auch Zuckmeyer beobachtete im Tierexperiment nach subkutaner Injektion von einigen Milligrammen SiO_2 Temperatursteigerungen. Bei Verabreichung von 20 mg hat er bereits sehr heftige Erscheinungen.

Alles in allem genommen ist es nach vorstehenden Mitteilungen nicht von der Hand zu weisen, daß die Kieselsäure unter bestimmten Verhältnissen in der Tat einen gewissen günstigen Einfluß auf den Verlauf der Lungentuberkulose geltend machen kann. Da außer den Rössleschen auch noch andere Mitteilungen über den oft auffallend gutartigen Verlauf der Tuberkulose bei Porzellanarbeitern vorliegen, scheint es ferner, daß auch kieselsäurehaltiger Staub in der Tat unter Umständen neben der schädigenden eine heilende Komponente besitzt. Nach den bisherigen Erfahrungen überwiegt aber die erstere bei weitem. Trotz des gutartigen Verlaufs wird die Anfälligkeit an Tuberkulose der Porzellanarbeiter von den meisten als sehr hoch angegeben und die Einatmung des Porzellanstaubes hierfür verantwortlich gemacht. Das anatomische Material Rössles war übrigens, wie er selbst zugibt, für Vergleiche mit anderen Arbeiterkategorien teilweise zu klein (45 Sektionsfälle von Porzellanarbeitern).

Auf der anderen Seite steht zur Genüge fest, daß manche Staubarten mit besonders hohem Gehalt an Kieselsäure, z. B. Sandsteinstaub, absolut gefährlich und tuberkulosefördernd sind. In diesen Fällen scheint demnach die schädigende Wirkung des Kieselsäurestaubes eine etwaige günstige Wirkung vollständig zu unterdrücken.

Engel gibt in seinem mehrfach zitierten Vortrag eine Übersicht über diese ganzen Verhältnisse. Er erwähnt die Rösslesche Ansicht von der Heilwirkung des Kieselsäurestaubes, die gleichsinnige Ickerts, führt ferner die (nach Bäumler) allgemein anerkannte Auffassung an, daß die Bindegewebsentwicklung der Tuberkulose einen gutartigeren Verlauf gibt. Weiter bemerkt Engel, daß nach neueren Beobachtungen in südafrikanischen Bergwerken nach Rückgang der Staublungenerkrankungen die Tuberkulose sich weiter verbreitet hat. Dagegen treten in früheren Stadien der Koniose oft floride Tuberkulosen auf. Hier trete der konservierende Einfluß des Staubes zurück hinter der verminderten Resistenz. In jedem Falle aber gelte die Erfahrung, daß die Tuberkulose meist den Abschluß der Koniose bildet.

Wir entnehmen letzten Endes aus diesem Tatbestand, daß die ungelösten Probleme nach Aufklärung durch das Experiment drängen, und daß nach den Rössleschen Ausführungen speziell der Porzellanstaub als Objekt der nächsten Forschung in Frage kommt.

Im übrigen kann man jedenfalls sagen, daß die in den vorstehenden Abschnitten erörterten Arbeiten in das Gebiet der gesundheitlichen Bedeutung der mineralischen Staubarten viel weiteres Licht gebracht haben. Die nach dem Umfang der betreffenden Industrien wichtigste Gruppe von Gewerbestaubarten ist somit der Aufklärung näher gebracht worden. Ferner darf man hoffen, daß die auf diesem Gebiete gewonnenen Erkenntnisse auf die weitere Forschung über die Staubinhalationsvorgänge und -folgen, vielleicht auch auf die Pathologie der Lunge, in gewisser Hinsicht befruchtend wirken werden. Obgleich nun unsere Kenntnisse von der hygienischen Bedeutung anderer anorganischer, speziell der metallischen, und vor allen Dingen der organischen Staubarten ohne Zweifel noch sehr dürftig sind, so muß doch eine rationelle Forschung in erster Linie auf dem einmal gewonnenen Boden weiter arbeiten. Bezüglich der organischen Staubarten sei auf die Ausführungen Engels hingewiesen, wonach deren Einflüsse auf die Gesundheit noch wenig geklärt sind, aber sicherlich besonders häufig hinter andersartigen schädigenden Einflüssen zurücktreten. Jedenfalls seien tatsächlich bisher weder echte Staublungenveränderungen noch solche mit tuberkulöser Komplikation beschrieben worden. Nach Staehelin macht Arbeit in animalischem oder vegetabilischem Staub viel Erkrankungen der oberen Luftwege, aber wenig oder gar keine Pneumokoniosen (abgesehen von Anthrakose). Auch über reinen Metallstaub liegen nach Engel wenig sichere Erfahrungen vor. Dagegen ist die hohe Gefährlichkeit des Metallschleifstaubes, speziell des Stahlschleifstaubes, durch eine Reihe von Untersuchungen erwiesen worden. Näheres hierüber wird an anderer Stelle auszuführen sein. Was die speziellen Verhältnisse in den verschiedenen Industrien mit Entwicklung von mineralischem Staub anbetrifft, so ist vorzugsweise die Hygiene der Steinarbeiter und der Kohlenarbeiter Gegenstand der Forschung gewesen. Besonders über letztere liegt eine enorme Literatur vor. Die infolge ihrer beruflichen Gefährdung gewerbehygienisch wichtigste Gruppe der Steinarbeiter umfaßt nach Sommerfeld, Nicholson u. a. die Steinbrucharbeiter, Steinmetze, Steinziegelerzeuger, Bergarbeiter, Porzellanarbeiter, Tonwarenarbeiter, Glasschleifer und -stampfer, Diamant- und Achatschleifer, Feuersteinarbeiter. Unter diesen sind in den vergangenen Jahren hauptsächlich die Porzellanarbeiter und verwandten Berufe bezüglich ihrer gewerblichen Tuberkulosegefährdung Gegenstand einer größeren Zahl von klinischen und statistischen Arbeiten gewesen. In neuerer Zeit hat in besonderem Maße auch noch der Kalkstaub wegen seiner angeblich tuberkulosehemmenden Wirkung das Interesse vieler Forscher in Anspruch genommen.

Die nach diesen Ausführungen besonderes Interesse beanspruchenden Staubarten sind Stahlschleifstaub, Porzellanstaub, Kohlenstaub und Ruß, sowie Kalkstaub. Auf die gewerbehygienische Bedeutung dieser Staubarten soll später näher eingegangen werden.

b) Mechanik der Staubinhalation und -invasion.

Auf die Frage des Mechanismus der Staublungeentwicklung, der von der einfachen Staubablagerung allmählich zu den charakteristischen indurierenden Prozessen führt, ist bisher noch nicht näher eingegangen worden.

Die klassische Arbeit Arnolds gibt über die durch Staubinhalation ausgelösten Vorgänge folgende Darstellung. Das Schicksal der in die Lunge gelangten unlöslichen Staubteilchen besteht zunächst darin, daß sie von der sofort einsetzenden Tätigkeit der Phagozyten in Angriff genommen, in freiem oder phagozytiertem Zustande durch die Luftwege wieder nach außen gefördert werden oder in der Lunge verbleiben. Im letzteren Falle können sie sich bei fortgesetzter Inhalation in den Alveolen ansammeln und diese als Staubpfröpfe, welche aus Staubzellen und freiem Staub bestehen, ausfüllen oder sie können — intra- oder extrazellulär — in das Parenchym eindringen, um alsdann durch das Saftkanalsystem in die terminalen Lymphgefäße zu gelangen und mit dem Lymphstrom zur Lungenwurzel befördert zu werden. Da noch die weitere Möglichkeit besteht, daß Staubmassen von den peribronchialen Lymphräumen aus durch die Bronchialwand in das Bronchiallumen übertreten können, ergeben sich somit drei Auswege des Staubes: 1. Expektoration, 2. Abfuhr mit dem Lymphstrom, 3. Durchwanderung der Bronchialwand. Der Staub kann außer durch Pfropfbildung in den Alveolen auch im Lungengewebe innerhalb des Lymphgefäßsystems retiniert werden und in beiden Fällen durch reaktive Wucherung des umgebenden Gewebes zur Bildung von pathologischen Formationen führen. Diese treten in Gestalt von anfänglich hirsekorngroßen, rundlichen, länglichen oder verästelten Herden, die durch Konfluenz größere Herde oder Infiltrate bilden und je nach ihrer Lokalisation als Endo-perialveolitis nodosa oder indurative Bronchopneumonie, als Peribronchitis nodosa oder als Perivasculitis nodosa bezeichnet werden können, auf. Ähnliche Herde können durch Retention des Staubes in den pulmonalen Lymphknoten entstehen. Endlich können noch knötchenförmige Verdickungen der Pleura pulmonalis auftreten, die als miliare Fibrome bezeichnet werden. Die so beschriebenen Erscheinungen treten je nach der Qualität der Staubart, der Staubmenge und der Konstitution des Individuums in verschiedenem Grade auf.

Sie entwickeln sich bei Kieselstaubinhalation besonders frühzeitig und umfangreich, aber auch bei Rußinhalation in gewissem Grade. Erkrankte Lungenabschnitte verhalten sich gegenüber Staubeinfuhr, Staubabfuhr und Staubretention anders als gesunde. Die Verteilung des Staubes in den verschiedenen Lungenabschnitten ist gesetzmäßig. Die Schleimhaut der Luftwege reagiert auf die Staubentwicklung mit entzündlichen Erscheinungen. Die Bronchialdrüsen erleiden bei starker Staubablagerung Strukturveränderungen, können induriert werden und nekrotisch erweichen. Unter akuten akzessorischen Veränderungen sind katarrhalische Pneumonien, weniger kroupöse Pneumonien von Bedeutung. Der Übertritt der Staubteilchen aus den Alveolen ins Gewebe erfolgt nach Arnold zwischen den Alveolarepithelien mit oder ohne Vermittlung von Phagozyten. Bei den letzteren unterscheidet er zwei Formen — lymphoide und epitheliale.

Nach dem „General report of the Miner's Phthisis Prevention Committee of South Africa, 1916" ist das früheste Stadium der Staublunge charakterisiert durch eine geringe Proliferation der Alveolarepithelien, welche die Staubteilchen aufnehmen, alsbald abgestoßen werden und in Klumpen in den kleinen Herden von Lymphzellen erscheinen, wo ihre Anwesenheit die Proliferation von Bindegewebe hervorruft. Derartige Proliferationen führen allmählich zu unregelmäßigen, knotigen, in Intervallen auftretenden Verdickungen in dem Verlauf der perivaskulären und peribronchialen Lymphbahnen. Die letzteren werden allmählich verlegt. Die Folge davon ist eine weitere Anhäufung der Staubzellen, sowie fibröse Prozesse in den Alveolarsepten und in der Adventitia der kleinen Bronchien und Blutgefäße. Allmählich entstehen Verdickungen in den subpleuralen Lymphräumen und fibröse Prozesse in den tracheobronchialen Lymphknoten. Auf diese Weise entwickelt sich eine verzweigte Fibrose, welche dem Verlaufe der Lymphbahn in der ganzen Ausbreitung des lymphatischen Systems der Lunge folgt. Die lymphatischen Herde werden teilweise allmählich in fibröse Knötchen umgewandelt. Die Verdickung der Alveolarwände kann zu Obliteration der Alveolen führen. Ein Hinzutreten des Emphysems ist die Ursache der Dyspnoe, welche bei der Silikosis der Lunge ein Kardinalsymptom darstellt.

Eine zusammenfassende Übersicht über den Stand der Frage der Entwicklung von Lungenfibrose hat Drinker veröffentlicht (1922). Er bespricht die Übereinstimmung in den Arbeiten von Mavrogordato und Haldane, die heutigen Ansichten über den Mechanismus der Entstaubung der Lunge, die verschiedenen Auswege des Staubes, die allgemeine . Ansicht von der vorherrschenden Bedeutung der Phagozytose und verbreitet sich über die alte Frage der Herkunft der alveolären Phagozyten, deren endotheliale Abstammung immer deutlicher sich erweise. Die Entwicklung dieser alten Streitfrage schildert der Verfasser folgendermaßen: Knauff, Ruppert, Schottelius, Wainwhright und Nichols, Briscoe, Sewell, vertraten die Ansicht, daß die Lungenstaubzellen epithelialer Herkunft sind, Arnold, Oliver, Beitzke, Watkins-Pitchford, Willis nahmen eine Verschiedenartigkeit der Lungenphagozyten an, Haythorn und Klotz hielten als erste die endotheliale Genese der Phagozyten für wesentlich, Foot und Permar unternahmen nach dem Vorgang von Slavjansky, Tchistovitch und Sewell Versuche mit spezifischen vitalen Färbungsreaktionen und zeigten, daß „der große mononukleäre Phagozyt der Lunge durch Proliferation vom vaskulären Endothel abstammt" (nach Permar). Einstimmigkeit herrscht nach Drinker heute darüber, daß die Entstaubung der Lunge nur durch Vermittlung der Phagozytose erfolgt. Er faßt die auf Grund der Untersuchungen von Haythorn, Permar, Willis und Fenn bekannten Tatsachen über die näheren Vorgänge bei der Phagozytose zusammen und berichtet, daß diese Autoren übereinstimmend fanden, daß alle

Staubzellen (auch mit Kohlenstaub beladene) die Alveolen verhältnismäßig langsam und schwerfällig verlassen (wenn auch nicht gleichmäßig bei verschiedenen Staubarten).

Viele Untersucher berichten nach Drinker, daß das Zilienepithel der Bronchiolen den Staub sofort herausbefördert und die oberen Luftwege schon gereinigt sind, bevor der Staub in Zellen, die entweder in die Alveolarwand oder zur „ciliated surface" wandern, die Alveolen verläßt. Weiter zitiert Drinker besonders Permar, welcher durch Tierversuche mit Karmin zeigte, daß die Tätigkeit der endothelialen Lungenphagozyten sofort nach dem Eindringen des Staubes einsetzt, und daß dieselben nach 24 Stunden den gesamten Staub, selbst wenn es sich um große Mengen handelt, in sich aufgenommen haben. Die einzelne Zelle belädt sich dabei mit außerordentlich großen Mengen von Staubteilchen verschiedener Größe, wobei der Kern völlig maskiert wird und der Zellenleib anschwillt.

Drinker weist darauf hin, daß nach den in Südafrika gemachten Beobachtungen nur die sehr kleinen Staubteilchen für die Schädigung der Lungen verantwortlich gemacht werden können. So zeigen die Mehrzahl der in der Lunge gefundenen Kieselsäureteilchen einen Durchmesser von weniger als $1\,\mu$. Teilchen mit Größenverhältnissen von etwa $12\,\mu$ würden nur noch in sehr geringer Zahl gefunden. Da noch verhältnismäßig große Teilchen phagozytiert werden, schließt Drinker, daß diese nur in geringem Maße in die Alveolen gelangen.

Permar fand nach Drinker in Übereinstimmung mit anderen, daß die Staubzellen sich am Alveolareingang (alveolar entrance) ansammeln und anscheinend durch die Alveolarwand wandern, um in die terminalen Lymphgefäße der Lunge einzutreten, welche um die Alveolargänge ihren Ursprung nehmen. Die Staubzellen streben dann zur Lungenwurzel und legen diesen Weg, wenn es sich um Karmin handelt, in 24 Stunden zurück.

Die Entwicklung von Fibrose tritt nach Drinker in nahem Zusammenhang mit dem Lymphgefäßsystem ein, indem sich immer mehr Staubzellen besonders in den kleinen Herden lymphatischen Gewebes ansammeln, welches infolgedessen wuchert. Auf diese Weise wird der Transport der Staubzellen und ebenso die Lymphdrainage allmählich behindert. Im übrigen sei jedoch noch wenig über die Lymphbewegung in der Lunge bekannt.

Drinkers Übersicht über den heutigen Stand unserer Kenntnisse über die Mechanik der Staubinvasion lehrt alles in allem, daß die in der Arnoldschen Monographie niedergelegten grundlegenden Forschungsergebnisse auch heute noch im allgemeinen Gültigkeit haben. Andererseits zeigt sie, daß wir der für das Verständnis der Staubinvasionsvorgänge so wünschenswerten Lösung mancher Fragen nur wenig näher gekommen sind.

In einem Schlußwort zu seiner lehrreichen Ausführung weist Drinker auf den hypothetischen Charakter der meisten der Resultate der Staubinhalationsforschung, speziell der Untersuchungsergebnisse von Haldane, Collis und Mavrogordato hin, sowie auf den geringen Umfang unserer jetzigen tatsächlichen Kenntnisse. Wohl sei Kieselsäurestaub als am schädlichsten anzusehen, aber auch Kohlenstaub verursache eine gewisse Lungenschädigung, und die Frage der Wirkung rein organischer Staubarten sei noch völlig ungelöst. Bemerkenswerterweise erhofft auch er vom Tierexperiment weitere Aufklärung.

c) Beziehungen zwischen Staubinhalation und Lungentuberkulose. (Experimentelle Arbeiten.)

So wichtig und wertvoll die in den vorigen Kapiteln aufgeführten Arbeiten für die Kenntnis der Gefährlichkeit der verschiedenen Staubsorten auch sind, so haben sie doch für die Aufklärung der unmittelbaren Beziehungen zwischen Staubeinatmung und Tuberkulose verhältnismäßig wenig gebracht. Experimentelle Untersuchungen über dieses Thema liegen bis heute nur in verhältnismäßig geringem Umfange vor.

Diese Tatsache ist zum Teil darin begründet, daß eine experimentelle Bearbeitung dieser Frage naturgemäß vor der Entdeckung des Tuberkelbazillus nicht möglich war, und auch die späteren Jahre erst weitere Aufklärung über das Wesen der Tuberkulose bringen mußten, bevor das Problem der Beziehungen zwischen Staubinhalation und Lungentuberkulose durch unmittelbar darauf gerichtete Untersuchungen in Angriff genommen werden konnte. Es sei hier nur erinnert an den lange unentschiedenen Streit über den Vorgang der Infektion, und an die allmähliche Entwicklung unserer Kenntnis von den Immunitätsverhältnissen bei der Tuberkulose. Erst nachdem die Tuberkuloseforschung einiges Licht in alle diese Dinge gebracht hatte, konnte an eine rationelle Bearbeitung der genannten Frage gedacht werden. Ferner mögen die erheblichen Schwierigkeiten, die sich der Durchführung entsprechender Experimente entgegenstellen, dazu beigetragen haben, daß solche bisher nur von verhältnismäßig wenigen Forschern unternommen worden sind.

Der erste, der zu der Frage der Beziehungen zwischen Staubinhalation und Lungentuberkulose auf Grund experimenteller Untersuchungen objektiv Stellung nahm, war J. Arnold. In seinem schon wiederholt zitierten Standardwerk über Staubinhalation und Staubmetastase, welches alle damals schwebenden Fragen berücksichtigt, widmet er einen besonderen Abschnitt den käsigen Lungenveränderungen, die er an seinen Versuchstieren beobachtete. Seine an Kaninchen und Hunden vorgenommenen Versuche bestanden darin, daß diese Tiere einen meist sehr langen Zeitraum hindurch (bis zu 806 Tagen) täglich 6—24 Stunden hindurch, intensiver Einwirkung von aufgewirbeltem Ruß, Ultramarin, Schmirgel- und Sandsteinstaub ausgesetzt wurden, in der hauptsächlichen Absicht, die Bahnen, die Verteilung des Staubes und ähnliche Fragen zu untersuchen. Arnold berichtet, daß die Staubinhalation zur Bildung von Knötchen führte, die mit Tuberkeln große Ähnlichkeit besitzen, aber sich durch das Fehlen regressiver Metamorphosen, das Fehlen der Bazillen und anderes von ihnen unterscheiden. Daneben aber fand er in einem gewissen Prozentsatz der Fälle besonders bei Schmirgelinhalation, weniger bei Ultramarin- und Ruß-Inhalation, dagegen nie bei

Sandstein-Staubinhalation käsige Pneumonien, übrigens eine Tatsache, die in Anbetracht der relativen Seltenheit spontaner Kaninchentuberkulosen etwas auffällig ist. Arnold bemerkt ausdrücklich, daß diese Erkrankungen vielfach in eine so frühe Zeit fallen, daß sie unmöglich als Folgen der Staubinhalation betrachtet werden können.

Aus diesen Beobachtungen zieht Arnold nachstehend zitierte, für seine Zeit bedeutungsvolle Folgerungen: „Darf somit an eine unmittelbare kausale Beziehung zwischen der Staubinhalation und den tuberkulösen Prozessen nicht gedacht werden, so ist andererseits nicht ausgeschlossen, daß durch die Staubinhalation in den Lungen Bedingungen geschaffen werden, welche namentlich bei bestehender Disposition des Individuums oder Genus das Eindringen, Haften und die Weiterentwicklung des tuberkulösen Giftes befördern. Zugunsten eines solchen mittelbaren Kausalnexus zwischen Staubinhalation und Lungentuberkulose könnte das Vorkommen käsiger Prozesse bei den (oben erwähnten) Versuchen, allerdings mit der oben ausgeführten Einschränkung, geltend gemacht werden."

Unter den hiernach erschienenen Arbeiten sind zunächst die „recherches experimentelles sur les pneumoconioses" von Claisse und Josué (1897) zu erwähnen. Diese an Meerschweinchen, Kaninchen und Hunden vorgenommenen Versuche bestanden darin, daß man diese Tiere $\frac{1}{2}$—1 Stunde lang in einem Glaskasten Ruß inhalieren ließ, der durch eine Terpentinöllampe erzeugt wurde. Von diesen Tieren wurde ein Teil infiziert, ein weiterer Teil durch Gifte (Cloral, Morphin) geschwächt, und ein dritter Teil ohne weitere Alteration gelassen. Bei den gesunden Tieren fanden sich selbst nach 280 Sitzungen, abgesehen von der Staubablagerung, keine Veränderungen: Kurze Vergiftungen blieben gleichfalls ohne Einfluß. Bei den tuberkulösen Tieren wurde eine stärkere Ablagerung des Staubes in der Lunge und den Lymphknoten beobachtet. Übrigens war das gleiche der Fall bei andersartiger chronischer Schädigung, die durch Durchschneidung des n. vagus gesetzt wurde. Die Verfasser ziehen unter anderem aus ihren Versuchen den Schluß, daß die Pneumonokoniose nicht unmittelbar durch den Staub, sondern durch sich gleichzeitig abspielende infektiöse Prozesse hervorgerufen wird, eine Auffassung, auf die später noch einzugehen sein wird. Zu der Frage der Beeinflussung der Tuberkulose durch den Staub wird nicht direkt Stellung genommen, es scheint jedoch, daß eine Beeinflussung in günstigem Sinne durch den Ruß jedenfalls nicht eingetreten ist.

Eine weitere Arbeit dieser Art ist die von Wainwright und Nichols aus dem Jahre 1909. Diese Autoren gehen von der Erfahrungstatsache der relativ geringen Tuberkulosesterblichkeit der Kohlengrubenarbeiter aus, und suchen, die von mehreren Forschern ausgesprochene und von ihnen selbst vertretene Auffassung des schützenden Einflusses des Kohlenstaubes als Ursache dieser Erscheinung experimentell zu bestätigen. Zu diesem Zweck infizierten sie Meerschweinchen, die 2 Monate lang Kohlenstaub eingeatmet hatten, — eine nähere Auskunft über die Versuchstechnik und die Intensität der Staubinhalation wird leider von den

Verfassern nicht erteilt — sowie die gleiche Anzahl unvorbehandelter Tiere durch intratracheale Injektion möglichst gleicher Dosen einer Suspension von Tuberkelbazillenkultur. Es ergab sich, daß sämtliche Kontrollen tuberkulöse Lungenveränderungen zeigten, während von den anthrakotischen Tieren die Hälfte wohl anderweitige Organtuberkulosen, dagegen keine Lungenveränderungen aufwies. Ähnliche Ergebnisse zeigten sich bei Injektion von Kohlesuspensionen und nachträglich von Tuberkelbazillen in die Testikel. Vitroversuche zur Untersuchung der keimtötenden Fähigkeit des Kohlenstaubes bei verschiedenen Bakterienarten fielen negativ aus. Diese Resultate scheinen den Verfassern für eine tuberkulosehemmende Fähigkeit des Kohlenstaubes zu sprechen, neben welcher sie jedoch auch noch andere Momente gelten lassen. Die günstige Beeinflussung der Tuberkulose durch den Kohlenstaub, der an sich nicht unmittelbar auf die Bazillen einwirkt, führen sie auf die Stimulierung bindegewebiger Proliferation zurück. Nichols hielt es außerdem für möglich, daß die löslichen Kalziumsalze, welche einen großen Teil der Asche des Kohlenstaubes ausmachen, eine Rolle bei dem schützenden Einfluß der Kohle spielen. Sie betonen übrigens die ihren Versuchen entgegenstehenden Schwierigkeiten, welche oft zu Fehlschlägen führten, die lange Versuchsdauer, und den interkurrenten Verlust vieler Tiere. Die Versuche konnten infolgedessen nur mit einer sehr geringen Anzahl von Tieren bis zu Ende durchgeführt werden.

Zu dieser Arbeit ist zu bemerken, daß, wenn man auch den Verfassern nicht beipflichten will, man doch feststellen kann, daß die Ergebnisse für eine gewisse Harmlosigkeit des Kohlenstaubes sprechen. Was die Annahme der Beförderung des Bindegewebswachstums durch Kohlenstaub, und die hierdurch verursachte günstige Beeinflussung der Tuberkulose anbetrifft, so ist dem zu entgegnen, daß dieses Moment bei der kurzen Inhalationsdauer von 2 Monaten noch keine Rolle spielen kann.

Cesa-Bianchi (1913) hat ähnliche Versuche angestellt, die gegenüber den vorigen den Fortschritt zeigen, daß mehrere Staubarten verwendet wurden und infolgedessen die Möglichkeit zu Vergleichen gegeben war. Als Versuchstiere benutzte er anfänglich Meerschweinchen und Kaninchen, später nur Meerschweinchen, die er für geeigneter hielt. Die Staubapparatur wird nicht beschrieben. Es geht jedoch aus den Ausführungen hervor, daß die erzeugten Staubatmosphären sehr dicht waren. Die tägliche Inhalationsdauer betrug 2—4 Stunden, die Gesamtdauer 8—10 Wochen. Die untersuchten Staubarten waren Kalk, Gips, Thomasschlacken, Kohlenstaub (Anthrazit), Zement, Perlmutter, Schleifsand. Durch Voruntersuchungen stellte der Verfasser zunächst fest, daß unter diesen Bedingungen bei normalen Tieren keine bemerkenswerten histologischen Veränderungen auftreten, obwohl eine Anzahl von Tieren an Pneumonie einging.

Von den mit den verschiedenen Staubarten vorbehandelten Meerschweinchen wurden je zwei als Kontrolle abgesondert und je zehn durch subkutane, intraperitoneale oder intratracheale Injektion mit geringen

Dosen (1/10—1/100 Normalöse) abgeschwächter Tuberkelbazillenkulturen infiziert. Gleichzeitig wurden eine Anzahl unvorbehandelter Tiere in der gleichen Weise infiziert. Die Ergebnisse waren folgende: Die nicht infizierten Staubtiere zeigten mit Ausnahme von geringen Bronchitiden keinen besonderen Befund. Die infizierten Normaltiere waren mit einigen Ausnahmen noch Monate nach der Infektion am Leben und zeigten bei der Sektion keine oder nur geringe tuberkulöse Veränderungen. Die Staubtiere gingen fast alle an einer schweren Lungentuberkulose zugrunde. Unterschiede zwischen den Staubarten bezüglich des Krankheitsverlaufes waren mit Sicherheit nicht festzustellen, mit Ausnahme von Kalk- und Gipsstaub. Diese Materialien haben, soweit den etwas unbestimmten Ausführungen zu entnehmen ist, die Tuberkulose nicht in dem Maße befördert wie die übrigen. Der Verfasser ist selbst der Ansicht, daß die von ihm angewendete stürmische Inhalation großer Staubmengen, „Mengen, welche bedeutend größer waren als in den staubigsten Fabrikwerken der Fall ist", die spezifische Wirkung der einzelnen Staubarten in den Hintergrund gedrängt hat.

Diese Versuche besagen somit nur, daß experimentelle Inhalation enormer Staubmengen die Ausbreitung der Lungentuberkulose befördert. Es kann daraus gefolgert werden, daß unter solchen Bedingungen mechanische Läsionen gesetzt werden, welche die Ansiedlung der Tuberkelbazillen begünstigen. Das Wesen dieser Läsionen sieht Cesa-Bianchi in der Erzeugung eines „locus minoris resistentiae", womit natürlich nichts gesagt ist. Die Tatsache, daß auch erfahrungsgemäß harmlose Staubarten, wie der Zementstaub, in obigen Versuchen die gleiche gefährliche Wirkung hatten, spricht dafür, daß die Beziehungen zwischen beruflicher Staubeinatmung und Tuberkulose wesentlich anderer Art sind, als Cesa-Bianchi anzunehmen scheint, wenn er am Schlusse seiner Arbeit ausspricht, daß er durch seine Versuche in „deutlichster Weise nachgewiesen habe, welch große Wichtigkeit die kontinierliche Inhalation der gewöhnlichen Fabrikstaubarten als begünstigendes Moment für das Auftreten und für die rasche Entwicklung eines tuberkulösen Prozesses in den Atmungsorganen besitzt". Zu beachten sind übrigens besonders die Ergebnisse mit Kohlenstaub, die denen von Wainwright und Nichols direkt widersprechen.

Eine besondere Bedeutung darf in dieser Zusammenstellung die Arbeit von Gardner (1920) über den Einfluß experimenteller Granit-Pneumonokoniose auf die Lungentuberkulose beanspruchen, einerseits wegen des größeren Umfanges der Experimente, andererseits wegen der wesentlich vollkommneren Versuchstechnik. Das Versuchsprinzip bestand darin, daß die frühzeitigen Veränderungen nach Staubinhalationen mit primärer experimenteller Inhalationstuberkulose bei Meerschweinchen kombiniert wurden. Die Staubinhalationsapparatur, welche Gardner auf Grund von sich fast ein Jahr hinziehenden Vorversuchen konstruierte, bestand im wesentlichen aus einem 6 × 3 × 2 Fuß großen Kasten, der in seinem oberen Teil Gestelle zur Aufnahme von etwa 50 Meerschweinchen enthielt, in seinem unteren Teil einen Zylinder, in den eine gewisse Menge Staub eingefüllt wurde und in dem eine rotierende Flügelschraube angebracht war. Die auf diese Weise erzielte Staubatmosphäre war nach des Verfassers Angaben von „mäßiger" und ziemlich konstanter Dichte. Die tägliche Inhalationsdauer betrug 6—8 Stunden, die Gesamtdauer 2—7 Monate. Der verwendete Granitstaub enthielt neben anderen Bestandteilen etwa 70 vH SiO_2, 15 vH Al_2O_3. Die mikroskopische Betrachtung zeigte, daß die kleinsten Teilchen etwa $0,3 \times 1,4\,\mu$ groß waren. Die meisten Teilchen waren mehr oder weniger erheblich größer. Der größere Teil aller Teilchen zeigte aggressive morphologische Beschaffenheit.

Die tuberkulöse Infektion erfolgte durch einen besonderen, wenig virulenten Bazillenstamm und wurde vorgenommen, indem man die Tiere unter den nötigen Vorsichtsmaßregeln einzeln ganz kurze Zeit eine vernebelte Bazillenaufschwemmung inhalieren ließ. Die Dosierung war möglichst gleichmäßig und war so bemessen, daß normale Tiere außer gewissen zur Heilung neigenden tuberkulösen Prozessen des lymphatischen Gewebes keine Erkrankungen zeigten, und nach einiger Zeit wieder einen völlig normalen Befund boten. Ein Teil der Tiere wurde beim Beginn der Staubinhalation infiziert, ein weiterer während derselben, und ein dritter Teil nach Sistierung der Staubinhalation. Die Ergebnisse dieser Versuche waren folgende:

Die Lungen der Staubtiere zeigten zahlreichere Tuberkeln als die der staubfreien Tiere. Bei den ersteren Tieren nahm die Ausheilung der tuberkulösen Veränderungen längere Zeit in Anspruch als bei den letzteren.

Zur Erklärung dieser Erscheinungen hat sich Gardner die Ansicht gebildet, daß die Eigenschaft, Gewebsreaktionen auszulösen, welche sowohl dem Granitstaub als auch dem Tuberkelbazillus zukommt, bei gleichzeitiger Einwirkung beider Schädlinge akkumuliert wird.

Übrigens fand Gardner im Respirationstraktus seiner nicht infizierten Staubtiere außer Staubablagerungen an den bekannten Prädilektionsstellen Zellvermehrung, Desquamation und geringen bronchitischen Erscheinungen kaum irgendwelche Veränderungen, im besonderen keine oder nur geringfügige Bindegewebsneubildung. Was die von ihm verwendeten Staubmengen anbetrifft, so darf man, obwohl er leider keine Staubbestimmungen vorgenommen hat, nach seinen Angaben annehmen, daß in dieser Hinsicht seine Versuchsbedingungen gewissen industriellen Verhältnissen entsprochen haben.

Gardners Versuche lehren uns also nicht nur, daß die Einatmung von Granitstaub die Ansiedlung und Ausbreitung der Lungentuberkulose befördert, sondern auch, daß diese Wirkung schon nach wenigen Monaten, bei mäßig intensiver Staubinhalation, ohne daß indurierende Prozesse im Spiele sind, einsetzt. Ferner geht aus der besprochenen Arbeit hervor, daß das Tuberkulose begünstigende Moment sich mit der Dauer der Staubinhalation zunehmend verstärkt. Falls sich dieses Moment mit der von Cesa-Bianchi angenommenen mechanischen Läsion deckt, müßte also angenommen werden, daß auch die letztere in wachsendem Maße in Erscheinung tritt. Es dürfte indessen nicht unberechtigt sein, diese Annahme in Zweifel zu ziehen, und die Progression des Tuberkulose begünstigenden Moments in noch anderen Einflüssen zu suchen, die mit der allmählichen Zunahme des abgelagerten Staubes zusammenhängen.

In einer weiteren Veröffentlichung berichtet Gardner gemeinsam mit Dworski über Versuche, welche zur Ermittelung des Einflusses der Inhalation von Marmorstaub auf die Lungentuberkulose angestellt wurden. Die Arbeit wird mit der Bemerkung eingeleitet, daß die klinischen Untersucher dieser Frage übereinstimmend gefunden haben, daß kalkhaltige Staubarten den Respirationstraktus wenig oder gar nicht schädigen, und daß nach einigen Autoren die Einatmung solcher Staubarten sogar einen heilsamen Einfluß auf den Verlauf der Lungentuberkulose ausüben soll. Auch diese Untersuchungen umfassen nur die „relatively early changes" durch Staub und ihren Einfluß auf die primäre Inhalationstuberkulose. Das Staubmaterial setzte sich laut Analyse in der Hauptsache zusammen aus kohlensaurem Kalk und zu etwa $3^1/_2$ vH aus Kieselsäure. Die Versuchstiere waren wiederum Meerschweinchen. Die Staubapparatur war die in der ersten Veröffentlichung beschriebene. Die Intensität der Verstäubung wurde in dieser Untersuchungsreihe mit dem „Palmer-Apparat" untersucht, und zwar hinsichtlich der Zahl der in bestimmter Raumeinheit suspendierten Staubteilchen und des Gewichtes derselben. Letzteres betrug etwa 6 mg pro Kubikfuß. Im übrigen war die Versuchstechnik, auch bezüglich der Infektion und des verwendeten Bazillenstammes dieselbe wie bei den Granitstaubversuchen.

Die Tiere wurden diesen Versuchsbedingungen in mehreren Gruppen bei verschiedenartiger Anordnung unterworfen. Die erste Gruppe von zwölf Tieren wurde zunächst infiziert, und nach sieben Monaten wurden drei von diesen Tieren getötet; sie zeigten nur subpleurales Narbengewebe als Residuen der Infektion. Die übrigen neun Tiere wurden 4—10 Stunden täglich bis zu 10 Monaten hindurch der Inhalation von Marmorstaub unterworfen. Sie wurden sukzessive während dieses Zeitraumes bzw. noch einige Zeit später getötet und zeigten bei der pathalogisch-anatomischen Untersuchung durchweg eine Hemmung des Heilungsverlaufes der tuberkulösen Lungenaffektionen. Andere Tierserien wurden teils mit Beginn der Staubinhalation, teils verschieden lange Zeit später infiziert. Diese Tiere, welche nach verschieden langer Staubinhalation getötet wurden, zeigten zahlreichere und ausgedehntere tuberkulöse Lungenherde als die staubfreien Kontrollen; der Unterschied war jedoch bei weitem nicht so groß wie bei den Granitstaubversuchen. Das Verhältnis der Ausbreitung der tuberkulösen Prozesse in den Lungen der Granitstaub-, der Marmorstaub- und der Kontrolltiere war etwa 100:50:15. In einigen Fällen mit langer Kalkeinatmung wurde unregelmäßiges Vorkommen von Kalzifikation der tuberkulösen Herde beobachtet. Die Folgen der Einatmung von Marmorstaub unterschieden sich von den durch Granitstaub verursachten im übrigen durch geringere Zahl und geringeren Staubgehalt der Lungenphagozyten, durch weniger umfangreiche lymphoide Hyperplasie und schließlich durch die auffallend geringfügige Ablagerung des Marmorstaubes im Lungengewebe.

Die Ergebnisse dieser Arbeit fassen Gardner und Dworski dahin zusammen: Der größere Teil des inhalierten Marmorstaubes wird im Lungengewebe aufgelöst. Marmorstaubinhalation während des Verlaufes einer schon bestehenden Lungentuberkulose führt zu Kalzifikation einer gewissen Anzahl der pulmonalen und tracheobronchialen Lymphknotentuberkel. Das in dem Staub enthaltene kieselsäurehaltige Material bewirkt nach langer Inhalation mäßige Silikosis, welche auf noch unbekanntem Wege die Lunge empfänglicher für die tuberkulöse Infektion macht und den Verlauf der Tuberkulose verlängert.

Diese Ergebnisse scheinen dafür zu sprechen, daß inhalierter Kalk durch chemische Einwirkung einen günstigen Einfluß auf die Lungentuberkulose ausüben kann. Andererseits scheint es hiernach im Gegensatz zu den Befunden von Mavrogordato, daß Kieselsäure von bestimmter physikalischer und chemischer Struktur, selbst in geringen Mengen und eingebettet in mindestens unschädliches Staubmaterial auf die Dauer eine schädliche Wirkung entfalten kann. Die beiden Gardnerschen Arbeiten haben an zwei verschiedenen mineralischen Staubarten, welche beide Kieselsäure in verschieden hohem Prozentsatz enthalten, gezeigt, daß dieselben bei quantitativ relativ mäßiger Einwirkung frühzeitig die experimentelle primäre Meerschweinchentuberkulose hinsichtlich Ansiedlung und Ausbreitung ungünstig beeinflussen. Das Material mit dem weitaus größeren Gehalt an Kieselsäure zeigte auch eine entsprechend viel ungünstigere Wirkung. Die Ergebnisse der Versuche sind ohne Zweifel ein gewichtiges Argument für die Auffassung, daß der Gehalt einer Staubart an Kieselsäure von bestimmter physikalischer und chemischer Struktur, von wesentlicher Bedeutung für seine befördernde Wirkung auf die Lungentuberkulose ist.

Willis hat im Rahmen einer Serie von Untersuchungen über die tuberkulöse Infektion eine besondere experimentelle Arbeit dem Einfluß der Inhalation von Kohlenstaub auf die tuberkulöse Infektion bei Meerschweinchen gewidmet. Der spezielle Zweck dieser Untersuchungen ist die weitere Aufklärung der von Willis vermuteten wichtigen Rolle, welche das Lymphsystem für die Entwicklung der Lungentuberkulose spielt und der Beeinflussung der letzteren durch inhalierten Staub infolge Alteration des pulmonalen Lymphgefäßsystems. Der Kohlenstaub wurde gewählt wegen seiner notorisch geringen Schädlichkeit. Das Versuchstier war das Meerschweinchen. Die Tuberkulose wurde auf dem Wege der subkutanen Injektion erzeugt, um Überinfektionen möglichst zu vermeiden.

Das Staubmaterial war sehr feingesiebter Weich-Kohle-Staub (softcoal). Die Staubapparatur ermöglichte die gleichzeitige Aussetzung von etwa 50 Meerschweinchen. Die Intensität der Verstäubung wird nicht genauer angegeben. Im ganzen wurden 120 Tiere den Versuchsbedingungen unterworfen und zwar für sehr verschieden lange Zeiträume. Im äußersten Falle wurde die Staubinhalation ein Jahr lang fortgesetzt und betrug pro Sitzung 3 Stunden und pro Woche 4—5 Sitzungen.

Von den Staubtieren wurden 32, welche der Staubinhalation 3—12 Monate ausgesetzt worden waren, zusammen mit 8 normalen Tieren tuberkulös infiziert. Nach der Infektion wurde die Staubinhalation noch 13 Wochen fortgesetzt, worauf alle Tiere, soweit sie nicht schon interkurrent eingegangen waren, getötet wurden.

Bei weiteren Serien von Tieren wurde die Entwicklung der experimentell hervorgerufenen Pneumokoniose verfolgt. Das Resultat war dabei folgendes: Schon nach sehr kurzer Staubinhalation zeigten sich einzelne Staubteilchen im Alveolarepithel und in frei in den Alveolen liegenden Zellen. Nach 8 Tagen täglich 3 stündiger Staubeinatmung und darauf folgender 30 tägiger Sistierung wurde frühestens Staub im pulmonalen Lymphgewebe, dagegen nicht in den tracheobronchialen Lymphknoten gefunden. Die Staubzellen hatten die Tendenz, sich allmählich in den subpleural gelegenen Teilen des interlobulären Gewebes anzusammeln. Zahlreiche Zellen erschienen in dem Gewebe zwischen benachbarten Alveolarwänden. Bei täglich 3 stündiger Staubinhalation sammelte sich in 3 Monaten reichlich Staub an. Die Lungen erschienen, besonders in den oberen Teilen, sozusagen „marmoriert“. Die tracheobronchialen Lymphknoten waren jetzt gräulich verfärbt und leicht vergrößert und zeigten histologisch Staub hauptsächlich in der Markregion. Die pulmonalen lymphatischen Herde waren ein wenig vergrößert und enthielten kleine Staubmengen, und zwar besonders die perivaskulären Herde. Staub fand sich ferner in dem lymphatischen Gewebe der Hilusgegend und in den Lymphgefäßen der peribronchialen und perivaskulären Adventitia. Nach weiter fortgesetzter Inhalation veränderte sich das histologische Bild nur wenig. Die staubführenden Lymphozytenherde, besonders die um die kleineren Bronchien und Gefäße traten stärker hervor. Nach 10 bis 12 monatiger Staubinhalation fand sich der Staubgehalt der Lunge wider Erwarten nur wenig vermehrt. Die Lymphozytenherde zeigten gewisse Proliferation, dagegen fand sich keinerlei Fibrose. Die individuellen Schwankungen der Staubinvasion bei den einzelnen Tieren waren groß. „The result forces the conclusion, that coal dust is a substance of but slight irritating capacity and that much of it undergoes solution, absorption and elimination.“

Die experimentelle Tuberkulose nahm etwa folgenden Verlauf: 10 Tage nach der Infektion zeigten sich an der Lungenoberfläche sagoartige, stecknadelkopfgroße Knötchen, die sich allmählich vergrößerten und im Zentrum verkästen. Die Lungenschnittfläche zeigte unregelmäßige, peribronchiale und perivaskuläre graue Herde. Die tracheobronchialen Lymphknoten waren vergrößert. Mikroskopisch fanden sich Tuberkel im Lungengewebe hauptsächlich an zwei Stellen: erstens peribronchial und perivaskulär, an oder in der Nähe von Teilungsstellen, zweitens in oder in der Nähe der Pleura; die ersteren Herde nehmen ihren Ausgang von den kleinen Gruppen lymphoider Zellen an den Bifurkationsstellen, die sich nach der Infektion durch Proliferation vergrößern. Die benachbarten Alveolarwände zeigen Proliferation und Verdickung. Die unter der Pleura vorhandenen normalerweise kaum beachteten kleinsten

Rundzellenherde zeigten eine schnelle Vergrößerung und erfahren dasselbe Schicksal wie das übrige lymphatische Gewebe, worin Tuberkelbazillen eingedrungen sind.

In den Staublungen zeigten die Tuberkel eine nur wenig anders geartete Entwicklung; sowohl unter den Normaltieren als auch unter den Staubtieren zeigten einige überhaupt keine Tuberkulose, während wieder andere eine außerordentlich schwere Tuberkulose aufwiesen. Für gewöhnlich enthielten die Staublungen eine größere Anzahl tuberkulöser Herde als die staubfreien Lungen. Das Verhältnis war etwa 2:3. Zwischen der Verteilung des Staubes und der Lokalisation der tuberkulösen Herde, speziell in der Pleura, waren keine konstanten Beziehungen zu erkennen, obwohl Staubherde und Tuberkel oft zusammenfielen. Die tuberkulösen Läsionen der Staublunge schienen schärfer abgesetzt und weniger expansiv zu sein, obwohl die Einzelläsion größer als im staubfreien Organ war. Die Staubteilchen fanden sich meistens in kleinen Klümpchen innerhalb der tuberkulösen Herde, besonders der unter der Pleura gelegenen, und an deren Peripherie. An letzterer Stelle schienen sie eine abkapselnde Tendenz zu zeigen und somit die Ausbreitung des tuberkulösen Prozesses aufzuhalten.

Aus den Ergebnissen seiner Versuche schließt Willis zunächst, daß Kohlenstaub keinen besonders schädlichen Reiz auf die Gewebe ausübt.

Da nach einjähriger experimenteller Staubinhalation noch keine Entwickelung von Lungenfibrose beobachtet wurde, scheint nicht die Quantität des abgelagerten Staubes, sondern eine sehr lange Dauer seiner Einwirkung von ausschlaggebender Bedeutung für das Auftreten solcher Prozesse zu sein. Die Tatsache, daß nach einer gewissen Inhalationszeit der Staubgehalt der Lunge nur sehr langsam fortschreitet, scheint ihm darauf zu beruhen, daß die Staubausscheidung durch die gesteigerte Tätigkeit der „eliminative faculties" einen sehr hohen Grad erreicht. Tuberkelbazillen und Staubteilchen werden in der Lunge in anatomischer Beziehung völlig gleichartig lokalisiert, besonders in dem peribronchialen und perivaskulären Lymphgewebe, nicht so ausgesprochen in der Pleura. Es scheint dem Verfasser daraus hervorzugehen, daß „the same mechanical and physiological forces which tend to place the one foreign body operate in the same manner toward localizing the other. Willis' Versuchsergebnisse machen es nach seiner Ansicht wahrscheinlich, daß eine durch Staub hervorgerufene Fibrose die Ausbreitung des infektiösen Prozesses aufhält und in diesem Sinne als schützend angesehen werden kann. Andererseits aber begünstigt die Fibrosis infolge der Verlegung der Lymphwege eine Ansammlung der Tuberkelbazillen, sodaß man einerseits eine geringere Ausbreitung der infektiösen Herde in einer Staublunge findet, andererseits aber eine größere Anzahl der Herde und meist auch größeren Umfang der Einzelherde.

Die Ergebnisse Willis' stimmen in gewisser Beziehung mit denen von Gardner überein, welcher bei Inhalation von Granitstaub, weniger bei der von Marmorstaub, ebenfalls eine Vermehrung der tuberkulösen Herde und eine Verzögerung des Heilungsverlaufes fand. Sie sprechen dafür, daß der Kohlenstaub ebenfalls zu den Staubarten gehört, welche in einem frühen Inhalationsstadium die primäre experimentelle Lungentuberkulose in ungünstigem Sinne beeinflussen. Allerdings ist diese Tendenz, wie der Verfasser selbst betont, nicht sehr ausgesprochen, und offenbar beim Kohlenstaub sehr viel geringer als beim Granitstaub. Die Ergebnisse von Wainwright und Nichols werden durch Willis nicht bestätigt. Besonders bemerkenswert erscheinen uns die Willisschen Resultate insofern, als sie dartun, daß der Organismus den Kampf gegen Tuberkelbazillen und gegen Staub durch den gleichen Abwehrmechanismus führt, und als sie die große Bedeutung des lymphatischen Systems der Lunge für diese Prozesse dartun.

Weitere Versuche ähnlicher Art wurden von Ascher Nagai u. a. Autoren mit verschiedenen Staubarten vorgenommen. Über diese Arbeiten wird in den Abschnitten über die betreffenden Staubarten berichtet werden.

Ein Überblick über die Ergebnisse der bisher besprochenen Arbeiten zeigt, daß endgültige Folgerungen für die Beziehungen zwischen Staubinhalation und Tuberkulose aus ihnen nur in geringem Umfange gezogen werden können. Für die Aufstellung von gesetzmäßigen Tatsachen ist die Zahl der vorliegenden Arbeiten, das von ihnen beigebrachte Material noch zu gering und sind ihre Ergebnisse noch zu wenig übereinstimmend. Zur Erreichung dieses Zieles ist natürlich noch umfangreiche Forschungsarbeit erforderlich. Die zuletzt besprochenen Arbeiten lassen es jedoch unzweifelhaft als lohnend und notwendig erscheinen, in der von ihnen eingeschlagenen Richtung weitere Versuche anzustellen. Die Erfahrungen der betreffenden Autoren gewähren dabei wertvolle Anhaltspunkte für die Erwägung der einzuschlagenden Richtlinien. Alle experimentellen Untersucher der Beziehungen zwischen Tuberkulose und Staubinhalation haben sich allerdings nur mit der primären Tuberkulose und den frühzeitigen Veränderungen durch Staub befaßt. Tierexperimentelle Untersuchungen der entsprechenden Verhältnisse bei sekundärer bzw. chronischer indurierender Tuberkulose sowie bei vorgeschrittener Pneumokoniose, wie sie sich nur nach sehr lange fortgesetzter Inhalation entwickelt, stehen somit noch aus. Den ersteren Punkt haben wir in unseren Versuchen zu berücksichtigen versucht, der letztere soll späteren Versuchen vorbehalten bleiben. Aus den Ergebnissen der in Rede stehenden Arbeiten dürfte schließlich noch hervorgehen, daß eine vergleichende Betrachtung verschiedener Staubarten in gleichartigen Versuchsreihen von erheblichem Belang für die Erhebung von Schlußfolgerungen ist.

d) Gewerbehygienische Bedeutung und Beschaffenheit von Stahl-, Porzellan-, Kohle-, Ruß- und Kalkstaub und ihr Einfluß auf den Verlauf der Lungentuberkulose.

Bei der Auswahl der zu unseren Versuchen herangezogenen Staubarten wurden wir von dem Gedanken geleitet, einerseits solche Industriestaubarten heranzuziehen, die ein besonderes gewerbehygienisches Interesse beanspruchen, andererseits gemäß den bis jetzt vorliegenden Klassifikationen Staubsorten verschiedenen Gefährlichkeitsgrades hinsichtlich ihres Einflusses auf den Verlauf der Lungentuberkulose zu beobachten. Daß derartige Beurteilungen vielfach sehr auseinandergehen, ist schon mehrfach betont worden. Ein Vergleich der verschiedenen Auffassungen ermöglicht indessen, worauf schon früher hingewiesen wurde, eine gewisse Einschätzung der in Betracht kommenden Staubsorten. Nach Hirts bekannter statistischer Untersuchung ergab sich bei erkrankten Staubarbeitern je nach der beruflich inhalierten Staubart, folgender Prozentsatz an Lungentuberkulosen für die einzelnen Berufsstaube:

Metallischer Staub 28 vH

Mineralischer „ 25,2 vH

Animalischer „ 20,8 „

Gemischter „ 22,6 „

Vegetabilischer „ 13,3 „

während in Berufen ohne Staubentwicklung von 100 Erkrankten im Mittel nur 11,1 an Phthisis litten.

Sommerfeld fand auf Grund der Untersuchung des statistischen Materials von 38 Berliner Krankenhäusern, daß von 1000 Lebenden an Lungenschwindsucht starben

in Berufen mit Entwicklung von organischem Staub 5,64

„ „ „ „ „ metallischem „ 5,84

„ „ „ „ „ mineralischem „ 4,42

„ „ ohne „ „ Staub 2,39

Nach Ogle ist die Sterblichkeit in verschiedenen Staubberufen, wenn die Sterblichkeit an Erkrankungen der Atmungsorgane in staubfreien Berufen (Fischer) = 100 gesetzt wird, folgende: Kohlengrubenarbeiter 166, Zimmerleute, Tischler 170, Bäcker 201, Maurer, Steinhauer 229, Wollarbeiter 234, Baumwollarbeiter 274, Stein- und Schieferbrecher 294, Messerschmiede 383, Feilenhauer 396, Töpfer 565, Bergleute (cornish miners) 579.

Nach der Statistik des amerikanischen Arbeitsbüros (1910) starben von 10 000 Lebenden an Tuberkulose:

In Metallstaub 36,9

„ Mineralstaub 28,6

„ Pflanzenfaserstaub 24,8

„ tierischem und pflanzlichem Staub 32,1

(nach Lehmann, Hdb. d. Hyg. von R. G. u. F.)

Lubenau bezeichnet auf Grund seiner Versuche als sehr gefährlich Erzgestein, Thomasschlacke, Kalkspat, Schamotte, Dolomit und Bleiglanz, Bronze, Holz, Elfenbein, Hanf, Tabak, Horn, als weniger gefährlich Sandstein, Zement, Porzellan, Glas, Chausseestaub, Tonschiefer und Grauwacke, Galmei, Mehlstaub, als relativ ungefährlich Granit, Marmor, Gips, Ziegel, Blende, Leder, Papier, Filz und besonders Kohlenruß.

Roth stuft eine Anzahl Staubarten nach ihrer Gefährlichkeit folgendermaßen ein: Metallstaub, Glasstaub, Stein- und Schleiferstaub, Perlmutter- und Hornstaub, Holzstaub von Hartholz, Hanf-Roßhaar-

staub, Baumwollstaub, Wollenstaub, Mehlstaub, Sandstein, Hadern-
staub, Seiden- und Kohlenstaub.

Dürck hat in einem Vortrag über Gewerbekrankheiten die verschiedenen Staubkategorien einer Besprechung unterzogen, worin er den
Quarzstaub und den Glasstaub für besonders gefährlich erklärt. Gefährlich ist ferner metallischer Staub, besonders Schleifstaub, daneben gewisse organische Staubarten, wie Perlmutterstaub, Horndrechslereistaub,
Flachs-, Baumwoll- und Jutestaub. Weniger gefährlich sind Granit, Basalt, Schiefer, Sandstein, verhältnismäßig harmlos Zementmühlenstaub,
Tonstaub, Kohlenstaub, Ruß und andere. Bemerkenswerterweise hält
Dürck den Kohlenstaub wegen seiner morphologischen Beschaffenheit
für relativ gefährlicher als den Ruß. Die Schornsteinfegerlunge sei wohl
völlig schwarz, aber nicht erkrankt.

Nach der letzten englischen Berufsstatistik von 1910—1912 betrug die allgemeine Sterblichkeit der Männer 790, der Staubarbeiter und
Maurer 1427, der Messerschmiede 1285, der Töpfer 1196 (Ruscher, Occupational sickness, Journ. of industr. hyg. Bd. 4, Nr. 3, Referat von
Koelsch, Zeitschr. f. d. ges. Hygiene).

Collis hält in Übereinstimmung mit der in den Ländern englischer
Zunge vorherrschenden Ansicht die kristallisierte Kieselsäure für den gefährlichsten Gewerbestaub. Ebenfalls gefährlich sind nach ihm gewisse
vegetabilische Staubarten, weniger gefährlich bzw. harmlos Kohlenstaub,
animalischer Staub, Tonstaub und Kalkstaub.

Es soll hier nicht untersucht werden, inwieweit die vorstehenden Angaben sich auf objektive Unterlagen stützen. Es scheint jedenfalls, daß
die Form der Staubteilchen, deren Bedeutung für die Einwirkung auf den
Organismus doch noch sehr problematisch ist, und andere rein äußerliche
Momente das Urteil der vorgenannten Autoren in hohem Maße beeinflußt
haben. So werden mit einer gewissen Selbstverständlichkeit die unter dem
Mikroskop in der Tat sehr gefährlich anmutenden Metallstaube und vegetabilischen Staubsorten übereinstimmend für besonders bösartig angesehen.

Demgegenüber betont Engel, daß über den Charakter des reinen
Metallstaubes und der organischen Staubarten noch wenig sichere Erfahrungen vorliegen. Engel seinerseits bezeichnet die aus Quarz und quarzhaltigen Gesteinen bestehenden Staubsorten als die gefährlichsten. Viel
weniger gefährlich sind Granit, Basalt, Marmor, Schiefer, Tonerde, harmlos bzw. vielleicht sogar mit Heilschutzwirkung ausgestattet sind Zement,
Kalk, Gips, Kohlenstaub. Für die gefährliche Wirkung des Metallschleifstaubes ist nach Engel der Gehalt desselben an Schmirgel und Sand
von wesentlicher Bedeutung.

Diese Übersicht zeigt, daß die meisten Untersucher, wenn wir von den
widersprechend beurteilten organischen Staubarten absehen, den kieselsäurehaltigen Mineralstaub und den metallischen Staub, der in der Hauptsache als Schleifstaub vorkommt, für am meisten gefährlich halten. Diesen
beiden Staubkategorien muß somit in Anbetracht der vorherrschenden
Bedeutung der entsprechenden Industrien besondere Beachtung geschenkt werden.

Die trostlosen gesundheitlichen Verhältnisse der Schleifer sind von jeher bekannt, haben sich aber nach Engel in neuerer Zeit wohl infolge der verbesserten Entstaubungsmaßnahmen und des feuchten Schleifverfahrens, wesentlich gebessert. Indessen besteht auch heute noch völlige Übereinstimmung in der Auffassung des Stahlschleifstaubes als eine der gefährlichsten Staubarten.

Die hygienischen Verhältnisse in den durch kieselsäurehaltigen Staub gefährdeten Berufen hat Sommerfeld in seiner Arbeit „Berufskrankheiten der Steinmetzen, Steinbildhauer und der verwandten Berufsarten" einer Untersuchung unterzogen. Zu diesen Berufen rechnet er die Mühlstein-, Sandstein-, Marmor-, Granitarbeiter, die Diamantschleifer, Feuersteinarbeiter, Achatschleifer, Porzellanarbeiter, Glasschleifer und Glasstampfer. Das schädliche Agens sieht Sommerfeld in der kristallisierten Kieselsäure und bezeichnet als gefährlichste Staubart den aus kristallisierter Kieselsäure bestehenden Mühlsteinstaub, während die zahlreichen übrigen Gesteinsarten in sehr verschiedenem Grade schädlich sind. Sommerfeld zeigt im übrigen an Hand von historischen Angaben, daß die medizinische Wissenschaft von jeher dem Steinstaub besondere Aufmerksamkeit geschenkt hat. Es sei daher an dieser Stelle nochmals darauf hingewiesen, daß wir immer wieder auf die Bedeutung der Kieselsäure für die Staubinhalationsschädigungen stoßen.

Auf Grund dieser Ergebnisse und Betrachtungen wurden unsere Versuche begonnen mit je einem Vertreter der vorstehend erörterten beiden Staubkategorien, nämlich mit Stahlschleifstaub und Porzellanstaub, die in nebeneinander laufenden Versuchen unter gleichen Bedingungen zur Inhalation gelangten. Einem Material von notorischer Bösartigkeit wurde somit ein solches von umstrittenem Charakter zum Zwecke der vergleichenden Beobachtung gegenüber gestellt. Zur Wahl des Porzellanstaubes wurden wir einmal durch das gegenwärtig sehr aktuelle Bedürfnis nach weiterer Aufklärung über dieses Material veranlaßt, und dann auch durch seine für die Forschung sehr interessante chemische Zusammensetzung und Beschaffenheit. Die Rohmasse in der Porzellanfabrikation ist bekanntlich ein Gemenge verschiedener Gesteinsarten, darunter vornehmlich Kaolin und Quarz. Nach den Mitteilungen von Mavrogordato, Haldane u. a. über einen Antagonismus dieser beiden Substanzen hinsichtlich ihrer Einwirkung auf die Lunge lag es nun nahe, diese Verhältnisse an dem Porzellanstaub, welcher beide Bestandteile in wechselnder Menge enthält, zu untersuchen.

Zunächst wurde daher eine Porzellanstaubart von geringem Gehalt an tonigen Bestandteilen und relativ hohem Gehalt an Kieselsäure gewählt.

Sodann wurden noch gleichartige Versuche mit einer anderen Porzellanstaubart von höherem Gehalt an tonigen Teilchen bei wenig geringerem Gehalt an Kieselsäure angestellt.

Ferner wurden noch ebensolche Versuchsreihen mit Steinkohlenstaub, Ruß und pulverisiertem gelöschten Kalk vorgenommen. Die Wahl dieser Staubsorten erfolgte nach folgenden Gesichtspunkten. Kohlenstaub und Ruß stehen, wie wir im vorhergehenden dartun konnten, im Mittelpunkt des wissenschaftlichen Interesses und sind Gegenstand zahlreicher Arbeiten gewesen. Obwohl Kohle und Ruß beide hauptsächlich aus Kohlenstoff bestehen und als Erzeuger der Anthrakosis meist gemeinschaftlich betrachtet worden sind, zeigen sie aber doch wesentliche morphologische Unterschiede. Eine gegenüberstellende Untersuchung versprach somit weitere Aufschlüsse. Auf der Gefährlichkeitsskala stehen Kohlenstaub und Ruß offenbar an günstigerer Stelle als der Porzellanstaub. Noch günstiger muß nach den bisher vorliegenden Erfahrungen der Kalkstaub beurteilt werden. Es durfte somit erwartet werden, daß die Lungentuberkulose durch die experimentelle Inhalation dieser Staubarten in verschiedenartiger Weise beeinflußt wurde.

Einige orientierende Versuche wurden außerdem noch mit Indigo angestellt.

Bevor wir aber auf diese Versuche näher eingehen, soll im folgenden vorher noch die gewerbehygienische Bedeutung der erwähnten Staubarten besprochen werden.

1. Stahlstaub.

Wegmann (Der Staub in den Gewerben usw., Arch. f. Hyg. Bd. 21. 1894) beschreibt den Eisen- und Stahlschleifstaub als einen je nach der Art des Schleifens und des zu schleifenden Rohproduktes gröberen oder feineren Staub, welcher im letzteren Falle gefährlicher ist, weil er leichter eingeatmet wird. Er enthält wechselnde Mengen des Schleifmittels. Ein besonders gefährliches Staubgemenge scheint ihm das von Eisen und Sandstein zu sein, „sowohl hinsichtlich des enormen Quantums, in dem es entsteht, als auch wegen seiner Wirkung auf die Lungen". Die Eisenteilchen präsentieren sich als verschieden große vielfach zerrissene zackige und spitzige Partikel, als winzige Drähtchen und Metallfäserchen oder als schmale spitzige und scharfkantige Bänder, die oft schraubenförmig gedreht sind. Ferner finden sich kugelige Körner, „welche durch die beim Schleifen erzeugte Hitze geschmolzene Eisenteilchen darstellen".

Hart (Die anatomischen Grundlagen der Disposition der Lungen zu tuberkulöser Erkrankung. Ergebn. d. allg. Pathol. u. pathol. Anat. 14. Jahrg., 1. Abt. 1910) unterscheidet zwischen der roten Eisenlunge, bei welcher die pneumonokoniotische Induration überwiegt und der tuberkulöse Prozeß nur wenig entwickelt ist, und der schwarzen Eisenlunge der Feilenhauer und Schleifer, bei der „die indurierenden Prozesse viel geringgradigere als in der roten Eisenlunge sind und der Tuberkulose ein ungehemmter Fortschritt gestattet ist". Weiter schreibt er: „Daß in der Tat nicht soziale oder allgemein-hygienische Zustände, sondern allein die während der Arbeit stattfindende Staubinhalation für die erschreckend hohe Tuberkulosemortalität, namentlich der Schleifer (Sommerfeld, Peterson, Stratmann), verantwortlich zu machen ist, ergibt sich aus der Feststellung, daß seit Einführung der mechanischen Entstaubung in den in Frage kommenden Betrieben die Tuberkulosemortalität in starkem Rückgang begriffen ist (Czimatis, Moritz, Röpke, Roth). Auch alle anderen Metallarbeiter wie Schmiede, Schlosser, Blech- und Stahlwarenarbeiter zeigen eine hohe Disposition für die tuberkulöse Lungenphthise die nach allen Erfahrungen auf der Wirkung inhalierten Metallstaubes beruht."

Moritz und Röpke (Über die Gesundheitsverhältnisse der Metallschleifer im Kreise Solingen. Zeitschr. f. Hyg. u. Infektionskrankh. Bd. 31. 1899) kommen auf Grund ihrer genauen Erhebungen zu dem Schluß: „Die hauptsächlichste Berufsschädlichkeit für die Schleifer ist der Staub. Seine Entwicklung muß deshalb möglichst verhindert und seine Beseitigung energisch angestrebt werden." Über die Menge des Schleifstaubes machen die Verfasser folgende Angaben: „Ein Stein von 30 Zoll Durchmesser und 4 Zoll Breite wird bei regelmäßiger Benutzung in etwa 4 Wochen auf die Hälfte seines Durchmessers reduziert." Der Schleifverlust beträgt bei Messern und Scheren 20—30 vH des Gewichtes.

Die genannten Autoren erwähnen die Erhebungen des Landrats Melbeck (Statistische Darstellung des Kreises Solingen. 1860), welcher unter anderem feststellte, daß die Mortalität der über 20 Jahre alten Solinger Schleifer 25 vT, die der übrigen Bevölkerung 12,6 vT betrug.

Zu ähnlichen Ergebnissen führten nach Moritz und Röpke die statistischen Untersuchungen des Landrats Dönhoff. Hiernach starben in den Jahren 1885—1895 von 100 über 14 Jahre alten Männern im Kreise Solingen von den Schleifern 72,5 vH, von der übrigen Bevölkerung 35,3 vH an Lungenschwindsucht. Besonders gefährdet sind nach den Ergebnissen der Statistik die jugendlichen Arbeiter.

Die „Schleiferkrankheit" geht nach den genannten Autoren einher mit Katarrhen und Auswurf von Sputum, das selbst nach jahrelangem Fernbleiben aus der Schleiferei noch Staubfärbung zeigt. Sie machen darauf aufmerksam, daß neben der Lungentuberkulose, Emphysem, Katarrhen der Luftwege und anderen Erkrankungen, besonders die Atrophie der Nase eine Berufskrankheit der Schleifer ist. Bemerkenswert ist aus den Ausführungen von Moritz und Röpke die Tatsache, daß im Verlaufe der Staubeinatmung eine Abstumpfung des Schleimhautreizes eintritt.

Nach Hirt litten von 100 erkrankten Metallarbeitern 53,3 an Lungenerkrankungen, davon 28 an Phthise.

Auch Lehmann nimmt an, daß die Tuberkulose bei den Metallschleifern trotz vieler Anstrengungen zur Verbesserung heute noch sehr häufig ist. Die Schädlichkeit des Staubes beruht nach ihm einerseits auf dem Metallstaub, andererseits auf großen Mengen Sandsteinpulver, welches durch das außerordentlich schnelle Abschleifen des Schleifsteines entsteht.

Dürck bezeichnet in seinem Vortrag das beim Schleifprozeß entstehende Gemenge aus Eisen und Sandstein oder Schmirgel als die gefährlichste Staubsorte.

In ähnlichem Sinne äußert sich Wegmann, dem wir die nachfolgenden Angaben zum Teil entnehmen, unter Berufung auf die Angaben von Oldendorff, Merkel und Thackrah. Nach Oldendorff (1878) betrug das Durchschnittsalter der über 20 Jahre alten gestorbenen Solinger Schleifer von 1850—1874 39,4 Jahre gegenüber 54,4 der übrigen männlichen Bevölkerung. Im Jahre 1875 starben in demselben Bezirk 78,3 vH Schleifer an Lungenschwindsucht, gegen 46,0 vH der übrigen männlichen Bevölkerung. Die Tuberkulosemortalität war 23,8 auf 1000 Lebende. Nach Thackrah betrug in Sheffield das Durchschnittsalter der am meisten gefährdeten Gabelschleifer nur 29 Jahre (!). In den Ogleschen Tabellen steht der Metallstaub mit an der ungünstigsten Stelle.

Sommerfeld rechnet den Metallstaub zu den gefährlichsten Staubarten und beurteilt ihn noch ungünstiger als den mineralischen Staub. (Die gesundheitliche Bedeutung des Staubes usw. Verhandl. d. dtsch. Ges. f. öff. Gesundheitspfl. zu Berlin. Beilage z. Hyg. Rdsch. VII. Jahrg. Nr. 1. 1897) (siehe oben).

Mangelsdorf (1912) spricht von den überaus gefährlichen Eigenschaften des Metallstaubes, zu denen noch meist die des Kieselstaubes hinzutreten, sodaß man bei dem Schleiferstaub „gewissermaßen summierten Schädigungen" begegnet.

Die Folgeerscheinungen der Einatmung von eisenhaltigem Staub sind zuerst durch die Beobachtungen von Zenker und Merkel bekannt geworden. Merkel berichtet, daß sich die Eisenstaubkrankheit in den hochgradigen Stadien „in keiner Weise von dem gewohnten Bilde der Lungenschwindsucht unterscheidet".

Die Berufskrankheit der Schleifer beschreiben Oldendorff und Merkel als eine unter dem Bilde der Lungenschwindsucht verlaufende chronische Lungenaffektion, hervorgerufen durch das Eindringen des Schleifstaubes in das Lungengewebe.

Der typische Schleifstaub tritt in zahlreichen Betrieben auf, besonders natürlich in vielen Zweigen der Eisen- und Stahlindustrie, so in Gießereien, Gußputzereien, Messer-, Nadel- und anderen Schleifereien, Polierereien und anderen. Eine ähnliche Art von Schleifstaub entsteht beim Behauen, Schärfen und Schleifen der Mühlsteine. Dementsprechend sind auch diese Berufsklassen in der gleichen Weise gefährdet wie die Arbeiter in den oben beschriebenen Gewerben, wie die Arbeiten von Peacock und von W. Friedrich gezeigt haben. Schließlich sei hier noch unter den durch Inhalation von Schleifstaub hervorgerufenen Lungenkrankheiten, das früher anscheinend besonders in England häufige als Schleifasthma (grinder's asthma) bezeichnete Krankheitsbild genannt.

Die Gefährlichkeit des Stahlschleifstaubes beruht nach den meisten Autoren auf seinen beiden Komponenten, die einerseits dem verarbeiteten Metall, andererseits dem Schleifmittel entstammen. Jedenfalls ist sicher, daß bei anderen Manipulationen entstehender reiner Eisenstaub viel weniger schädlich ist. Verschiedene Autoren weisen besonders auf die durch den Schleifprozeß entstehenden gefährlichen Formen der Stahlteilchen hin. Andererseits ist die Bösartigkeit des Materials, aus dem die Schleifsteine bestehen, besonders des Sandsteins, erwiesen. Von verschiedenen Seiten ist dargetan worden, daß die Staubentwicklung beim Schleifprozeß sehr intensiv ist, besonders beim Trockenschleifen, da sowohl das betreffende Stahlfabrikat zu einem relativ hohen Anteil in Staub verwandelt, als auch der Schleifstein sehr schnell abgenutzt wird.

Alles in allem zeigt die Durchsicht der einschlägigen Literatur, daß der Auffassung von der gefährlichen Wirkung des Stahlschleifstaubes kaum widersprochen wird.

2. Porzellanstaub.

Schon verschiedentlich wurde in dieser Arbeit auf den umstrittenen Charakter des Porzellanstaubes für die Gesundheit und die widersprechend beurteilten hygienischen Verhältnisse in der Porzellanindustrie hingewiesen. Die Hygiene der Porzellanarbeiter ist im allgemeinen mit der der Töpfer, Ziegelarbeiter, Fayencearbeiter und anderer Berufszweige der keramischen Industrie, vielfach auch noch mit der der Glasarbeiter gemeinschaftlich betrachtet worden, da hinsichtlich der Fabrikationsart und des Fabrikationsmaterials ähnliche Verhältnisse herrschen.

Angaben über die Gesundheitsverhältnisse in den keramischen Gewerben liegen in der Literatur in großer Anzahl vor, von denen sich die älteren jedoch auf mehr oder weniger oberflächliche Beschreibungen beschränken.

Schon Ramazzini (1780) berichtet von der Verbreitung der Lungenschwindsucht unter den Töpfern.

Von späteren ausländischen Autoren haben sich zunächst besonders die Franzosen mit den gesundheitlichen Verhältnissen in der Porzellanindustrie beschäftigt.

Deperet-Muret, Professor in Limoges (1855) teilt mit, daß die spezielle Pathologie der dortigen Porzellanarbeiter in der Hauptsache häufige und schwere Affektionen des Respirationstraktus umfaßt, die schließlich in chronischer Bronchitis und „phthisie tuberculeuse" endigen. Als Ursache hierfür bezeichnet er die berufliche Staubinhalation.

Burq (1881) hält nur die Glasurarbeiter, da sie der Einatmung des stark kieselsäurehaltigen Glasurstaubes ausgesetzt sind, für besonders durch Phthise gefährdet, die übrigen Porzellanarbeiter deshalb nicht, weil ihre Tätigkeit nur mit geringer Staubentwicklung begleitet sei.

Duchesne (1890) fand, daß die beruflichen Verhältnisse in dem Porzellanindustriebezirk von Limoges keine Gefährdung der Arbeiter mit sich bringen.

An weiteren französischen Autoren werden von Vollrath zitiert Raymondand, Lemaistre, Mazart, Boulland und Raymond, die alle von einer spezifischen Gewerbekrankheit der Porzellanarbeiter (la phthisie des porcelainers) sprechen. Sie wird als besonders chronisch verlaufende sklerosierende Lungenerkrankung beschrieben. Ihre Ansicht ist jedoch geteilt darüber, ob diese Erkrankung mit der Lungenschwindsucht zu identifizieren sei.

Auch Paté (1892) spricht von der in dem Bezirk von Limoges sehr verbreiteten „phthisie des porcelainiers" als einer besonders chronischen durch langwährende Staubinhalation erzeugten sklerosierenden Lungenerkrankung, welche von der bazillären Phthise verschieden sei. Diese letztere Form der Phthise komme bei den Porzellanarbeitern nicht häufig vor.

Aus den Berichten der französischen Autoren geht alles in allem hervor, daß eine den Symptomen nach der chronischen Lungentuberkulose ähnliche Berufskrankheit der Porzellanarbeiter besteht, die jedoch durch einen gutartigen Verlauf charakterisiert wird.

In England hat Arlidge (Brit. med. journ. 1876, 14, 10) das durchschnittliche Lebensalter der im Alter von 20 und mehr Jahren gestorbenen Tonwarenarbeiter auf 46,5 Jahre gegen 54 Jahre bei den übrigen Arbeitergruppen berechnet. Die Sterblichkeit an Erkrankungen der Atmungsorgane, darunter häufig Lungenschwindsucht, betrug bei den ersteren 12,29 vH, bei den letzteren nur 7,86 vH. Von 100 Todesfällen entfielen auf Erkrankungen der Atmungsorgane bei den Tonwarenarbeitern 60, bei den anderen 27 (zitiert nach Sommerfeld, Die Gewerbekrankheiten).

In Deutschland hat Lewin als erster (1863) sich mit den Berufskrankheiten der Porzellanarbeiter beschäftigt. Er untersuchte (nach Schreber, Weyls Hdb. d. Hyg.) 118 Berliner Porzellanarbeiter und stellte fest, daß nach 5—10jähriger Tätigkeit 50 vH, nach mehr als 10jähriger Tätigkeit 63,17 vH Kranke gefunden wurden. Das Durchschnittsalter betrug 42,5 Jahre, die Tuberkulosesterblichkeit 1,4 vH. Besonders gefährdet waren die Dreher und die Glasierer.

Hirt (1871) fand auf Grund statistischen Materials von Krankenhäusern unter den Porzellanarbeitern eine Morbidität an Brustkrankheiten von 40 vH, an Tuberkulose von 16 vH. Das Durchschnittsalter der Porzellanarbeiter setzt Hirt auf 42,5 Jahre, das der Dreher auf 39 Jahre fest (nach Sommerfeld).

Wilbrand (Einige Bemerkungen über die Gewerbekrankheiten der Steinzeugarbeiter und ihre Ursachen. Vierteljahrsschr. f. ger. Med. Bd. 24, S. 124. 1876) nimmt auf Grund seiner Beobachtungen an, daß wenigstens 90 vH der Steinzeugarbeiter des Kannenbäckerlandes (zwischen Westerwald und Taunus) vor dem 45. Lebensjahre ihr Gewerbe aufgeben müssen. Fast jeder Tondreher ist mit Luftröhrenkatarrh behaftet, der nicht selten in Lungenblähung übergeht und zur Lungenschwindsucht führt. Mehr als ein Drittel aller Todesfälle wird durch Lungenschwindsucht bedingt. „Als Hauptursache der zahlreichen Lungenleiden ist der bei der Beschäftigung mit Ton unvermeidliche Staub anzusehen."

Eulenberg (1876) hält besonders die Glasurer für tuberkulosegefährdet wegen der Inhalation von besonders kieselsäurehaltigem Staub.

Popper (1892) nimmt als Durchschnittsalter der Porzellanarbeiter das von 41 Jahren an. Auch dieser Autor beschuldigt die Inhalation von Porzellanstaub als die Ursache der schlechten gesundheitlichen Verhältnisse in der Porzellanindustrie und hält besonders die Glasurer und Dreher für ungünstig gestellt.

Sommerfeld kommt in einer größeren Arbeit (Die Berufskrankheiten der Porzellanarbeiter. Dtsch. Vierteljahrsschr. f. öff. Ges. Bd. 25, H. 2. 1893), die von Bogner als klassisch bezeichnet, aber von Ley-

mann, Harms und Holtzmann wohl zum Teil mit Unrecht ange-
griffen wird, auf Grund von statistischem Material der „Ameise, Fach-
zeitschrift für die Porzellanindustrie", den Jahresberichten des Gewerk-
vereins der Porzellanarbeiter und seiner Untersuchungen an Arbeitern
der königlichen Porzellanmanufaktur in Berlin zu einem etwas günstigeren Ergebnis als Hirt. Er ist aber im übrigen mit Hirt, Eulenberg,
Pappenheim und Popper einer Meinung über die ungünstigen hygienischen Verhältnisse der Porzellanarbeiter, als deren Ursache er mit
diesen Autoren die Einatmung der verschiedenen Arten mineralischen
Staubes in der Porzellanfabrikation beschuldigt. Er fand eine sehr hohe
Sterblichkeit der Porzellanarbeiter an Erkrankungen der Respirationsorgane, unter denen die Lungentuberkulose überwiegt. Ebenfalls häufig
waren Luftröhrenkatarrh, Lungenblähung und Asthma. Eine besondere
Bedeutung der Staublunge geht aus den Sommerfeldschen Angaben
nicht hervor. Das Durchschnittsalter der verstorbenen Arbeiter der Berliner Porzellanmanufaktur belief sich nach Sommerfeld auf 43,13 Jahre.
Besonders tuberkulosegefährdet waren nach seinen Untersuchungen die
Glasurer und die Schleifer, auf Grund der Jahresberichte des Gewerk-
vereins der Porzellanarbeiter besonders die Dreher und Former.

Wegmann hat in Schweizerischen Tonwarenfabriken nur geringe
Staubentwicklung gesehen, erkennt aber an, daß die Urteile der Autoren
über die Gesundheitsverhältnisse der Töpfer, Fayence- und Porzellanarbeiter übereinstimmend sehr ungünstig lauten. Letztere nehmen, wie
er besonders hervorhebt, in den vergleichenden Mortalitätsangaben über
verschiedene Staubberufe, die von Ogle (1885) veröffentlicht und auf
dem VII. internationalen Kongreß für Hygiene und Demographie in London (1831) aufrecht erhalten wurden, sogar weitaus die ungünstigste
Stelle ein.

Johannes (1895) und Leubuscher (1899) bestätigen, daß die Porzellanarbeiter in Thüringen, bzw. Sachsen-Meiningen, häufig von Tuberkulose befallen werden, führen diese Tatsache aber beide neben den beruflichen Schädigungen auch auf außerberufliche Einflüsse zurück. Unter
den Berufsursachen führt Leubuscher die Staubinhalation an, die zu
entzündlichen Erkrankungen der Luftwege führt und insbesondere die
Chalicosis bzw. Aluminosis pulmonum verursacht, deren „Symptome im
wesentlichen mit denen der langsam verlaufenden Tuberkulose übereinstimmen".

Holitscher (1908) schreibt, daß der Beruf des Porzellanarbeiters als
äußerst gesundheitsgefährlich gelte. Er spricht von der kaum bestritte-
nen Ansicht, „daß die durchschnittliche Lebensdauer des Porzellanarbeiters sowie der Glasschleifer, Feilenhauer, Steinmetzen zu den niedrigsten
unter allen Berufsklassen gehört". Holitscher hält besonders die Dreher
für durch Staubinhalation gefährdet. Er unterscheidet übrigens zwischen
tuberkulösen und nichttuberkulösen Lungenerkrankungen, von denen die
letzteren erst um das 40. oder 50. Lebensjahr einsetzen sollen.

Bogner (1909) stellt auf Grund von Untersuchungen der Krankheits-
und Sterblichkeitsverhältnisse der deutschen Porzellanarbeiter, beson-

ders auf Grund eigener, umfangreicher und gründlicher statistischer Erhebungen in dem Porzellanindustriebezirk Selb-Rehau in Bayern fest, daß die hygienischen Verhältnisse der Porzellanarbeiter sehr ungünstig sind. Die Hauptgefahr besteht nach Bogner in dem Staub, der in den Arbeitsräumen fast gleichmäßig verteilt ist, so in den Kollergangräumen, in den Drehereien, Gießereien und Stanzereien.

Die eigenen Erhebungen Bogners umfassen den Zeitraum von 1892 bis 1907, einschließlich mit insgesamt 25727 Arbeitern, 8—10 vH aller Porzellanarbeiter Deutschlands. Sie stützen sich auf die Angaben der Totenscheine, die von Koelsch als das verhältnismäßig zuverlässigste Urmaterial für derartige Untersuchungen bezeichnet werden. Bogner betont, daß Fehler in der Diagnose der Lungentuberkulose als Todesursache auch ohne Bazillennachweis selten sind, da dieses Krankheitsbild im Endstadium bei den Porzellanarbeitern durchaus typisch sei. Er führt ferner die besonders große Zuverlässigkeit der ärztlichen Leichenschau während der von ihm herangezogenen 10 Untersuchungsjahre, die Neuanlagen der Selber Porzellanfabriken, und endlich die weitgehende Übereinstimmung seiner Ergebnisse mit dem des Porzellanarbeiterverbandes für die Beweiskraft seines statistischen Materials ins Feld. Die Arbeit Bogners zeichnet sich übrigens noch durch weitgehende Spezifizierung der Krankheits- und Arbeitergruppen aus.

Die statistische Untersuchung der Morbidität und Mortalität im Verbande der Porzellanarbeiter ergab, daß bei der ersteren die Zahl der Krankheiten der Atmungsorgane wesentlich größer ist, während bei der Mortalität die Tuberkulose überwiegt. 70 vH der Porzellanarbeiter Deutschlands starben an Tuberkulose.

Die Ergebnisse der Selber Statistik Bogners lauten ähnlich. Unter 1000 Krankheitsfällen trafen 191 auf Lungentuberkulose. Die Durchschnittssterblichkeit der Porzellanarbeiter betrug 1,3 vH gegen den Sommerfeldschen Wert von 1,03 vH. Das Durchschnittsalter innerhalb des statistisch erfaßten Zeitraums von 10 Jahren betrug bei den Porzellanarbeitern 44,2 Jahre. Bei der Landbevölkerung des gleichen Bezirks war dieses 62,8 Jahre, bei den übrigen Bürgern und Arbeitern 61,6 Jahre. Die Tuberkulosemortalität der Porzellanarbeiter betrug 67,2 vH gegen 28,4 vH Gesamtdurchschnitt. Besonders stark gefährdet sind nach Bogner die Massemüller mit 53,3 vT Erkrankungen der Brustorgane und 23,5 vT Erkrankungen an Lungentuberkulose, zusammen 76,8 vT. Gleichwohl erfolgt noch bei dieser Berufsklasse eine besondere Auslese. Der Grund der Gefährdung liegt in der starken Staubentwicklung in den Kollergangräumen. An zweiter Stelle folgen die Arbeiter in den Gießereien, in denen beim Trocknen und Ausbessern der Waren gleichfalls viel Staub entwickelt wird. Die Verhältnisse der von Sommerfeld noch sehr ungünstig beurteilten Schleifer haben sich nach Bogner dank der technischen Vervollkommnungen des Schleifverfahrens (feuchtes Schleifen) erheblich gebessert. Neben den beruflichen nimmt Bogner auch noch gewisse außerberufliche Ursachen für die Tuberkulosegefährdung der Porzellanarbeiter an.

Leymann (1915) hat auf Grund von amtlichem, von Krankenkassenmaterial und solchem des Verbandes der keramischen Gewerke feststellen können, daß die Morbidität und die Mortalität der Porzellanarbeiter die gleiche ist wie die der Mitglieder der Leipziger Ortskrankenkasse. Er kommt zu dem Ergebnis: „Unaufgeklärt ist demnach, ob die Lungentuberkulose eine richtige Berufskrankheit der Porzellanarbeiter ist, insbesondere ob sie durch den bei der Herstellung des Porzellans auftretenden Staub hervorgerufen ist." Die Frage der Beförderung der Tuberkulose in der Porzellanindustrie durch Berufseinflüsse sei somit noch nicht entschieden. Jedenfalls seien die entsprechenden Verhältnisse nicht ungünstiger als bei anderen wichtigen Industrien. Aus seiner Übersicht über die Erkrankungsfälle und -tage unter den Mitgliedern des Verbandes der Porzellanarbeiter während der Jahre 1907—1913 geht hervor, daß bei einer Gesamtzahl der Mitglieder des Verbandes und der Kasse in diesem Zeitraum von 99 522 auf 100 unterstützungsberechtigte Mitglieder entfielen: 29,7 Gesamterkrankungsfälle, darunter 0,5 Erkrankungsfälle an Mandelentzündung, 0,54 an Halsentzündung, 0,86 an Kehlkopf- und Luftröhrenkatarrh, 0,3 an Asthma, 0,08 an Bluthusten, Lungenbluten, 0,9 an Bronchialkatarrh, 1,8 an Lungenkatarrh, 0,48 an Lungenentzündung, 0,51 an Lungenschwindsucht, 0,24 an sonstigen Lungenleiden, 0,46 an Brustkatarrh, 0,46 an Brust- und Rippenfellentzündung, 4,31 an Influenza, 0,12 an Drüsen. Die Staublunge wird auffallenderweise nicht besonders berührt. Wenn Leymann die von Bogner, Sommerfeld und Lewin gefundenen Mortalitätswerte unter den Porzellanarbeitern nicht für zutreffend hält wegen der Unzuverlässigkeit des Ausgangsmaterials, so kann man demgegenüber durchaus geneigt sein, auf die obigen Leymannschen Zahlen den Satz Bogners anzuwenden, daß die Ungenauigkeit der in Verbandsberichten angeführten Angaben darin liegt, „daß unter den Diagnosen: Lungenentzündung, Lungenkatarrh, Lungenschwindsucht, Lungenblutung, Lungenspitzenkatarrh, Lungenerweiterung, Kehlkopfleiden, Asthma — um nur die im Sterberegister 1907 angegebenen Krankheiten der Atmungsorgane mit tödlichem Ausgange zu nennen — in Wirklichkeit mehr Tuberkulosefälle enthalten sind . . .".

Prinzing (zitiert nach Vollrath) ist der zu optimistischen Meinung Leymanns entgegengetreten und erklärt, daß man aus den Ausführungen Leymanns durchaus nicht die Überzeugung gewinne, daß die Tuberkuloseanfälligkeit der Porzellanarbeiter tatsächlich so günstig ist, wie er sie hinstellt.

Auch von Koelsch wird Leymanns Darstellung in dieser Weise kritisiert.

Als eine der besten neueren Untersuchungen über die Gesundheitsverhältnisse in der Porzellanindustrie müssen wir die Arbeit von Koelsch (1919) bezeichnen, die sich besonders durch weitgehende Zuverlässigkeit der Erhebungen infolge Verwendung möglichst einwandfreien Urmaterials auszeichnet. Als solches lehnt er die Krankenkassenbücher vollständig ab, läßt die Mortalitätsstatistik nur bis zu einem gewissen Grade gelten und verurteilt übrigens noch die Feststellung des mittleren Sterbealters, welches weniger von der Lebensgefährdung des Berufes als von der Altersgliederung desselben abhänge. Dagegen schließt er sich Orths Ansicht an, wonach nur eine Obduktionsstatistik, nicht aber eine an Lebenden aufgestellte Statistik ein sehr fehlerfreies Ergebnis liefern kann. Die gleiche Bedeutung kommt nach Koelsch bei einer so charakteristischen Erkrankung wie der zum Tode führenden Lungentuberkulose auch den Angaben der amtlichen Totenscheine zu, auf die er daher besonderen Wert gelegt hat. Koelsch unterschied grundsätzlich zwischen den mit der eigentlichen Porzellanherstellung beschäftigten und der charakteristischen Berufsschädigung ausgesetzten „Porzellanern" und den unspezifischen Hilfsarbeitern, welche beiden Gruppen von den früheren Untersuchern nicht getrennt wurden. Seine Untersuchungen erstreckten sich auf sechs Bezirksämter mit verschiedener umfangreicher Porzellanindustrie und insgesamt 6235 Porzellanern, deren gesundheitliche Verhältnisse im Vergleich zu der übrigen Bevölkerung betrachtet wurden. Die auf Grund der amtlichen Leichenschauscheine aufgestellte Mortalitätsstatistik ergab, „daß die Tuberkulosesterblichkeit der ‚Porzellaner' gegenüber der gleichaltrigen anderweitigen Bevölkerung zum Teil ganz erheblich gesteigert ist, und zwar um so mehr, je alteingesessener die Porzellanindustrie in der betreffenden Gegend ist, je mehr Generationen bereits in der Porzellanindustrie tätig waren und je mehr sich die Lebensführung der Arbeiter dem Fabrikarbeitertyp nähert".

Die Morbiditätsstatistik, bei der „ein nach jeder Richtung einwandfreies und kritisch gesiebtes Material" verarbeitet wurde, ergab, „daß die Anfälligkeit an Erkrankungen der Luftwege im allgemeinen bei den eigentlichen ‚Porzellanern' deutlich höher ist, daß sich diese Erhöhung hauptsächlich bei den Bronchitiden und bei der Lungentuberkulose geltend macht". Die mit „großer Häufigkeit und Konstanz vorhandenen Lungenveränderungen" führt Koelsch in der Hauptsache auf die Staubinhalation, in geringerem Maße auf noch andere exogene Momente zurück. In besonderen Untersuchungen stellt der Autor fest, daß sich in den Porzellanfabriken in der Tat Staub in beträchtlichen Mengen entwickelt. Ferner untersucht er eingehend das in Frage kommende Staubmaterial. Als hauptsächlich reizend und verletzend bezeichnet er den Feldspat und den Quarz. Aber auch der von Leymann als harmlos bezeichnete Kaolinstaub kann Lungenschädigungen erzeugen, wenn er nur entsprechend lange und massig in die Lungen eindringt. Allerdings bemerkt Koelsch im Gegensatz zu Eulenberg und anderen Autoren, daß „nicht die Tatsache der Anwesenheit von Siliziumverbindungen an sich den Staub gefährlich macht . . ., sondern die Struktur der Silikatkristalle. Kaolin enthält aber meist Beimengungen von Quarz und Spat, wie aus verschiedenen Analysen hervorgeht. Besonders schädlich und besonders reichhaltig an Quarz und Feldspat ist der Glasurstaub. Schließlich erörtert Koelsch noch die Mechanik beruflicher Tuberkulosebeförderung. Er unterscheidet zwischen Resistenzminderung, die zu einer metastasierenden Autoinfektion führt (nach Leschke) oder der sogenannten aditionellen Infektion (nach Römer, Weinberg, Romberg, Haedicke,

Schwarzkopf). Diese Reinfektion, die wohl stets als Inhalationsinfektion erfolgt, wird um so leichter stattfinden können, je mehr sich die oberen und tiefen Luftwege in einem Reizstadium befinden, wie dieses besonders durch die gleichzeitige Staubinhalation erzeugt wird." Koelsch äußert sich dann über die näheren pathologisch-anatomischen Beziehungen zwischen Staublunge und Tuberkulose. Er glaubt, daß die erhöhte Empfänglichkeit für Tuberkulose nur in einem Frühstadium der Staublunge besteht, ist dagegen mit Bäumler, Krönig, Rössle der Ansicht, daß die indurativen Prozesse der ausgebildeten Staublunge die tuberkulösen Prozesse in günstigem Sinne beeinflussen. Die Staublunge ist nach Koelsch außerordentlich häufig, jedoch die „Differentialdiagnose: Staublunge mit oder ohne Tuberkulose oder nur Tuberkulose" sehr schwierig.

K. B. Lehmann hat (nach Koelsch) im Auftrage des Reichsgesundheitsrats Tierversuche über die Eigenschaften und Wirkungen des keramischen Staubes vorgenommen, welche (bis Frühjahr 1914) ergeben hatten, daß die Einatmung dieses Staubes bei Tieren keine bemerkenswerten Schädigungen und anscheinend auch keine Neigung zur Erkrankung an Tuberkulose hervorrief. In seiner Abhandlung über die Hygiene der einzelnen Berufsarten schreibt er über die Porzellanarbeiter (Hdb. d. Hyg., Rubner, Gruber, Ficker): „Auch ich habe bei der Besichtigung einer großen Anzahl von Fabriken den Eindruck gewonnen, als ob die Tuberkulose heute nicht besonders verbreitet sei. Jedenfalls gehört der Porzellanstaub, in dem die rundlichen Tonteile die Hauptmenge ausmachen, weder zu dem massenhaften, noch zu dem besonders gefährlichen Fabrikstaub."

Vollrath hat in einer von der medizinischen Fakultät Jena preisgekrönten Arbeit an Hand von eingehenden statistischen Untersuchungen die Tuberkulosesterblichkeit der Porzellanarbeiter Thüringens erforscht. Im einleitenden Teil bemerkt er, daß „der Porzellanstaub bei lang dauernder Einatmung sicher infolge seiner Unlöslichkeit in dem Lungengewebe wie ein Fremdkörper wirkt, und als solcher allmählich einen chronischen Reizzustand, eine Entzündung hervorruft", und stellt auf Grund der Literatur fest, daß „sowohl die Staubinhalation als solche, wie auch die Kieselsäure vor der Bösartigkeit und Ausbreitung der Lungentuberkulose schützt". Die erstere Ansicht stützt sich auf die von Kuborn, Raccine, Wegemann, Guillot, Krönig und Lubarsch vertretene Auffassung, daß die Anthrakose mit einer chronischen und zur Heilung neigenden Form der Lungenschwindsucht einhergeht, und darauf, daß diese Erscheinung lediglich auf mechanischen Ursachen beruht und somit für alle Staubarten in gewissem Maße zutrifft. Hinsichtlich der schützenden Wirkung der Kieselsäure bezieht er sich auf Kahle und Rössle. Vollrath folgert nun, daß eigentlich die Tuberkulose bei den Porzellanarbeitern verhältnismäßig selten vorkommen müsse; trotzdem muß er feststellen, daß „die Mehrzahl der Autoren noch immer den Porzellanstaub in mehr oder weniger hohem Maße für Tuberkulose befördernd hält", und zwar wurde immer wieder als das schädigende Moment die

Kieselsäure hingestellt. Ferner gibt er zu, daß „die bisher veröffentlichten zahlenmäßigen Aufstellungen in der Mehrzahl ergeben haben, daß die Tuberkulose unter den Porzellanarbeitern besonders stark vertreten ist". Trotzdem läßt Vollrath seine obige Ansicht zu Recht bestehen, untersucht dagegen kritisch die Unterlagen der letzteren Auffassung. Er macht darauf aufmerksam, daß es schwierig sei, klinisch die Differentialdiagnose zwischen Tuberkulose und Chalicosis zu stellen, da beide Prozesse in der Lungenspitze beginnen, ferner darauf, daß die Todesursachenstatistiken Fehler enthalten. Er weist darauf hin, daß nach Leymann die Berechnung des durchschnittlichen Sterbealters und des Prozentsatzes der durchschnittlichen Sterblichkeit der Porzellanarbeiter, wie sie von Lewin, Sommerfeld, Hirt, Popper und Johannes vorgenommen wurde, unzuverlässig sei. Schließlich erklärt Vollrath die Angaben Sommerfelds für veraltet und für die heutigen Verhältnisse nicht mehr zutreffend, während die Befunde Bogners durch soziale Einflüsse mitbedingt seien, und im übrigen nur für einen Ort — nämlich Selb — gelten sollen. Übrigens umfassen auch Vollraths Untersuchungen einen beschränkten Bezirk.

Die Angaben über die Verbreitung der Tuberkulose unter den Porzellanarbeitern sind nach Vollrath in früheren Arbeiten vielfach aus dem Grunde zu hoch, weil diese Krankheit leicht mit der Lungensklerose verwechselt wird, besonders wenn der Nachweis der Bazillen außer acht gelassen ist. Diese Chalicosis pulmonum (Meinel) entsteht nach langdauernder Einatmung von Porzellanstaub, der infolge seiner Unlöslichkeit einen chronischen Reizzustand und Bindegewebsneubildung hervorruft, die zu ausgedehnten schwieligen Indurationen führen kann. Als weitere Folgen können auftreten vikariierendes Emphysem, Gewebszerfall infolge Nekrose durch Störungen der Blut- und Lymphzirkulation, Konkrementbildung (Erbsenkrankheit) und Hämoptoen.

Vollraths statistische Untersuchungen beruhen auf Material von Krankenkassen, der Landesversicherung, auf Sterbescheinen und auf Befragung der Arbeiterbevölkerung selbst. Das Material ist nicht besonders umfangreich und scheint nach seinen Angaben teilweise etwas unzuverlässig zu sein. Vollrath fand für die Porzellanarbeiter von Sachsen-Meiningen und die von Schwarzburg-Rudolstadt ganz verschiedene Ergebnisse, indem die letzteren bedeutend bessere Verhältnisse zeigten. Die ersteren wiesen unter allen übrigen Berufen das niedrigste durchschnittliche Sterbealter, nämlich 48,25 Jahre, auf. In Meiningen entfielen 61,02 vH aller Todesfälle bei Porzellanarbeitern auf Krankheiten der Atmungsorgane, 38,13 vH auf Tuberkulose, in Schwarzburg-Rudolstadt dagegen nur 31 vH auf Erkrankungen der Atmungsorgane und nur 21,51 vH auf Tuberkulose.

Er kommt zu dem Schluß, daß die Tuberkulosemortalität der Porzellanarbeiter in Meiningen zwar eine verhältnismäßig hohe Zahl, aber nicht die allgemein angenommene erschreckende Höhe erreichte, während in Rudolstadt die Porzellanarbeiter, wenn nicht gerade seltener, so doch keineswegs häufiger als die anderen Industriearbeiter der Tuberkulose anheimfallen. Die hohe Verbreitung der Tuberkulose unter den Meiningener Porzellanarbeiter beruht nach Vollrath auf außerberuflichen Momenten, besonders „der unsoliden Lebensführung", den ungünstigen Wohnungsverhältnissen, Heimarbeit usw., dagegen nicht auf der Einatmung von Porzellanstaub.

Wenn jedoch Rößle sich äußert, daß durch die statistischen Untersuchungen die Haltlosigkeit der „weitverbreiteten und noch jüngst gestützten Annahme von der Schädlichkeit des kieselsäurehaltigen Staubes, von seinen zur Lungenschwindsucht disponierenden Eigenschaften" dargetan werde, so ist dem zu entgegnen, daß dieser Beweis weder durch die von Vollrath an den zu gegenteiligem Ergebnis gelangten Untersuchungen geübte Kritik noch durch seine eigenen Untersuchungen erbracht wird. Zudem betont Vollrath selbst, daß die gesundheitlichen Verhältnisse der Arbeiter auch durch Bekämpfung der Staubentwicklung aufgebessert werden müssen und bezeichnet besonders die Massenmüller als tuberkulosegefährdet.

Bemerkenswert sind die Ausführungen Vollraths über den Staub in den Porzellanfabriken. Er macht einen Unterschied „zwischen dem Staub, der bei der Zerkleinerung der Rohmaterialien und Zubereitung der Masse, sowie beim Glasieren einerseits und bei der Verarbeitung der fertigen Porzellanmasse andererseits entsteht", Ton und gepulverte Porzellanscherben sollen einen ganz harmlosen Staub erzeugen, was man für den Quarz und den Feldspat nicht annehmen kann. Die Atmosphäre einer Porzellanfabrik ist nach seiner Ansicht geschwängert mit einem feinen, nicht „unbedingt verletzend wirkenden Staub mit vermutlich kolloidartigen Eigenschaften, der alle Räume durchdringt". Somit atmen die meisten Porzellanarbeiter Silizium in einer verhältnismäßig harmlosen Form.

Die Arbeit Vollraths erfährt eine Ergänzung in pathologisch-anatomischer Beziehung durch die Untersuchungen seines Lehrers Rößle. Dieser geht von der Frage des Staubschutzes der Lungen gegen die Tuberkulose aus, die besonders von drei Faktoren abhängt, nämlich von der Selbstreinigung der Schleimhäute, die bei Kohle, Ruß, Ton besonders gut ist, von der Beziehung der koniotischen Prozesse selbst zum Staubschutz, und von der chemischen Beschaffenheit der Staubarten. Rößle führt dann aus: „Für den Porzellanstaub, welcher doch wenigstens in gewissen Stadien der Fabrikation gestaltlich und chemisch als gefährlich angesehene Elemente enthält, kommen nach meiner Überzeugung mehrere schützende Momente, vor allem aber die Erzeugung einer infektionswidrigen unspezifischen Entzündung und die Darbietung eines bei der Heilung brauchbaren chemischen Gemenges in Betracht." Eine schützende Wirkung soll in erster Linie die in dem Porzellanstaub in großer Menge enthaltene Kieselsäure ausüben.

Das anatomische Material Rößles, welches, wie er zugibt, für Vergleiche und Ausrechnungen von Verhältniszahlen teilweise zu klein ist, sind in den Jahren 1911—1920 sezierte Sektionsfälle von Angehörigen stauberzeugender Gewerbe, darunter 45 Porzellanarbeiter. Von diesen zeigten 25 Tuberkulose überhaupt, 6 tödliche Lungentuberkulose, 20 Koniose. In den Fällen mit akuter tödlicher Lungenschwindsucht fehlte die Chalikosis. Die mikroskopische Untersuchung ergab bei den tuberkulösen Porzellanarbeitern eine „starke Retardation des Prozesses durch Hemmung des Zerfalls, Abkapselungen und Trocknungen der Käseherde, frühzeitige schwielige Umwandlung von Tuberkeln und Neigung zur indurativen Gestaltung sogar solcher Prozesse, die von selbst solche sonst nur selten aufweisen". Die käsige Pneumonie, wenn sie überhaupt vorhanden war, nahm mit einiger Regelmäßigkeit einen karnifizierenden Charakter an. Weiter schreibt er: „. . . die Beobachtung, daß der Staub nicht in und bei jungen Tuberkeln auch noch nicht um die Tuberkel angesammelt ist, beweist, daß ihre frische, häufige und gründliche Vernarbung nicht auf seinen mechanischen Eigentümlichkeiten beruhen kann, die sich nur bei unmittelbarer Berührung auswirken würden; vielmehr deutet dies, zusammen mit anderen Hinweisen darauf hin, daß die eingeatmeten Staubmengen für die Gewebssäfte nicht durchaus unlöslich sind, und daß der auffällig fibröse Charakter der tuberkulösen Granulationen auch in staubfreien Teilen von einer Imbibition mit narbenförderlichen Stoffen herrührt." Wenn Rößle auf Grund seiner Untersuchungen den Satz aufstellt, daß sich „Porzellanstaubkoniose und akute Lungenschwindsucht nicht zusammenfinden", so darf darauf wohl erwidert werden, daß in Anbetracht der großen Zahl gegenteiliger Beobachtungen dieser Satz in so allgemeiner Form nicht gelten kann. Die Arbeiten der Jenaer Schule sprechen allerdings für die von französischen Autoren und anderen erwähnte Erscheinung, daß die Tuberkulose der Porzellanarbeiter in der Tat auffallend häufig einen gutartigen Verlauf nimmt. Sie vermögen indessen die von den weitaus meisten der bisher aufgeführten Untersucher vertretene Ansicht von dem in seinen Gesamtwirkungen gesundheitsgefährlichen Charakter des Porzellanstaubes nicht zu erschüttern. Koelsch hat sich in seiner mehrfach zitierten Arbeit in diesem Sinne geäußert: „Wir halten allerdings diese Anschauungen Rößles für zu optimistisch, zumal sie mit unseren gewerbehygienischen Erfahrungen (1921) nicht so ganz im Einklang stehen."

Der Landesgewerbearzt Thiele kann auf Grund vergleichender Zusammenstellung der Krankheitsursachen der Mitglieder von mehreren „Porzelliner" Betriebskrankenkassen die Befunde von Koelsch bestätigen, „daß tatsächlich der eigentliche Porzelliner, mindestens was die Erkrankungen der Atmungswege, vielleicht auch was die Lungentuberkulose anlangt, anfälliger ist als der Nichtporzelliner. Thiele unterscheidet im Sinne von Koelsch zwischen staubgefährdeten Porzellanarbeitern (Dreher, Glasurer, usw.) und nicht staubgefährdeten (z. B. Maler), die als Nichtporzelliner gelten. Beide Gruppen verhalten sich innerhalb eines Betriebes wie 65:35. Thiele hat ferner Reihenuntersuchungen von 686 Porzellanern vorgenommen, wobei er sich bewußt ist, daß Fehler unterlaufen sein können. Er fand, daß besonders die Staublungenerkrankung eine große Rolle spielt, und zwar zunehmend mit den Arbeitsjahren. (Bei einem Berufsalter von 40—50 Jahren 100 vH.) Mit zunehmendem Berufsalter geht nach Thiele der Allgemeinzustand der Porzellanarbeiter sichtlich zurück. Die vermehrte Tuberkulosedurchseuchung bestätigt er. Interessant ist das von ihm als charakteristisch angeführte Wort eines Porzellanarbeiters im Steinkohlengebiet: „Der Kohlenstaub löst sich ab, der Porzellanstaub setzt sich fest."

Harms und Holtzmann (1923) haben die Verhältnisse in der badischen Porzellanindustrie untersucht. Diese wird hauptsächlich durch zwei Fabriken vertreten, von denen die eine gegenwärtig 135 Porzellanarbeiter, die andere deren 130 zählt, darunter fast die Hälfte weibliche Arbeiter, die meist nur vorübergehend in der Fabrik bleiben. Das verwertbare Material ist somit recht klein. Zur Untersuchung herangezogen wurden die Angaben der Krankenbücher und die Ergebnisse der Sterbescheine. Ferner wurden 41 Arbeiter klinisch und röntgenologisch untersucht. Die Statistik ergab eine Gesamtmortalität von 5,9 bei den Porzellanarbeitern gegenüber 4,8 bei der übrigen erwachsenen Bevölkerung auf 100 Lebende, dagegen die Todesfälle an nicht tuberkulösen Erkrankungen der Lungen 5,2 bzw. 7,1 auf 100. Der letztere Befund widerspricht allen bisherigen Erfahrungen vollkommen und wird von den Verfassern selbst als überraschend bezeichnet. Die in den Sterbescheinen auftretende Mehrbelastung mit Tuberkulose bei den keramischen Arbeitern führen die Verfasser auf ungenaue Diagnosenstellung zurück, da die Staublungen vielfach mit der Bezeichnung Tuberkulose laufen. Die einschlägige Literatur wird dahin kritisiert, daß die Beziehungen der Tuberkulose zur Staublunge noch keineswegs geklärt sind, da Verwechselungen der beiden Krankheitsbilder häufig vorkommen. Die röntgenologische Untersuchung ergab in der Mehrzahl der Fälle vom 22. bis zum 40. Berufsjahre Staublungen mäßigen bis mittleren Grades, in vier Fällen stärkeren Grades, charakterisiert durch dichtstehende kleinfleckige Schatten bei negativem physikalischen Befund. H. und H. betonen, daß die Staublunge an sich kein krankhafter Zustand sei, sondern erst in ihren Komplikationen zur eigentlichen Staubkrankheit führe. Sie fanden nur in einem Fall unter 41 eine Kombination zwischen Staublunge und Tuberkulose und kommen schließlich zu dem Ergebnis, daß die Tuberkulose in den beiden von ihnen untersuchten Fabriken keine besondere Rolle spielt. Ein weiterer Schluß ist unseres Erachtens nicht berechtigt. Keinesfalls aber gestatten die nicht eindeutigen Befunde an dem spärlichen Material von Harms und Holtzmann die am Schlusse ihrer Arbeit aufgestellte Behauptung: „. . . Wenn in anderen Gegenden gehäuftes Auftreten von Tuberkulose unter den Porzellanarbeitern beobachtet ist, so sind hierfür außerberufliche Störungen zu beschuldigen." Die Verfasser schließen sich der Rößleschen Ansicht von der günstigen Wirkung der in dem Porzellanstaub vorhandenen Kieselsäure auf die Tuberkulose an. Wenn sie aber von dem „Versuch einer Überführung eines chronischen, noch arbeitsfähigen Tuberkulösen in dem Porzellanberuf der an sich gegenüber manchen anderen Berufszweigen als weniger körperlich anstrengend gelten kann", befürwortend sprechen, so muß dieser Vorschlag nach dem Stande unseres Wissens als verfrüht bezeichnet werden, zumal sie an anderer Stelle selbst sagen, „daß die Arbeit in der Porzellanfabrik nicht als leicht gilt, und daß schwächliche Personen im ganzen ihr fern bleiben".

Der Arbeit von Harms und Holtzmann entnehmen wir weiter Angaben aus einem Bericht des Thüringischen Heilstättenleiters Dr. Fürbringer. Hiernach kamen innerhalb von 4 Jahren 54 Porzellanarbeiterinnen wegen Tuberkulose zur Aufnahme. In 72,2 vH dieser Fälle lag ein protrahierter Verlauf mit ausgesprochen günstiger Tendenz vor. In 18,5 vH nahmen die Erkrankungen den dem Erkrankungsstadium entsprechenden normalen Verlauf, 9,3 vH wiesen ungünstige Verlaufstendenz auf. Diese Ergebnisse lassen ebenfalls ein starkes Überwiegen der gutartigeren indurierenden Form der Tuberkulose erkennen. Sie sprechen aber andererseits dafür, daß ein ungünstiger Verlauf der Porzellanarbeitertuberkulose häufiger ist, als man nach den Arbeiten der Rößleschen Schule annehmen könnte.

Ungefähr gleichzeitig mit Harms und Holtzmann haben May und Petri vergleichende Untersuchungen über Porzellanstaubkoniosen und Sandstein-Kohlenstaubkonoisen auf Grund von röntgenologischen und klinischen Befunden an einer beschränkten Zahl von Arbeitern der beiden entsprechenden Industriezweige angestellt. Sie kommen zu dem Ergebnis, daß der Porzellanstaub viel weniger gefährlich ist als der Sandsteinstaub. Sie führen diese Tatsache auf die morphologischen Verschiedenheiten der beiden Staubarten zurück. Im Gegensatz zu Rößle, Harms und Holtzmann aber halten sie es für durchaus unbegründet, „dabei aber so weit zu gehen, bestimmten Staubarten, so auch dem Porzellanstaub durch chemische Einflüsse günstige, d. h. heilende Wirkungen auf schon vorher bestandene oder nachfolgende infektiöse, vor allem tuberkulöse Lungenprozesse zuzuschreiben". Aus den Beobachtungen über die Wirkung dieser Staubarten therapeutische Folgerungen zu ziehen, halten sie „nicht nur für gewagt sondern für direkt gefährlich".

Auch Koelsch (Zur Frage der Staubeinwirkung auf die Lungen der Porzellanarbeiter. Zeitschr. f. Tuberkul. Bd. 39. 1924) bemerkt, daß Harms mit seiner in Rede stehenden Ansicht weit übers Ziel schießt. In dem gleichen Aufsatz bemerkt Koelsch, daß es noch unentschieden sei, in welchem Maße die Staubarbeit oder andere Verhältnisse für die Porzellinerkrankheit, als welche die Lungentuberkulose seit 100 Jahren bezeichnet wird, verantwortlich gemacht werden müssen. Um die biologische Wirkung des Porzellanstaubes, der keineswegs homogen, sondern an den einzelnen Arbeitsplätzen sehr verschieden ist, aufzuklären, müssen nach seiner Ansicht noch umfangreiche experimentelle Untersuchungen im Stile der von Haldane, Mavrogordato u. a. ausgeführten unternommen werden.

Auch Hanauer äußert sich dahin, daß die keramischen Arbeiter viel unter Staub zu leiden haben, daß die Tuberkulose häufig ist, besonders bei den Glasierern.

Wie wir gesehen haben, ist die Beurteilung der gesundheitlichen Verhältnisse in der Porzellanindustrie keine einheitliche. Tatsache ist jedenfalls, daß diese sich gegen früher durch die allgemeine soziale Verbesserung der Arbeiter und den vervollkommneten Staubschutz wesentlich gebessert haben, daß sie aber auch heute noch in vielen Bezirken als ungünstig bezeichnet werden müssen. Die Häufigkeit der Erkrankungen der Atmungsorgane bei den Porzellanarbeitern deuten auf schädliche Berufseinflüsse hin. Die berufliche Staubinhalation führt nach den meisten Autoren bei einem großen Teil der Arbeiter zur Chalicosis pulmonum, welche Erkrankung jedoch im allgemeinen keine schwere, lebensverkürzende Schädigung darstellt. Sie soll sogar nach verschiedenen Autoren insofern einen günstigen Einfluß ausüben, als sie die Ausbreitung der Lungentuberkulose hemmen kann. Dieser Ansicht steht indessen die Tatsache entgegen, daß die Tuberkulose unter den Porzellanarbeitern vieler Bezirke sehr stark, unter der übrigen Bevölkerung dagegen in viel geringerem Maße verbreitet ist. In manchen Industrierevieren scheint somit die Lungentuberkulose eine ausgesprochene Berufskrankheit der Porzellanarbeiter darzustellen, und vieles spricht dafür, daß der Porzellanstaub als wesentliche Ursache derselben in Frage kommt. Man kann den Eindruck haben, daß die in quantitativer wie auch in qualitativer Hinsicht verschieden große Staubgefährdung in den verschiedenen Betrieben der verschiedenartigen Tuberkuloseanfälligkeit zugrundeliegt, eine Ansicht, wie sie ähnlich auch Sonne in seiner Abhandlung über die Hygiene der Porzellanarbeiter (Weyls Hdb. d. Hyg. 1897) mit den Worten zum Ausdruck gebracht hat: „Je weniger Staub, desto günstiger die Gesundheit." Im übrigen sind wir mit Koelsch der Meinung, daß weitere Aufklärung über die so sehr umstrittene Frage des biologischen Einflusses der Porzellanstaubinhalation durch das Experiment erbracht werden muß.

Für das Verständnis der Staubgefährdung in der Porzellanindustrie ist die Kenntnis des Fabrikationsherganges, wie er in den Arbeiten von Bogner, Vollrath und Koelsch geschildert worden ist, von Belang. Nach diesen Darstellungen sind die Hauptphasen der Fabrikation folgende:

1. Das Bereiten der Rohmasse, das Zerkleinern der einzelnen Bestandteile, hauptsächlich von Feldspat und Quarz, in den Kollergängen. Abtransport der Masse.

2. Formgebung: Drehen, Formen, Gießen, Stanzen.

3. Ausarbeiten, Abstäuben und Glasieren der trockenen Stücke.

4. Brennen.

5. Fertigstellung und Veredelung: Schleifen, Verputzen, Dekorieren.

Diesen Manipulationen entsprechen die verschiedenen damit beschäftigten Arbeitergruppen, wie Massemüller, Dreher, Glasierer, Schleifer usw.

Die wichtigsten Rohmaterialien sind Kaolin, Quarz und Feldspat, von denen die beiden letzteren Mineralien, besonders aber der Quarz, als schädlich bekannt sind, während das Kaolin vielfach als harmlos angesehen wird. Koelsch führt indessen einige Analysen von Kaolinen verschiedener Herkunft an, wonach dieselben einen oft sehr hohen Gehalt an Quarz und Feldspat aufweisen und somit nicht frei von gefährlichen Bestandteilen sind. Die Rohmaterialien werden in einem bestimmten Verhältnis gemischt, und zwar enthalten nach Koelsch die Massen der europäischen Hartporzellane durchschnittlich etwa 42 bis 66 vH Tonsubstanz, 17—37 vH Feldspat, 12—30 vH Quarz. Somit ist nach Koelsch überall, wo Porzellanmasse zur Verstaubung gelangt, ein gefährlicher Staub mit grobkristallinischer Kieselsäure in Form mehr oder minder scharfkantiger Kristalle vorhanden.

Aber auch das Kaolin, „eine mikrokristallinische Masse, bei der die Silikateigenschaften kaum morphologisch in Erscheinung treten, da die Kristalle einerseits sehr weich, andererseits sehr klein sind und sich unter entsprechenden Umständen vermutlich in Kolloide umsetzen“, ist nach Koelsch nicht absolut harmlos. Nach Leymann kommt diese Staubart, die er für gesundheitlich unbedenklich ansieht, für den größten Teil der Arbeiter in Betracht. Auch nach Vollrath besteht der Staub, den man in der Luft aller Räume einer Porzellanfabrik schwebend findet, aus Kaolin, dessen Kristalle vermutlich kolloidartige Eigenschaften angenommen haben, und das unter dem Mikroskop hauptsächlich amorphe Gebilde zeigt. Nach seiner Auffassung atmen die meisten Porzellanarbeiter somit Kieselsäure in einer verhältnismäßig harmlosen Form ein. Im übrigen nimmt auch Vollrath an, daß andererseits Quarz und Feldspat einen gesundheitsschädlichen Staub liefern.

Die schädliche Wirkung der Inhalation von Quarz und Feldspat wird somit von fast allen Untersuchern zugegeben. Auch experimentell ist dieser Nachweis, wie wir bereits dargelegt haben, zur Genüge erbracht worden. Nach dieser Richtung hin dürfte somit das Urteil über die in der Porzellanindustrie vorkommenden gefährlichen Staubarten einigermaßen abgeschlossen sein. Die experimentelle Forschung hat sich somit weiterhin vornehmlich mit denjenigen Staubsorten zu beschäftigen, deren Natur bis jetzt noch umstritten ist, und die nach verschiedenen Autoren in der Hauptsache von dem Porzellanarbeiter inhaliert werden, nämlich einerseits dem in der Fabrikluft suspendierten Staub und dem bei der Verarbeitung der Rohfabrikate entstehenden Staub. In unseren Versuchen haben wir demgemäß zwei derartige verschiedene Staubmaterialien verwendet, welche an anderer Stelle beschrieben werden sollen.

3. Kohlenstaub und Ruß.

Die staubförmige Kohle verschiedener Herkunft hat unter allen Staubarten von jeher die medizinische Wissenschaft am meisten beschäftigt. Diese Tatsache beruht vor allen Dingen darauf, daß die Kohle die verbreitetste industrielle Staubart darstellt (Lehmann) und dementsprechend von allen körperfremden Stoffen am häufigsten im menschlichen Respirationsapparat angetroffen wird. Wie Suzuo Shingu (über die Staubinhalation bei Kindern, Virchows Arch. f. pathol. Anat. u. Physiol. Bd. 200. 1910) zeigte, enthält die menschliche Lunge schon vom frühesten Lebensalter an konstant Kohlepigment, das sich während der weiteren Lebensdauer in zunehmendem Maße ansammelt. Zu einer ausgesprochenen Pneumonokoniose kommt es jedoch nur bei bestimmten

Berufsarten besonders bei den Kohlenbergwerksarbeitern. Was den Einfluß der Kohlenstaubeinatmung auf die Gesundheit betrifft, so hat man von jeher den Kohlenstaub bedeutend günstiger als die meisten anderen Staubarten . beurteilt. Insbesondere ist die verhältnismäßig günstige Tuberkulosemorbidität und -mortalität der Kohlenbergwerksarbeiter zum Beweise der relativen Harmlosigkeit des Kohlenstaubes, von einigen sogar für einen tuberkulosehemmenden Einfluß desselben ins Feld geführt worden. Schon im Jahre 1763 berichtet Clapier (Journ. de med., Bd. 18. 1763, zitiert von Willis nach Thomas Young), daß er einen schwindsüchtigen Patienten in ein Kohlenbergwerk geschickt und ihn dadurch geheilt habe. Nach Füller (Weyls Hdb. d. Hyg. 1895) nahmen von belgischen und französischen Autoren Vallot, Demarquette, Hervier, Barella, Sallez, Riembault, Fossion, Hanot, Francois und Kuborn eine Immunität der Bergleute gegen Lungentuberkulose an. (Zitiert nach Lindemann, Weyls Hdb. d. Hyg. 1921.) Kuborn, Villarot, Guillot, Versois u. a. sahen die Ursache für die seltene tuberkulöse Erkrankung der Bergleute in einer direkt gegen die Tuberkulose immunisierenden Wirkung des Kohlenstaubes. Guillot (1845) u. a. haben die Inhalation von Kohlenstaub sogar zu therapeutischen Zwecken empfohlen (zitiert nach Hart, Ergebn. d. allg. Pathol. u. pathol. Anat. Jg. 14, Abt. 1. 1910.). Racine (1884) nimmt eine entwicklungshemmende Wirkung der Kohle auf die Tuberkelbazillen an (nach Hart). Nach Idel (1889) absorbiert die Kohle Tuberkelbazillen und macht sie auf diese Weise unschädlich. Croq vermutet, daß die eingeatmete Kohle Invasion und Wucherung des Tuberkelbazillus verhüte (nach Wegemann). In Deutschland haben Eulenberg, Hirt, Merkel, Brockmann, Schirmer, Seltmann u. a. (zitiert nach Lindemann) einen ähnlichen Standpunkt eingenommen.

Seltmann (1865) bemerkt in seiner Arbeit „die Anthrakosis der Lungen bei den Kohlenbergarbeitern" (Dtsch. Arch. f. klin. Med. Bd. 2, S. 300), welche sich auf ein größeres Beobachtungsmaterial stützt und die erste größere Untersuchung dieser Art in Deutschland darstellt: „Ganz anders und zwar günstig ist die Wirkung des Kohlenstaubes bei Tuberkulose. Die Seltenheit dieser Krankheit auch bei den jüngsten Arbeitern, noch mehr die außerordentliche Seltenheit und der äußerst langsame Verlauf der Phthisis bei Arbeitern, die das 25. bis 30. Jahr überschritten, läßt kaum einen Zweifel darüber aufkommen. Ja, diese Ansicht steht für einzelne Autoren so fest, daß sie bei Tuberkulose überhaupt die Einatmung des Kohlenstaubes empfehlen und auch wirklich anwenden." Dagegen soll nach Seltmann umgekehrt die Tuberkulose die Kohleninfiltration begünstigen. „Man findet zuweilen um krude Tuberkel bedeutende Kohleablagerungen, die sich dann als verhältnismäßig außerordentlich große Kohlenknoten mit tuberkulösem Kern darstellen."

Der gleiche Verfasser äußert sich über die Anthrakose der Bergleute, deren Quellen nach ihm in dem Staube der fossilen Kohle selbst, wie auch in dem Lampen- und Pulverrauch zu suchen sind, daß sie „spezifische

pathologische Zustände aber, namentlich entzündliche Prozesse akuter
und chronischer Art nicht erzeugt. Die Lungensubstanz zeigt selbst bei
reichlicher Absetzung von Kohle keinerlei weitere Veränderungen, namentlich nie Verdichtungen des interstitiellen Gewebes". Dies gilt sowohl
für geringere Grade von Anthrakosis wie auch fast vollständig für deren
höhere und höchste Entwicklungsstufen. Nur Kavernen infolge von
Anthrakosis werden in vereinzelten Fällen gefunden. Andererseits stellt
das Emphysem eine häufige Bergmannskrankheit dar.

Es sei noch hingewiesen auf die von Seltmann in seiner Arbeit ge-
gebene Darstellung der ältesten Geschichte der Lehre von der Anthrakose, die für die von uns in einigen Punkten gestreifte Entwicklung der
Lehre von der Pneumonokoniose von größter Bedeutung gewesen ist.

In ähnlichem Sinne wie Seltmann äußert sich Traube über die geringe mechanische Reizwirkung der Holzkohle, selbst bei massenhafter
Ablagerung im Parenchym.

Lewin (Verhandl. d. dtsch. Ges. f. öff. Gesundheitspfl. zu Berlin,
Beil. z. hyg. Rdsch., Jg. 7, Nr. 1. 1897) schickte Lungenkranke in Kohlen-
mühlen, da er bei Kohlenmüllern und Schornsteinfegern gute gesundheitliche Verhältnisse, speziell eine geringe Morbidität an Tuberkulose
festgestellt hatte; es erfolgte jedoch eine Verschlimmerung der Krankheit. Von anderen Arbeitern, die mit Kohle zu tun haben, standen noch
die Schmiede gesundheitlich günstig da, ungünstiger dagegen die Former,
Kohlenkarrer und Heizer. An anderer Stelle berichtet Lewin, daß er
unter den Schornsteinfegern nach 10 jähriger Berufstätigkeit noch bei
92 vH keine Lungenerkrankungen fand.

Nach Merkel, Versois u. a. sind Köhler, Kohlenträger, Heizer,
Schornsteinfeger bezüglich der Erkrankung an Lungentuberkulose im
wesentlichen ebenso günstig gestellt, wie die Bergleute (zitiert nach
Hart).

Cornet (zitiert nach Hart) konnte im Tierversuch keine Schutzwirkung der Rußinhalation gegen eine ärogene tuberkulöse Infektion feststellen.

Bartel und Neumann (Wien. klin. Wochenschr. 1906) fanden in
ihren Tierversuchen sogar eine Beschleunigung des Ablaufs der tuberkulösen Erkrankung durch die Anthrakose (zitiert nach Hart).

Fränkel nimmt an, daß stärkere Grade von Anthrakose die Entwicklung der Tuberkulose hemmen, geringere Grade sie dagegen fördern (zitiert nach Hart).

Hart (1910) nimmt an, daß die Kohle keine Disposition für die Entstehung einer Lungentuberkulose abgibt, da dieselbe nach allgemeiner
Ansicht bei den Bergleuten relativ selten ist, wie auch in den Statistiken
die Tuberkulosemortalität der Kohlenbergwerksarbeiter an niedrigster
Stelle steht. Diese Tatsache beruht nach Hart nicht auf einer direkten
immunisierenden Wirkung des Kohlenstaubes. Insbesondere berechtigen die bekannten anatomischen Befunde von Kreide und Kalkherden
in anthrakotischem Schwielengewebe entgegen der Auffassung von Guillot u. a. keineswegs zu dieser Annahme. Vielmehr ist es nach Hart

unzweifelhaft das richtige, mit Fränkel anatomische Verhältnisse zur Erklärung heranzuziehen. Besonders der Verlegung der Lymphbahnen durch die Anthrakose und der Bildung von Indurationen, welche die Weiterentwicklung des tuberkulösen Prozesses hemmen, kommt die größte Bedeutung zu. Etwas ungünstiger als die Kohle wirkt nach Hart die Holzkohle wegen ihrer höheren morphologischen Aggressivität (Traube).

Auch Hirt (1871) nimmt einen hemmenden Einfluß des Kohlenstaubes auf die Tuberkulose an. Nach diesem Autor litten von 100 erkrankten Arbeitern an Phthise: 26, die beruflich anorganischem Staub, 17, die organischem Staub, 11, die keinem Staub und 1,3, die Kohlenstaub ausgesetzt waren (zitiert nach Dirksen).

Gallez, Boens u. a. französische und belgische Autoren haben die Widerstandsfähigkeit der Kohlenbergarbeiter gegen die Tuberkulose durch verschiedene berufliche und nichtberufliche Einflüsse zu erklären gesucht, die mit dem Kohlenstaub nichts zu tun haben (nach Lindemann).

In der früheren Zeit sind auch schon Tierexperimente angestellt worden, die sich mit der Inhalation von Kohlenstaub bzw. Ruß beschäftigten Zu erwähnen wären die von Charcod, Rienbault, v. Ins, Ruppert, Knauf, Arnold u. a. Diese Arbeiten bestätigten im allgemeinen, soweit sie sich mit der Lungenschädigung durch die Anthrakose befaßten, die verhältnismäßig geringfügige Gewebsalteration durch den Kohlenstaub. So fand Arnold bei Rußinhalation wesentlich weniger häufig alveoläre und perialveoläre Entzündungsherde sowie akute Pneumonien als bei Sandstein- und Schmirgelinhalation.

Füller (1895) nimmt ebenfalls eine besondere Widerstandsfähigkeit der Bergleute gegen die tuberkulöse Infektion an, die nach seiner Auffassung entweder auf der bakteriziden Fähigkeit der Kohle oder auf dem Kohlensäuregehalt des Blutes der Bergleute beruht. Dementsprechend sollen alte Bergleute besonders wenig empfänglich für die Tuberkulose sein, welche Behauptung Füller durch statistische Angaben zu belegen sucht.

Ascher kommt auf Grund seiner Untersuchungen über „Die Einwirkungen von Rauch und Ruß auf die menschliche Gesundheit" (Dtsch. med. Wochenschr. S. 585. 1909) zu dem Ergebnis, daß nicht alle Kohlenstaubarbeiter schlechthin eine niedrige Sterblichkeit an Tuberkulose zeigen, sondern daß dies nur bei den Kohlenbergwerksarbeitern der Fall ist, welche Berufsklasse infolge Berufsauslese, besserer Bezahlung usw. besonders günstig in hygienischer Beziehung dasteht. Andere Kohlenstaubarbeiter wie Kohlenträger, Kaminkehrer und Rußhändler zeigen eine viel höhere Tuberkulosemortalität. Gemeinsam ist allen diesen Berufen einschließlich der Bergleute eine verhältnismäßig hohe Sterblichkeit an akuten nichttuberkulösen Erkrankungen der Atmungsorgane. Ascher kommt daher zu dem Schluß, daß Rauch und Ruß akute Lungenerkrankungen sowie die Tuberkolose begünstigen. Diese Ansicht wurde durch Tierversuche bestätigt. Er beobachtete nämlich den Einfluß der

Inhalation von Ruß und auch von Rauch bei tuberkulösen Kaninchen und solchen, welche er Aspergillus fumigatus inhalieren ließ, im Vergleich mit staubfreien Kontrolltieren. Es ergab sich, daß der Verlauf der Tuberkulose um so mehr beschleunigt wurde, je länger die Tiere Rauch inhaliert hatten, während die Aspergillusinhalation bei den Rauchtieren, nicht aber bei den Kontrollen akute Pneumonien zur Folge hatte.

Die Auffassung Aschers von der gesundheitsschädigenden Rolle der Rauch- und Rußplage wird von vielen Autoren nicht geteilt. Von diesen wollen Pickert, Hahn und Gebeke Aschers Beweisführung nicht gelten lassen. Gebeke beanstandet die Ascherschen Versuche und kommt auf Grund eines größeren zusammengestellten statistischen Materials unter anderen zu dem Ergebnis, daß ein „schädlicher Einfluß des Rauches, wie er möglich, vielleicht auch wahrscheinlich ist, sich an der Sterblichkeitsstatistik der Lungenkrankheiten in den verschiedenen Ländern und Städten, die bei der Rauchplage in Betracht kommen, bisher nicht feststellen läßt".

Teleky (Die Kohlenablader der k. k. priv. Kaiser Ferdinand-Nordbahngesellschaft, Arch. f. soz. Med. u. Hyg., Bd. 1, S. 193) fand bei Untersuchungen über die hygienischen und gesundheitlichen Verhältnisse der Kohlenarbeiter bei einem Viertel tuberkulöse Veränderungen (Hyg. Rdsch. Bd. 16, Referat von H. Bruns).

Papasotiriu (Über den Einfluß der Kohle auf den Tuberkelbazillus. Münch. med. Wochenschr., Nr. 13. 1901) untersuchte in vitro den Einfluß von Tierkohle, Holzkohle und Steinkohle auf den Bazillus der Pseudotuberkulose und den Tuberkelbazillus. Er fand außer in einem Falle bei Tierkohle nie einen entwicklungshemmenden Einfluß der Kohle auf die Glyzerinagarkultur (Zeitschr. f. Tuberkul., Bd. 2, Referat von P. Clemens).

In ähnlicher Weise untersuchten Wainwright und Nichols den Einfluß des Kohlenstaubes auf Tuberkelbazillen und andere Keime. Sie fanden, daß derselbe keine keimtötende Wirkung besitzt. Dennoch nehmen sie, gestützt auf die Ergebnisse der Statistik und auf eigene Tierexperimente, auf die wir schon eingegangen sind, einen „protective influence" des Kohlenstaubes gegen die Tuberkulose an, der hauptsächlich auf dem Anreiz zur Bindegewebswucherung durch denselben, vielleicht auch auf der Wirkung von in der Kohle enthaltenen Kalksalzen beruhen soll. Von statistischen Angaben führen die genannten Verfasser die des „United States Census for 1900" an, welche über den Gesundheitszustand der Bergleute ein sehr günstiges Bild geben (Sterblichkeit von 120,9 auf 100000 Lebende). Ferner werden englische Statistiken angeführt, die zu ähnlichen Ergebnissen geführt haben.

Watkins-Pitchford fand auf Grund seiner Untersuchungen in Südafrika unter anderem, daß Kohlenstaub und Ruß in gesundheitlicher Beziehung relativ harmlos sind.

Die schon näher besprochenen experimentellen Untersuchungen von Mavrogordato, Haldane und Fenn haben ebenfalls zu dem Ergebnis geführt, daß der Kohlenstaub im Organismus im Vergleich zu anderen

Staubarten eine verhältnismäßig geringe schädigende Wirkung ausübt, vor allem, weil er durch die Abwehrmaßnahmen des Körpers wesentlich leichter bewältigt wird als aggressivere Staubarten. Demgegenüber hat aber Cesa-Bianchi (1913) in Tierversuchen mit hoher Staubkonzentration gefunden, daß Kohlenstaub in gleicher Weise wie verschiedene andere Staubarten im Gegensatz zu Kalk- und Gipsstaub den Boden und die Entwicklung der tuberkulösen Erkrankung vorbereitete.

Collis (An inquiry into the mortality of coal- and metalliferousminers in England and Wales. Proc. of the roy. soc. of. med. Bd. 16, Nr. 11. 1923) untersuchte die Sterblichkeit der Arbeiter in Kohlen- und Metallbergwerken Englands und fand, daß die Lungenschwindsucht bei den Kohlenbergleuten weniger häufig als bei dem Durchschnitt der sonstigen Berufstätigen ist; verhältnismäßig häufig ist die Bronchitis, was der Wirkung des Kohlenstaubes zuzuschreiben ist. Ungünstiger liegen die Verhältnisse in dem Metallbergbau.

Ogle (1885) beurteilte den Kohlenstaub als am unschädlichsten von allen Staubarten und stellte ihn noch unter den Holzstaub und den Mehlstaub. Wegmann (Der Staub in den Gewerben usw., Arch. f. Hyg. Bd. 21. 1894) bemerkt bezüglich der Kohle, daß der Steinkohlenstaub „viel mehr feine und auch viel feinere Partikel" als der von Holzkohle enthält, während die Formen der beiden Staubarten im übrigen überraschende Ähnlichkeit zeigen. Die häufigsten Formen sind dünne geradlinige, häufig stumpf endigende, oft aber auch spitze Stäbchen; ferner kommen gröbere brockige Partikel und feine Trümmer vor. Den feinsten Kohlenstaub stellt der Ruß dar, der sich maskroskopisch in Form von Flocken präsentiert, die sich unter dem Mikroskop in ein Konglomerat unendlich kleiner kugeliger Elemente auflösen. Hinsichtlich der gesundheitlichen Bedeutung schreibt er: „Im ganzen muß gesagt werden, daß der Kohlenstaub weniger gefährlich ist, als viele andere Staubsorten. Überraschend ist die Tatsache, daß die Kohlenstaubarbeiter weniger an Tuberkulose der Lungen leiden, als alle anderen Staub- und selbst viele Nichtstaubarbeiter."

Mangelsdorf (Die gesundheitliche Gefährdung der Arbeiter usw. Dtsch. Vierteljahrsschr. f. öff. Gesundheitspfl. Bd. 44. 1912) schreibt, daß die Tuberkulosemorbidität in verschiedenen Kohlenrevieren ganz verschieden hoch ist. Der „Gedanke an eine gewisse desinfizierende Wirkung der Kohle" scheint ihm nicht stützbar, dagegen ist er der Ansicht, daß die verschiedenen bergmännischen Verhältnisse in den verschiedenen Revieren sowie der Grad der Beimischung anderer Gesteinsarten in der Kohle „einen nicht unwesentlichen Einfluß auf die Morbiditätsziffer der Kohlenarbeiter besitzen".

Dirksen (Quantitative Staubbestimmungen der Luft der Kohlenbunker S. M. Panzerschiff „Wörth" während des Kohlens in den Jahren 1895—1897. Arch. f. Hyg. Bd. 47), hat zahlreiche quantitative Bestimmungen des Staubgehaltes der Luft nach verschieden intensiver Staubaufwirbelung vorgenommen. Er fand dabei im Gegensatz zu Hesse, der durch Messung im Kohlenbergwerk den geringen Staubgehalt von 14,3 mg pro 1 cbm Luft ermittelte, im allgemeinen sehr hohe Werte, in einem Falle

2289,7 mg pro 1 cbm Luft. Es scheint daraus hervorzugehen, daß man auch im Kohlenbergwerk, wo doch ebenfalls bei manchen Anlässen reichlich Staub entwickelt wird, mit häufig wiederkehrendem starken Anstieg des Staubgehaltes der Atemluft trotz aller Beseitigungsmaßnahmen rechnen muß. Auf die Dirksensche Darstellung der älteren Geschichte der Lehre von der Anthrakose sei hier gleichfalls hingewiesen.

Dürck (Über Gewerbekrankheiten, Vortrag. München. 1898) führt über den Kohlenstaub folgendes aus: „Es ist ohne weiteres verständlich, daß Kohleeinatmung eine sehr verschiedene Wirkung auf das Lungengewebe haben muß, je nach der Form, in welcher dieser Stoff dem Organismus zugeführt wird. Der Ruß einer blakenden Lampe, einer qualmenden Kienfackel, die Rauchteilchen in einem von Zigarrenrauch erfüllten Lokal stellen ungemein feine äußerst leichte, rundliche Partikel dar, die natürlich mit jedem Atemzuge bis in die feinsten Endräume unserer Luftwege gerissen, aber ebenso leicht durch die Ausatmung oder mit dem Auswurf wieder nach außen befördert werden. Freilich bleibt ein guter Teil von ihnen im Laufe der Zeit in den Lungen liegen oder wird in die nächstgelegenen Lymphdrüsen deponiert, wo sie dann eine tintenschwarze Pigmentierung hervorrufen, ohne jedoch diese Organe erheblich zu schädigen. (Demonstration einer fast durch und durch schwarzen Schornsteinfegerlunge, die jedoch keine sonstigen Spuren von Erkrankungen zeigt.) Weit schädlicher als der feinpulvrige Ruß müssen natürlich die gröberen Kohlenpartikelchen wirken, und zwar sowohl die der Holz- wie die der Steinkohle, erstere zeichnen sich im mikroskopischen Bild durch ihre spitzigen, spießartigen Formen, letztere durch eine scharf eckige Gestalt und durch ihren bedeutenden Härtegrad aus, sodaß Verletzungen durch sie leicht entstehen können.

Köhler, Kohlenhändler und -träger, Kohlenmüller in der Ultramarin- und Pulverfabrikation, Heizer und Maschinisten und namentlich die Bergleute in den Kohlenbergwerken sind die hauptsächlich durch diese Staubsorten belästigten Gewerbe. Namentlich von den letzteren sehen wir denn auch einen ziemlich hohen Prozentsatz der Lungenschwindsucht zum Opfer fallen, wobei freilich auch sonstige ungünstige Lebensverhältnisse eine bedeutende Rolle spielen mögen. Aber im großen und ganzen ist der Kohlenstaub doch zum Glück noch eine der verhältnismäßig am wenigsten schädlichen Staubarten . . . .“

Lehmann (Hdb. d. Hyg. von Rubner, Gruber, Ficker, Bd. 4, 2. 1919) kommt auf Grund der vorliegenden Statistiken zu dem Schluß, daß der Kohlenstaub ebenso wie Gipsstaub und Ätzkalkstaub die Tuberkulose zu hemmen scheine. Er folgt in seinen Ausführungen über die Hygiene der Bergwerksarbeiter hauptsächlich den Angaben von Lindemann und zitiert ferner unter anderen:

Laspeyres (Zentralbl. f. Gepfl. 1907), welcher eine deutliche Erhöhung der Sterblichkeit der Steinkohlenbergarbeiter im Vergleich zu der gleichen Altersklasse der preußischen männlichen Gesamtbevölkerung, in vielen Regierungsbezirken dagegen eine höhere Sterblichkeit der Bevölkerung gegenüber der der großen Knappschaftsvereine fand.

W. Lindemann (Weyls Hdb. d. Hyg. Bd. 7. 1921) hebt unter den Berufsschädigungen der Bergleute die Erkrankungen der Atmungsorgane in Form des Luftröhrenkatarrhs, der Kohlen- und Steinlunge des Emphysems hervor. Die leichteren Fälle der Kohlenlunge treten nach diesem Autor objektiv und subjektiv nicht in Erscheinung, während die schwereren Fälle mit entzündlichen Veränderungen des Lungengewebes einhergehen und zu Zerfall und Einschmelzung des Lungengewebes führen können. Diese schweren Formen sind jedoch sehr selten, während bei den leichteren und mittleren Erkrankungen sich infolge der Unsicherheit der Diagnose bestimmte Zahlen über die Häufigkeit des Leidens nicht aufstellen lassen. Als Ursache akuter Lungenerkrankungen kommt nach Lindemann der Kohlenstaub nicht in Frage, dagegen betont er die bemerkenswerte Tatsache, daß die Mortalität der akuten Pneumonien bei Bergleuten sehr hoch steht.

Hinsichtlich der Beziehungen zwischen Kohlenstaubinhalation und Tuberkulose führt Lindemann aus, daß man wohl zugeben kann, daß der reine Kohlenstaub nicht geeignet ist, die Entstehung der Lungentuberkulose zu begünstigen, daß man aber nicht berechtigt ist zu der Annahme, daß die Lungentuberkulose bei Bergleuten infolge der Einwirkung des Kohlenstaubes einen langsameren Verlauf nimmt oder sogar zur Heilung gebracht wird. Vielmehr bleibt es nach Lindemann eine wichtige hygienische Forderung, daß Tuberkulöse von der bergmännischen Arbeit unter Tage ferngehalten werden. Eine antiseptische oder bakterizide Kraft der Steinkohle existiert nach der Ansicht des genannten Verfassers nicht. Er erklärt vielmehr:

„Die relative Seltenheit der Tuberkulose unter den Kohlenbergleuten im Gegensatz zu anderen Staubarbeitern ist einerseits bedingt durch die Auslese bei der ärztlichen Untersuchung bei Aufnahme zur Werksarbeit und andererseits durch die Selbstauslese, die darin besteht, daß die Scheu vor der schweren anstrengenden Arbeit des Bergbaues schwächliche Personen von der Bergarbeit fernhält, und daß das Versagen der Kräfte schwache Personen zu baldiger Aufgabe der Bergarbeit nötigt. Solche Personen wenden sich anderen Berufen zu und verschwinden naturgemäß aus der Statistik der Knappschaftsvereine.“

Nicholson (The dusted lung with special Reference to the Inhalation fo silica dust and its relation to pulmonary tuberculosis. The journ. of indust. hyg. V, 6, Oct. 1923) führt aus, daß das geringe Vorkommen der Tuberkulose unter den Kohlenbergleuten in der ganzen Welt beobachtet wird. Er schreibt am Schlusse seiner Arbeit: ... „coal is possibly beneficial, lime is neutral, but silica is particularly injurious“. Er ist somit geneigt, dem Kohlenstaub noch eher als dem Kalkstaub eine Heilschutzwirkung zuzuschreiben.

Die schon besprochene Arbeit von Willis über den Einfluß der Einatmung von Kohlenstaub auf die tuberkulöse Infektion bei Meerschweinchen (1922), die wohl als die exakteste experimentelle Untersuchung über dieses Thema angesprochen werden kann, spricht, wenn auch nicht endgültig beweisend wie alle einschlägigen Experimente, für eine Tuberkulose fördernde Wirkung des Kohlenstaubes.

Drinker (1922) bemerkt, nach kritischer Würdigung der Untersuchungen, besonders der neueren, über die Wirkung verschiedener Staubarten, daß auch Kohlenstaub die Lunge schädigt, hält aber die ganze Frage der Staubschädigung noch nicht für völlig geklärt.

Greenburg (Dust inhalation and its relation to industrial tuberculosis. Pub. Health Rep. 40, 7, Febr. 1925) spricht die Vermutung aus, daß die Inhalation von Kohlenstaub einerseits die Entwicklung aktiver Tuberkulose hemmt, andererseits eine hohe Sterblichkeit an akuten respiratorischen Krankheiten verursacht. Diese Annahme stützt er auf statistische Untersuchungen von Hoffmann (Prutential Insurance Co. of America), welche in Kohlenbergbaubezirken Pennsylvaniens eine niedrige Sterblichkeit an Tuberkulose und eine verhältnismäßig hohe Sterblichkeit an anderen respiratorischen Krankheiten im Vergleich zu dem übrigen Staatsgebiet feststellen. Ferner führt er, Dublin (Causes of death by occupation. U. S. Bureau of Labor Statistics, Bulletin 207, Washington, D. C., March, 1917) an, dessen Tabelle über Sterblichkeit an Influenza-Pneumonie viel höhere Werte für die Kohlenbergleute als für den Durchschnitt der übrigen männlichen Industriearbeiter enthält.

Schließlich führt Greenburg noch aus den Berufsstatistiken des Registrar-General of Great Britain einige Vergleichszahlen über die Tuberkulosemortalität der Kohlenbergleute und der Zinnbergleute in den Jahren 1900—1902 an. Diese sind für die ersteren 85, für die letzteren 838, für alle männlichen Erwerbstätigen 186.

Rosenfeld (Zur chemischen Pathologie der Lungentuberkulose. Klin. Wochenschr. Jg. 2, Nr. 30. 1923) untersuchte normale und phthisische Lungen auf Kalk- und auf Kohlengehalt und fand eine Demineralisation der phthisischen Lungen, nämlich eine durchschnittliche Verminderung des Kalkgehaltes um etwa 25 vH und eine Verminderung des Kohlegehaltes um etwa 21 vH. Rosenfeld nimmt einen Antagonismus zwischen Kohle und Tuberkelbazillen an. Er hat daraufhin therapeutische Versuche mit Inhalation kolloidaler Kohle gemacht. Indessen ist mit Recht darauf hingewiesen worden (Staehelin), daß die Rosenfeldschen Befunde über einen günstigen oder ungünstigen Einfluß der Kohle nichts besagen können. Übrigens sind nach dem genannten Autor die Kohlen der verschiedenen Kohlenreviere nicht gleichartig, z. B. im Gehalt an Phenolen verschieden.

Heymann und Freudenberg kommen in ihrer Arbeit: „Die Tuberkulosesterblichkeit der Bergarbeiter im Ruhrgebiet vor, in und nach dem Kriege" (Zeitschr. f. Hyg. u. Infektionskrankh. Bd. 101. 1924) auf Grund ausführlicher statistischer Untersuchungen zu dem Ergebnis, daß die Tuberkulosemortalität der Bergarbeiter im Ruhrgebiet vor dem Kriege niedriger war als bei fast allen anderen Berufen, daß sie infolge der Kriegsverhältnisse nur scheinbar eine große Steigerung erfahren hat und sich nach dem Kriege wieder der Vorkriegsziffer sehr genähert, sie aber noch nicht erreicht hat. Als Ursachen der günstigen Ausnahmestellung der Bergleute werden angeführt die gründliche Berufsauslese, die frühe Invalidisierungsmöglichkeit im Bergbau, die relativ geringe

Gelegenheit zu Tröpfchen-, Staub- oder Kontaktinfektionen, und endlich die „relativ geringe Schädlichkeit des Kohlenstaubes für das Lungengewebe und vielleicht ein gewisser, die Tuberkelbazillen unmittelbar schädigender Einfluß desselben.

Einen sehr interessanten Beitrag zur Lehre von der Anthrakose hat Böhme geliefert. Dieser Autor hat zur Klärung der schwebenden Fragen den Weg der chemischen Analyse der Lungensubstanz eingeschlagen und den Gehalt verschiedener Lungen, hauptsächlich von Bergleuten auf ihren Gehalt an Kohlenstaub und anorganischem mineralischen Staub untersucht, wie auch die entsprechenden Werte für die normale Erwachsenenlunge ermittelt. Der genannte Autor schickt voraus, daß nach den Untersuchungen der letzten Jahre die Pneumonokoniose unter den Bergarbeitern im Gegensatz zu den früheren Anschauungen eine nicht seltene Erkrankung ist. Die Diagnose kann frühzeitig durch die Röntgenplatte gestellt werden. Nur bestimmte Arbeitergruppen sind der Staubeinwirkung in stärkerem Maße ausgesetzt, nämlich die Kohlen- und Gesteinshauer. Von diesen zeigen etwa 40 vH bei mehr als 20jähriger Dienstzeit röntgenologisch eine deutliche Pneumonokoniose. Klinische Krankheitserscheinungen bestehen hauptsächlich in Herzinsuffizienz und Dyspnoe. Die Autopsie solcher Fälle zeigt „regelmäßig eine intensiv schwarze, in ausgedehnten Teilen steinharte Lunge, aus der sich ein tiefschwarzer Saft ausdrücken läßt, in dem die mikroskopische Betrachtung zahllose, kleine, häufig scharfkantige Kohlensplitterchen nachweist. . . Nur bei sehr genauer Betrachtung erkennt man hier und da neben den tiefschwarzen Kohlensplittern einzelne glashelle, scharfkantige, farblose Gesteinsplitter". Es ist nach Böhme nicht leicht zu sagen, ob die Veränderungen allein auf der Wirkung des Kohlenstaubes beruhen, oder ob Gesteinstaub die Induration veranlaßt hat. Die pneumonokoniotischen Veränderungen sind nicht gleichmäßig über die ganze Lunge ausgebreitet, sondern „fast immer sind die seitlichen Teile des Mittelgeschosses am stärksten ergriffen".

Die Analysen ergaben in dem schwersten Falle der untersuchten Pneumonokoniosen einen Kohlegehalt von 29,57 vH, und einen „Sand"gehalt von 8,77 vH des Gewichtes der Trockensubstanz der Lunge.

Die durch die analytischen Untersuchungen gefundenen Zahlen scheinen dem Verfasser dafür zu sprechen, daß zum Zustandekommen einer Pneumonokoniose der Aschengehalt des fraglichen Lungenabschnittes höher als 1,7 vH, der „Sand"gehalt höher als 0,4 vH sein muß. Hinsichtlich der Wirkung des Kohlenstaubes schließt der Verfasser, daß ein Gehalt von etwa 1,4 vH sandfreier Kohle noch nicht ausreicht, eine Induration hervorzurufen, während bei 0,73 vH Sand bereits eine starke Pneumonokoniose vorhanden ist. Er bemerkt weiter, daß diese Analysen die allgemeine Erfahrung von der wesentlich größeren Schädlichkeit des Gesteinstaubes bestätigen; er macht die größere mechanische Reizwirkung hierfür verantwortlich. Der Grenzwert für die Erzeugung einer Pneumokoniose liegt somit für verschiedene Gesteinsarten verschieden.

Die Beziehungen der Anthrakose zur Tuberkulose werden in der vorliegenden Arbeit nicht berührt. Offenbar räumt der Verfasser der reinen Pneumonokoniose als Berufskrankheit der Bergleute eine größere Bedeutung ein als es im allgemeinen geschieht. Jedenfalls stehen seine Ausführungen in dieser Hinsicht in einem gewissen Gegensatze zu der Auffassung von Lindemann u. a.

Nach den vorstehenden Arbeiten ist die günstige Ausnahmestellung der Kohlenbergarbeiter in gesundheitlicher Beziehung, speziell hinsichtlich der Tuberkuloseanfälligkeit, eine im allgemeinen feststehende Tatsache. Die erfahrensten Kenner der einschlägigen Verhältnisse lehnen die auf den ersten Blick annehmbare Erklärung einer tuberkulosehemmenden Wirkung des Kohlenstaubes als Ursache dieser Tatsache jedoch ab und lassen nur die wohl unzweifelhafte relativ geringe Schädlichkeit des Kohlenstaubes gelten. Mit den allgemeinen Erfahrungen sehr in Einklang zu stehen scheint die oben erwähnte Auffassung Fränkels, wonach eine gering entwickelte Anthrakose die Tuberkulose befördert, eine stärker entwickelte sie hemmt. Die am meisten einleuchtende Erklärung dieser Hemmung dürfte die von der „Blockierung der Lymphwege" sein; diese Auffassung gewinnt anscheinend immer mehr Anhänger.

Die allgemeine Ablagerung des Staubes in der Lunge führt nach den Berichten der Mehrzahl der Autoren im allgemeinen nicht zu erheblichen Schädigungen der Gesundheit. Mehrere Forscher sind auf verschiedenem Wege zu dem Ergebnis gelangt, daß die Agressivität des Kohlenstaubes wesentlich geringer ist, als die vieler anderer mineralischer Staubarten. Andererseits scheint festzustehen, daß der Kohlenstaub nicht absolut indifferent ist, sondern bei längerer Einatmung zu gewissen pathologischen Lungenveränderungen führt.

Dem Steinkohlenstaub stehen hinsichtlich seiner Wirkung auf den Organismus nach übereinstimmendem Urteil aller Untersucher die übrigen Kohlenstaubarten, vornehmlich Holzkohlenstaub und Ruß, nahe. Allerdings scheint der erstere hinsichtlich der biologischen Aggressivität über, der letztere unter dem Kohlenstaub zu stehen. Die Untersuchungen Aschers machen es wahrscheinlich, daß auch die fortgesetzte Inhalation des Rußes einen nachteiligen Einfluß auf die Gesundheit, im besonderen auf die Widerstandsfähigkeit gegen die Tuberkulose ausübt, wenn auch dieser Einfluß so gering ist, daß er im allgemeinen nicht deutlich in Erscheinung tritt und von anderen Momenten an Bedeutung übertroffen wird.

Verschiedene der aufgeführten statistischen Untersuchungen zeigen, daß die berufliche Inhalation staubförmiger Kohle überall dort eine gewisse pathogene Rolle spielt, wo entgegenstehende Momente wie Berufsauslese usw. ausgeschaltet sind. Mit Recht wird daher von Lindemann u. a. bemerkt, daß zwar der Kohlenstaub wesentlich harmloser ist als viele andere Gewerbestaubarten, daß aber auch gegen die Einwirkung des Kohlenstaubes der Arbeiter so gut wie möglich geschützt werden muß, und daß bereits kranke Individuen derselben möglichst entzogen werden müssen.

Einige Autoren haben auf die verschiedenartige chemische Beschaffenheit verschiedener Kohlenstaub- und Rußsorten aufmerksam gemacht. Obgleich der Kohlenstoffanteil darin bei weitem überwiegt, so sind doch in wechselnder Menge Kalzium, Schwefel in verschiedener Bindung, ferner Teertröpfchen, Phenole und andere Stoffe darin vorhanden, die von biologischem Einfluß sein könnten. Da es sich jedoch stets nur um kleinste Mengen dieser Stoffe handelt, und nach der vorherrschenden Auffassung die genannten Staubarten hauptsächlich durch ihre mechanischen Eigenschaften auf den Organismus einwirken, so darf wohl angenommen werden, daß reiner Kohlenstaub und Ruß verschiedener Herkunft im allgemeinen von ziemlich konstanter biologischer Wirkung ist. Von großer Bedeutung ist dagegen die häufige Vergesellschaftung von Kohlenstaub und Steinstaub in den Kohlenbergwerken, die ja auch von verschiedener Seite zur Erklärung der verschiedenen gesundheitlichen Verhältnisse in den einzelnen Kohlenrevieren herangezogen worden ist.

4. Kalkstaub.

Kalziumhaltiger Staub entwickelt sich in verschiedenen Industrien, vor allem in Chlorkalkfabriken, Kalkbrennereien, Kalkmühlen, Zementfabriken und verwandten Industrien in Form von gelöschtem oder gebranntem Kalk, in Gipsfabriken als Kalziumsulfat und in der Marmorindustrie als Kalziumkarbonat. Der Staub tritt namentlich in den erstgenannten Betrieben infolge seiner Feinheit meist in außerordentlich großer Menge auf. In Anbetracht dieser Tatsache ist es eine auffallende Erscheinung, daß, wie von vielen Autoren übereinstimmend berichtet wird, die Gesundheitsverhältnisse der Kalkarbeiter keineswegs ungünstige sind.

Allerdings schrieb der älteste Untersucher Ramazzini dem Kalkstaub gesundheitsschädliche Eigenschaften zu. Diese Ansicht wurde jedoch schon von Hirt widerlegt, welcher bemerkt: „Der Ansicht Ramazzinis, welcher dem Kalkstaub eine gleichschädliche Wirkung wie dem Steinstaub indiziert, nur mit dem Unterschiede, daß der mechanische Reiz des Kalkstaubes geringer, seine reizende und fressende Eigenschaft aber weit größer sei, können wir demnach nicht beitreten, müssen vielmehr bei der unsrigen, daß die in Rede stehende Staubart weit weniger gefährlich als der Steinstaub ist, beharren." Nach Hirts Erhebungen ist der Gesundheitszustand der Kalkofen- und Gipsarbeiter ein recht befriedigender; namentlich Lungenerkrankungen kamen nach ihm bei denselben durchaus nicht häufig vor. Nach Merkel wird bei Maurern eine schädliche Wirkung des Kalkstaubes beobachtet, während eine solche bei Kalkbrennern aus verschiedenen Gründen weniger in Erscheinung tritt.

Auch Thackrah (1831) (zitiert nach Greenburg) bemerkt schon, daß Maurer, Kalkarbeiter, Gipsarbeiter und Tüncher, die alle der Einwirkung von Kalkstaub ausgesetzt sind, durch denselben nicht merklich geschädigt werden. Weiter berichtet er, daß die Bergleute im Norden Englands „suffer considerably when employed in ore in the sandstones, but are sensible of no inconvenience where the ore is in limestone".

Halter (Über die Immunität von Kalkofenarbeitern gegen Lungenschwindsucht mit therapeutischen Vorschlägen. Berl. klin. Wochenschr.
Nr. 36, 37, 38. 1888) beobachtete, daß die Kalkofenarbeiter der Wickingschen Betriebe in Lengerich (Westfalen) „nicht an Schwindsucht erkran-
ken, während diese doch unter der übrigen Bevölkerung sehr verbreitet
ist". Er hält indessen den Kalkstaub „weder für schädlich noch für heil-
sam, sondern für indifferent". Als Ursachen der Immunität der Kalkofenarbeiter gegen die Lungenschwindsucht nimmt er die große Trocken-
heit der in und bei den Kalköfen eingeatmeten Luft an, ferner die große
Hitze derselben, welche infolgedessen rein von Tuberkelpilzen und sehr
verdünnt ist und tägliche Temperatursteigerungen bei den Arbeitern hervorruft. Zu dieser Ansicht gelangte Halter besonders durch klimato-
therapeutische Untersuchungen verschiedener Autoren.

Zu der Arbeit von Halter bemerken wir, daß wir im vergangenen
Jahre anläßlich einer Besichtigung der Wikingschen Fabriken in Lengerich Gelegenheit hatten, uns einen Eindruck über die Gesundheitsverhältnisse der dort speziell an den Kalköfen beschäftigten Arbeiter zu verschaffen. Sie sind anscheinend auch heute unter der bedeutend zahl-
reicheren Arbeiterschaft besonders hinsichtlich der Tuberkuloseanfälligkeit noch ebenso günstig, wie es von Halter betont wird. Über die Ursache dieser auffallenden Tatsache konnten wir uns allerdings auf Grund
eigener Anschauung und der an Ort und Stelle vorgenommenen Umfragen
natürlich noch kein bestimmtes Urteil bilden. Wir möchten aber mit den
meisten Autoren annehmen, daß nicht die von Halter angeführten
Gründe, sondern eher die Einwirkung des Kalkstaubes eine wesentliche
Rolle spielt.

Schon bald nach Halter hat Grab (Über die Immunität der Bevölke-
rung in Ortschaften mit Kalkindustrie gegen Lungenschwindsucht.
Prager med. Wochenschr. 1890) sich auf diesen Standpunkt gestellt.
Er stellte fest, daß in der Ortschaft Hlubotschen, deren Atmosphäre
dauernd mit den Produkten der dortigen Kalkbrennereien (Kalkstaub,
Kohlensäure usw.) erfüllt ist, in den Jahren 1879—1888 viel günstigere
gesundheitliche Verhältnisse, als in der benachbarten kalkrauchfreien
Ortschaft Buttowitz herrschten. Besonders bemerkenswert sind die von
Grab gefundenen Unterschiede in dem Anteil der Lungentuberkulose an
der Gesamtsterblichkeit in den beiden Ortschaften, welche in Buttowitz
13,27 vH, in Hlubotschen dagegen 7,55 vH betrug (zitiert nach Sommerfeld, Hdb. d. Gewerbekrankh.).

Sommerfeld pflichtet der Anschauung von Halter und Grab über
die Wirkung der Beschäftigung an Kalköfen auf Grund eigener Beobachtungen bei. Dagegen bemerkt er, daß manche Arbeiter besonders im Beginn ihrer Tätigkeit in der Kalkbrennerei unter der beißenden und ätzen-
den Wirkung des Kalkes auf die Mund- und Nasenschleimhaut zu leiden
haben, der besonders Nasenbluten hervorruft. Jedoch tritt bald Gewöh-
nung an diese Reize ein.

Wegmann betont vor allem die außerordentlich große Feinheit des
in Kalk- und Zementmühlen sowie Gipsfabriken auftretenden Staubes,

5*

der sich infolgedessen in sehr großer Menge entwickelt und alle Räume durchdringt. Nach seiner Erfahrung sind aber die gesundheitlichen Verhältnisse in diesen Industrien bei weitem nicht so schlecht wie die der Steinhauer, trotz der viel reichlicheren Staubeinatmung. Die Formen des Kalkstaubes bieten nach Wegmann nichts Besonderes, bemerkenswert sind dagegen seine alkalischen und stark hygroskopischen Eigenschaften, welche besonders den Neuling sehr belästigen.

Auf Grund des günstigen Urteiles über die Wirkung der Kalkstaubinhalation von Halter, Grab und Sommerfeld, mit denen nach seiner Angabe Albrecht, Roth und andere Gewerbehygieniker übereinstimmen, hat Reckzeh (1903) es unternommen, den Wert der Kalkstaubinhalation an klinischem Material nachzuprüfen. Er wandte zu diesem Zwecke bei Phthisikern Inhalationen mit frisch gebranntem, sehr feinem Kalkstaub an, der subjektiv außer leichtem Brennen im Hals und Hustenreiz keine Einwirkungen verursachte. Die Dauer der Inhalation betrug möglichst zweimal 10 Minuten täglich. Die klinische Beobachtung ergab in keinem Falle eine Beeinflussung des objektiven Lungenbefundes. Reckzeh kommt daher zu dem Schlusse, daß die Kalkstaubinhalationen das Fortschreiten der Lungentuberkulose nicht beeinflußt haben, also nutzlos sind. Dagegen schadete der Kalkstaub an sich der kranken Lunge nicht, obwohl gewisse unangenehme und schädliche Nebenwirkungen wie Kopfschmerzen, Hustenreiz, Nachlassen des Appetits usw. beobachtet wurden. Die Harmlosigkeit des Kalkstaubes beruht nach Reckzeh auf dessen mechanischen Eigenschaften. Er zeigt an Hand eines Vergleiches zwischen Kalkstaub und Granitstaub, daß der erstere, weil er aus feinsten Körnchen und runden Konturen besteht, keine gröberen mechanischen Verletzungen verursachen kann, während die morphologischen Eigenschaften des letzteren zahlreiche Möglichkeiten hierzu bieten. Der Verfasser schließt mit dem Ausspruch, daß die von ihm gewonnenen Resultate zu weiteren derartigen Versuchen nicht ermutigen.

Zu der vorstehenden Arbeit können wir nicht umhin, zu bemerken, daß die therapeutischen Versuche des Autors über einen etwaigen Heilwert des Kalkstaubes wohl nichts besagen können, da die Dauer der Inhalation kaum ausreichend gewesen sein dürfte, um einen erkennbaren Einfluß auf die Erkrankung, wenn wirklich ein solcher besteht, in Erscheinung treten zu lassen. Dagegen dürfte des Verfassers Urteil über die Möglichkeit der therapeutischen Ausnutzung tuberkuloseheilender Eigenschaften des Kalkstaubes auf dem von ihm eingeschlagenen Wege zu recht bestehen. Hierzu bedarf es wohl vor allen Dingen eines Kalkpräparates, das nicht derartig reizend auf die Schleimhäute wirkt, wie es bei Staub von ungelöschtem Kalk der Fall ist.

Mangelsdorf (1912) beurteilt die gesundheitlichen Verhältnisse in den Kalkbrennereien und in der Gipsindustrie als günstig, bemerkt dagegen, daß in der Chlorkalkfabrikation beim Umschaufeln von Ätzkalk eine erhebliche Staubgefährdung der Arbeiter vorkommt.

Selkirk (Tuberculosis in lime workers. Brit. med. journ. Nov. 14. 1908, zitiert von Gardner, Greenburg u. a.) fand, daß die Tuberkulose unter den Edinburger Kalk- und Zementarbeitern nur wenig verbreitet ist, und macht auf Grund dieser Beobachtung therapeutische Vorschläge (Beschäftigung von Tuberkulösen in solchen Betrieben).

Fissak (zitiert nach Gardner und Dworski) berichtet, daß von 40824 Todesfällen unter Kalk- und Gipsbrennern nur 17 oder 0,41 vH auf Tuberkulose beruhten.

Nagai (zitiert von Greenburg und von Gardner und Dworski) fand in Japan seltenes Vorkommen von Tuberkulose unter Kalkofenarbeitern. Derselbe Autor setzte Meerschweinchen einer Atmosphäre von Kalkstaub und andere einer solchen, welche Kalkstaub und Tuberkelbazillen enthielt, aus. In diesen Versuchen ließ der Kalkstaub keine günstige Wirkung auf die Tuberkulose erkennen.

Beattie (zitiert nach Gardner und Dworski) unternahm Tierversuche mit verschiedenen Staubarten, darunter Kalk-, Gipsmörtel- und Zementstaub, und fand bei diesen keine vermehrte Sterblichkeit an Erkrankungen des Respirationstraktus, und anscheinend auch keine vermehrte Empfänglichkeit für Tuberkulose.

Auch Cesa-Bianchi fand, wie schon berichtet, in seinen Versuchen keine Beförderung der experimentellen Tuberkulose durch Kalk- und Gipsstaub.

Etwas ungünstiger als die bisher besprochenen kalziumhaltigen Staubarten wirkt nach vielen Autoren der Marmorstaub, jedenfalls wegen seiner aggressiveren physikalischen Eigenschaften und der in ihm enthaltenen schädlichen Bestandteile, z. B. Kieselsäure. Immerhin wird auch diese hauptsächlich aus Kalziumkarbonat bestehende Staubart von den meisten zu den verhältnismäßig gutartigen Staubarten gerechnet. Diese Auffassung wird durch die schon angeführten Experimente von Gardner und Dworski gerechtfertigt.

Hart (1910) bemerkt, daß Kalk und Gips noch weniger als der Kohlenstaub die Entstehung der Lungenphthise begünstigen, und infolgedessen zu therapeutischen Zwecken empfohlen worden sind (Hacker, Catellvi u. a.). Die Wirkung dieser Staubarten beruht nach Hart in erster Linie auf der günstigen morphologischen Beschaffenheit ihrer Teilchen, aber auch auf chemischen Eigenschaften, da nach den Versuchen von v. Ins inhalierter Kalk teilweise ins Blut übergeht und in doppelkohlensauren Kalk umgewandelt wird.

Die deutschen Befunde von Hirt, Eulenberg, Sommerfeld, Roth und Hacker über die Wirkung der Gipsarbeit wurden durch genaue Untersuchungen von Hebért, Mauté und F. Heim (1909) bestätigt. Diese Autoren stellten fest, daß die französischen Gipsarbeiter durch ihre Tätigkeit nicht gefährdet sind (nach Lehmann, Hdb. d. Hyg. v. R. G. F.).

Nach Lehmann machen Ätzkalk und gelöschter Kalk sehr selten Tuberkulose. Der Gesundheitszustand der Arbeiter in Ätzkalk- und Gipsfabriken ist nach seinen Angaben, speziell hinsichtlich der Verbreitung der Tuberkulose, ein günstiger.

Nicholson (1923) betont ebenfalls, daß Kalkarbeiter erfahrungsgemäß der Tuberkulose verhältnismäßig selten zum Opfer fallen. Die Inhalation von Kalkstaub hat nach ihm keine ausgedehnte Fibrose zur Folge, da er in den Körperflüssigkeiten löslich ist und nur geringe Veränderungen verursacht.

Auch Overbeck weist auf die günstigen Gesundheitsverhältnisse der Kalk-, Zement- und Gipsarbeiter hin, indem er sich dabei auf die tabellarischen Zusammenstellungen und Übersichten von Schultze stützt. Nach diesem „befanden sich in den Orts- und Fabrikkrankenkassen der preußischen Zementindustrie insgesamt 28 946 Versicherte, von ihnen 2891 in Orts- und 26 055 in Fabrikkrankenkassen. Von diesen fast 29 000 Versicherten erkrankten im Jahresdurchschnitt nur 73 an Lungentuberkulose, von denen 18 starben. Auf 1000 der Versicherten ergibt dies an Erkrankten 2,5, an Gestorbenen 0,66 im Jahr. Diese Zahlen erstrecken sich nach Schultze auf fast in allen Regierungsbezirken Preußens verstreute Zementfabriken. Bezüglich der Gipsfabriken führt Schultze an gleicher Stelle an, daß unter 158 Gipsarbeitern nur 6 Tuberkulöse gefunden worden seien; er fährt weiter fort: Es wird von verschiedenen Seiten Einatmung von Gipsstaub geradezu als Heilmittel gegen Tuberkulose empfohlen. Die französischen Autoren sind dafür, daß man in Gipsfabriken keine übertriebenen Anforderungen an die Staubfreiheit der Luft zu stellen braucht".

Overbeck sagt dann unter anderem weiter: „Denn bei den angeführten Erfahrungstatsachen dürfte es kaum noch einem Zweifel unterliegen können, daß längere Zeit hindurch eingeatmeter Kalk- bzw. Zementstaub imstande ist, die natürliche Widerstandsfähigkeit gegen Tuberkulose wesentlich zu ertöten, indem dieser einmal den Ausbruch drohender Tuberkulose hindert, andererseits die bereits ausgebrochene einer Ausheilung zugänglich macht. Der eingeatmete Kalkstaub wird zu dieser ‚immunisierenden' Eigenschaft befähigt, indem er nicht als körperfremder Stoff zur Ablagerung kommt, sondern durch die Körpersäfte zur Lösung gebracht wird und als gelöste Kalksalze seine schützenden und heilenden Fähigkeiten entfalten kann . . ." (wörtlich wiedergegeben nach Linnekogel).

Die durch die hygienischen Erfahrungen nahegelegte Anwendung des Kalziums in der Tuberkulosetherapie wird heute von zahlreichen Klinikern befürwortet. Die Kalziumtherapie beschränkt sich jedoch im allgemeinen auf perorale und intravenöse Applikationen des jeweiligen Präparats. Dennoch fehlt es nicht an Autoren, welche die Inhalation von Kalkstaub nach dem Vorgang von Reckzeh empfehlen, so z. B. Coutière (Inhalations de Poudres calciques et tuberkulose. Meeting, Acad. de Med, Decembre 20. 1921. Le Prog. Med. Decembre 24. 1921), weiter Tweddel und schließlich noch Linnekogel, dessen Monographie auch eine gute diesbezügliche Literaturübersicht bringt.

Das Urteil über den Wert der Kalziumbehandlung der Lungentuberkulose, speziell der therapeutischen Kalkinhalation ist jedoch noch nicht abgeschlossen.

Die Untersuchungen über den Einfluß der Kalkstaubinhalation auf die Gesundheit zeigen im Gegensatz zu den Arbeiten über Porzellanstaub und Kohlenstaub eine weitgehende Übereinstimmung bezüglich ihrer Ergebnisse. Eine bemerkenswerte nachteilige Wirkung des Kalkstaubes ist von keinem Autor gefunden worden. Dagegen schreiben eine Reihe von Untersuchern demselben eine heilende Wirkung auf die Lungentuberkulose zu. Mindestens dürfte daher feststehen, daß eine Gefährdung der Arbeiter der in Frage stehenden Betriebe durch den Staub nicht besteht.

Das Urteil über die einzelnen chemisch verschiedenen kalziumhaltigen Staubsorten lautet offenbar im allgemeinen gleich. Unterschiede bestehen insofern, als der Ätzkalkstaub unter diesen die Schleimhäute am stärksten reizt. Diese Eigenschaft soll bekanntlich zu der gefährlichen zu Pneumonie disponierenden Wirkung des Thomasschlackenstaubes beitragen, der ja reichlich Ätzkalk enthält. Zu therapeutischen Inhalationen scheint besonders das Kalziumsulfat benutzt worden zu sein. Über die Ursache der angeblichen heilsamen Wirkung des Kalkstaubes besteht offenbar noch keine einheitliche Meinung. Einige Autoren sehen sie darin, daß die Kalkinhalation die Verkalkung der tuberkulösen Herde befördert, so z. B. Coutière, während andere (und insbesondere Linnekogel) die günstige Wirkung des löslichen und schnell resorbierten Kalkstaubes in dem Übergehen des Kalkes bzw. Kalziums ins Blut und der dadurch erzeugten großen Produktion von Abwehrkörpern annehmen zu können glauben. Ob eine der verschiedenen Kalziumverbindungen die tuberkulosehemmenden Eigenschaften mehr als die anderen besitzt, darüber ist bis jetzt noch nichts Abschließendes geäußert worden. Jedenfalls bestehen wohl auch in dieser Hinsicht keine wesentlichen Unterschiede.

Für experimentelle Zwecke mußte nach unserer Ansicht der Ätzkalkstaub wegen seiner zu entzündlichen Prozessen disponierenden reizenden Nebenwirkung zunächst ausscheiden. Um den Einfluß des Kalziums zu untersuchen, schien uns das Kalkhydrat das geeignetste Material zu sein, zumal auch in der Industrie der weitaus meiste Ätzkalk gelöscht und als gelöschter Kalk in vielseitigster Weise verwendet wird (Enzyklopädie der technischen Chemie von Ullmann).

Experimenteller Teil.

Nun zu unseren eigenen experimentellen Versuchen, die wir mit einer Anzahl uns besonders interessierender und vorhin besprochener Staubarten bezüglich ihres Einflusses auf die tuberkulöse Infektion der Lunge angestellt haben.

Wir möchten zunächst eine Beschreibung der verschiedenen Staubarten bringen.

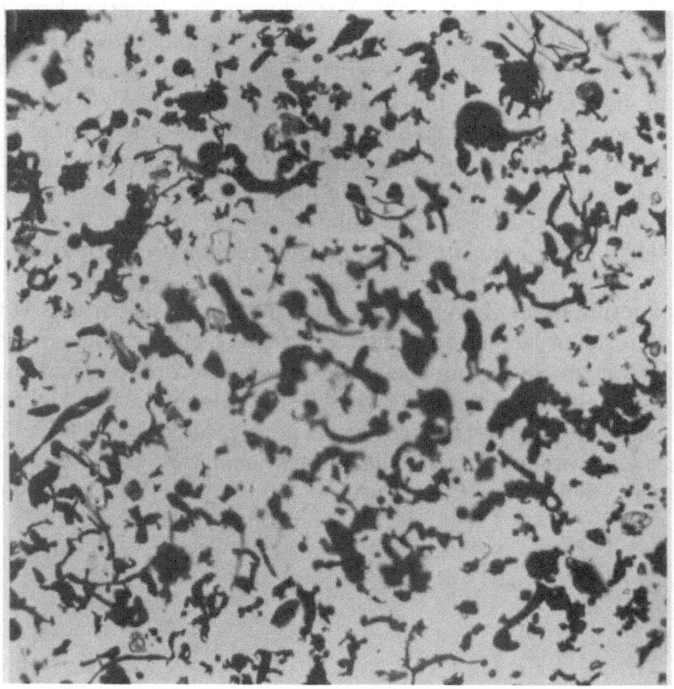

Abb. 1. Stahlschleifstaub. (Zeiss, Periplanokular 12×, Obj. 16 mm. 10, 0,3.)

I. Beschreibung des Staubmaterials.

a) Stahlschleifstaub.

Der in unseren Versuchen benutzte Stahlschleifstaub wurde uns von der Firma Henckell Solingen überlassen und entspricht etwa der Beschreibung, welche Wegmann von derjenigen Staubsorte gibt, welche beim

Trocknen, Schleifen von Eisen auf Schmirgelscheiben entsteht, und die von diesem Autor als besonders gefährlich bezeichnet wird. Er enthält in der Hauptsache Stahlteilchen, die sich aus verschieden großen und scharfkantigen Partikeln mit dichtem zackigen Bruch, spießförmig zugespitzten länglichen Teilchen, zackigen schmalen Bändern und zahlreichen kugeligen Körnchen zusammensetzen (siehe Abb. 1). Zu einem geringeren Anteil finden sich Schmirgelteilchen, die ebenfalls verletzende Formen zeigen. Was die Feinheit des Kornes anbetrifft, so überwiegen im mikroskopischen Bild größere Teilchen mit einem längsten Durchmesser bis zu 200 μ und darüber. Es zeigen sich jedoch auch ziemlich reichlich kleinere Partikel mit einem Durchmesser von 10 bis herab zu etwa 2 μ. Die Schwebefähigkeit der Teilchen des Stahlschleifstaubes war im Vergleich zu der der anderen Staubarten gering. Dennoch ließ sich mit demselben in den Versuchen verhältnismäßig leicht eine staubige Atmosphäre erzeugen. Insbesondere war er nur wenig hygroskopisch, sodaß die Staubentwicklung durch Aufnahme von Wasserdampf während des jeweiligen Versuchs nicht merklich beeinträchtigt wurde.

b) Porzellanstaub.

Wie schon bemerkt, wurden in unseren Versuchen zwei verschiedene Porzellanstaubarten verwendet, welche ihrer Zusammensetzung nach entsprechend den Angaben verschiedener Autoren für die Arbeiter in Porzellanfabriken besonders in Betracht kommen.

Die erste dieser Staubsorten stellt ein Material dar, wie es beim Verarbeiten der gebrannten Rohfabrikate entsteht. Dieser Staub wurde uns von der Hermsdorf-Schomburg-Isolatoren G. m. B. H. in Freiberg i. S. zur Verfügung gestellt und ist nach Angabe dieser Firma reines Porzellanmehl. Es ist von reinweißer Farbe. Infolge des durchgemachten Brennprozesses ist dasselbe nicht mehr eine Mischung der bekannten Rohmaterialien, sondern stellt, wie uns die obige Firma mitteilte, ein verglastes Silikat von der ungefähren Formel $RO.4,4\ Al_2O_3$. $12,6\ SiO_2$ dar, worin sich das RO aus wechselnden Mengen K_2O, Na_2O, CaO, MgO, FeO zusammensetzt. Nach unseren eigenen Untersuchungen enthält der Staub 0,23 vH wasserlösliche und etwa 0,5 vH salzsäurelösliche Bestandteile. Er besteht nach der von Herrn Dr. Steinwachs, Assistent am hiesigen Mineralogischen Institut, in dankenswerter Weise vorgenommenen mineralogischen Untersuchung in der Hauptsache aus einer grauen, stark lichtbrechenden, aber nicht doppelbrechenden Masse, und enthält ferner Kriställchen von Kaolin, vielleicht auch Splitter von Quarz. Die chemische Analyse ergab einen SiO_2-Gehalt von 69,25 vH. Das Porzellanmehl enthält somit etwa ebensoviel Kieselsäure wie der gefährliche Granitstaub (s. Abb. 2). Die durchschnittliche Korngröße ist viel geringer als die des Stahlschleifstaubes. Im Gegensatz zu diesem sind die einzelnen Teilchen vorwiegend von rundlicher und knolliger Gestalt. Die größeren, welche einen beträchtlichen Teil des Gesichtsfeldes einnehmen, aber im ganzen weit weniger zahlreich sind als die kleineren Teilchen, zeigen eine Länge bis zu etwa 90 μ. Die kleinsten Körnchen sind etwa 1,5 μ lang. Am zahlreichsten sind Teilchen, deren größter Durchmesser etwa 6—15 μ beträgt. Die meisten Partikel zeigen polygonale, scharfkantige und eckige Form, unebenen oder muscheligen Bruch und sind farblos oder etwas gelblich schimmernd. Andere sind länglich und an den Enden zugespitzt.

Bei der Aufwirbelung bleibt der Staub wesentlich länger in der Luft suspendiert als der Stahlschleifstaub und bildet eine feine zigarrendampfähnliche Wolke. Nach einer gewissen Dauer der Verstäubung läßt die Intensität derselben infolge der Verringerung der flugfähigen Bestandteile nach, sodaß der Staub im Versuch häufig erneuert werden mußte.

Die zweite Porzellanstaubart stammt aus der Porzellanfabrik Ph. Rosenthal & Co. A.-G., Selb i. Bayern. Dieses Material wurde

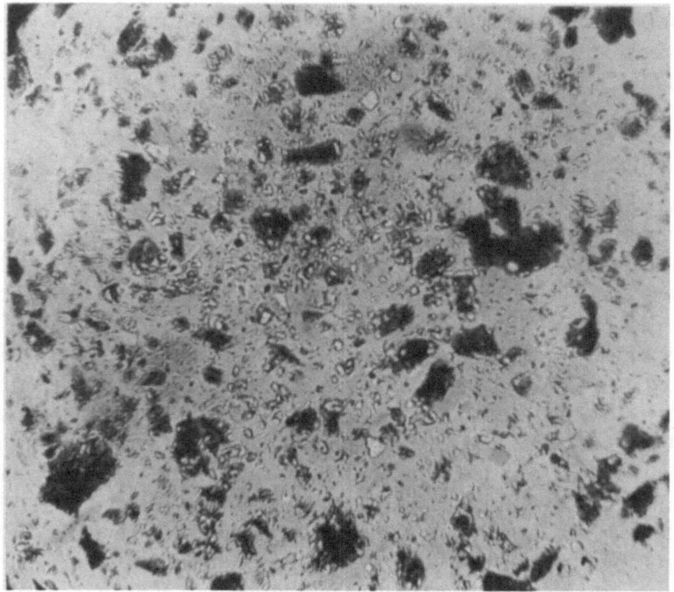

Abb. 2. Porzellanstaub I = Freiberg.

an verschiedenen Niederschlagsstellen entnommen und dürfte seiner Zusammensetzung nach demjenigen Staub entsprechen, der in der Luft der meisten Fabrikräume suspendiert ist, und der von einem großen Teil der Arbeiter während der Arbeitszeit ständig inhaliert wird (siehe Abb. 3).

Dieser sehr feinpulverige, einige gröbere Bestandteile enthaltende grauweiße Staub ist zu etwa 1,4 vH wasserlöslich und zu etwa 4 vH salzsäurelöslich und enthält nach der chemischen Analyse 65,92 vH SiO_2. Die mineralogische Untersuchung ergab sehr zahlreiche, doppelbrechende, nicht näher zu identifizierende Mikrolithe, wahrscheinlich in der Hauptsache Kaolin, ferner Fragmente von Quarz, Feldspat, Glimmer (Biotit) und Fasern von Muskovit und Kaolin. Außerdem finden sich amorphe körnige Massen.

Die Korngröße schwankt wie bei der anderen Porzellanstaubsorte zwischen 1 und 90 μ. Die kleineren Elemente sind dagegen in einem viel höheren Prozentsatze vorhanden als bei der letzteren. Dementsprechend tritt auch bei längerer Staubaufwirbelung kein Nachlassen der Staubdichte infolge von Mangel an flugfähigen Teilchen ein. Über die Form der meisten Körnchen ist ungefähr das gleiche zu sagen wie bei dem vorher beschriebenen Material. Von der ersten Porzellanstaubart unterscheidet sich dieser Staub insofern als er infolge seines verhältnismäßig großen Ge-

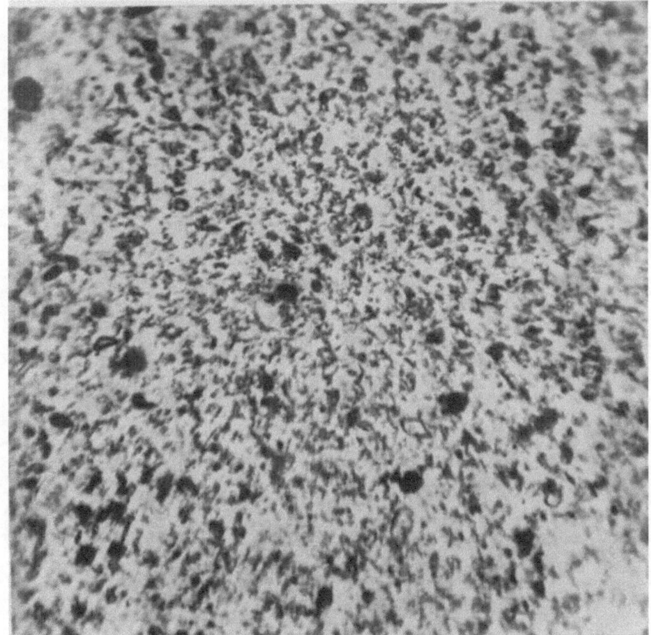

Abb. 3. Porzellanstaub II = Selb.

haltes an kleinen krümeligen Körnchen (Kaolinmassen) in physikalischer Beziehung einen im ganzen offenbar weniger aggressiven Charakter besitzt. Die Schwebefähigkeit des genannten Materials war größer als die des zuerst beschriebenen Porzellanstaubes; die Wolke des Selber-Staubes blieb wesentlich länger in der Luft suspendiert, wie es nach der Beschaffenheit der Teilchen vorauszusehen war. Wie sich im Verlaufe der Staubinhalationsversuche herausstellte nahm der Staub leicht Feuchtigkeit aus der Luft in sich auf, was seine Flugfähigkeit merklich beeinträchtigte.

Lehmann rechnet den Porzellanstaub zu den mittelspitzigen harten bis mittelharten anorganischen Staubarten, und gibt an, daß er in kohlensäurehaltigem Wasser ebenso wie der Ton kaum löslich ist. Der

letztere wird dagegen unter den vorwiegend rundlichen, bzw. stumpf-
kantigen und weichen Staubarten aufgeführt.

Die beiden beschriebenen Porzellanstaubarten werden im folgenden
der Kürze halber als Porzellanstaub I und II unterschieden.

c) Kohlenstaub.

Der in unseren Versuchen verwendete Kohlenstaub stammt aus der
Zeche Kurl, Harpener Bergbau A. G. und ist pulverisierte an-
thrazitische Steinkohle. Über die Zusammensetzung derselben ist bekannt, daß sie neben Kohlenstoff noch Wasserstoff, Sauerstoff, Stick-

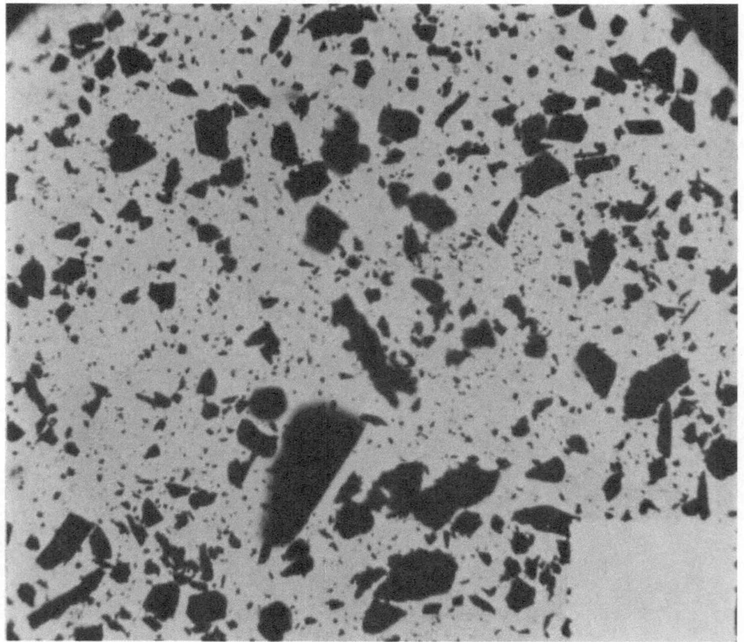

Abb. 4. Kohlenstaub.

stoff, Kieselsäure, Kalk, Eisen, Tonerde und andere Elemente enthält.
Alle diese, der Kohlenstoff einbegriffen, sind bekanntlich nicht in ele-
mentarem Zustande, sondern als verschiedenartige chemische Verbin-
dungen in der Kohle enthalten. Der Kohlenstoffanteil überwiegt natürlich bei weitem und beträgt für Anthrazitkohle etwa 80—90 vH. (Siehe
Abb. 4.)

Im mikroskopischen Bild zeigt der Kohlenstaub einen ziemlich großen
Gehalt an gröberen Teilchen, die eine Länge bis zu 200 μ erreichen. Aber
auch die Kategorie der kleineren, inhalationsfähigen Teilchen ist reichlich vertreten, von denen die kleinsten etwa 3 : 1 μ groß sind. Der Koh-

lenstaub ist somit im ganzen grobkörniger als der Porzellanstaub. Die
Partikel sind von schwarzbrauner bis schwarzer Farbe. Ihrer Form nach
bestehen sie aus klumpigen Bröckchen und aus länglichen, oft stäbchen-
oder spießförmigen Elementen. Im einzelnen betrachtet, zeigen sie nicht
so zahlreiche scharfe Kanten und Ecken wie beispielsweise der Porzellanstaub I, weisen aber durchaus keinen Mangel an verletzenden Formen
auf. Dieser aggressive Charakter des Staubes wird jedoch jedenfalls ge-
mildert durch die verhältnismäßig geringe Härte und Dichtigkeit der
Kohle. Lehmann bezeichnet den Steinkohlenstaub als spitzig bis rund-

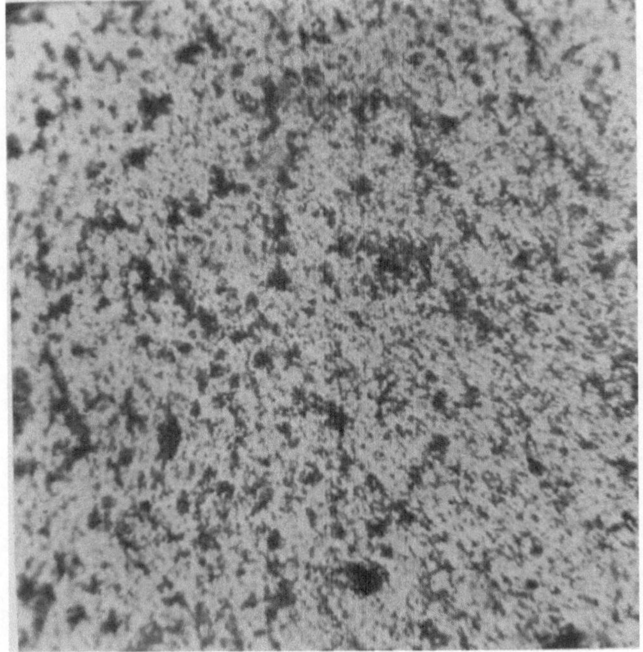

Abb. 5. Ruß.

lich und hart, seine Löslichkeit in kohlensäurehaltigem Wasser ist nach
ihm gleich null. Die Schwebefähigkeit des Staubes ist sehr groß und entspricht etwa der des Porzellanstaubes II.

d) Ruß.

Der in unseren Versuchen verstäubte Ruß war von der Firma Chemische Werke Brockhues Nieder-Walluf bezogener sogenann-
ter Kienruß. Während die bisher beschriebenen Staubarten eine sehr
variable Form ihrer Teilchen zeigten, besteht der Ruß aus lauter kleinsten punktförmigen amorphen Körnchen, die im mikroskopischen Bild
kleine Klümpchen bilden. Chemisch stellt dieser Ruß ziemlich reinen

Kohlenstoff dar, der unter 0,1 vH Asche enthält. Er hat jedoch eine gewisse Menge Feuchtigkeit und Spuren von öligen Bestandteilen, Teer, Kreosot und anderen. Der etwas feuchte und fette Charakter des Rußes machte es erforderlich, ihn durch Glühen für die Verstäubung vorzubereiten. Bei der Aufwirbelung liefert er einen flockigen, sich sehr langsam wieder zu Boden senkenden Staub. (Siehe Abb. 5.)

e) Kalkstaub.

Der verwendete Kalkstaub war chemisch reines Calziumhydroxyd $(Ca(OH)_2)$. Er wurde hergestellt durch Löschen von gebranntem Kalk

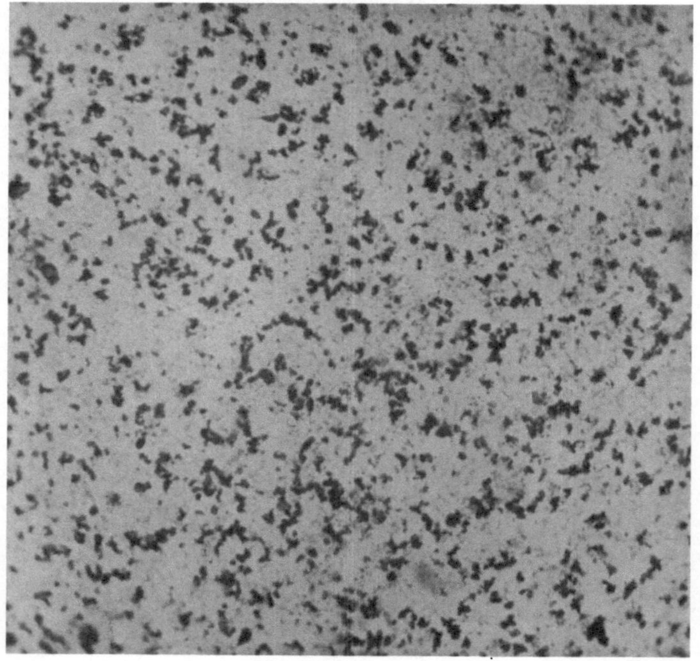

Abb. 6. Kalkstaub.

mit Wasser und Pulverisieren der getrockneten Masse. Unter dem Mikroskop betrachtet bestand das so erzeugte Staubmaterial zum größten Teil aus rundlichen, farblosen kleinen Körnchen mit einem Durchmesser von etwa 2—5 μ. Daneben finden sich in geringerer Menge noch kleinere Teilchen und zahlreiche größere, deren Durchmesser bis zu 20 μ groß ist. Morphologisch zeigen die Staubpartikel zwar eine ziemlich rauhe Oberfläche, aber keine verletzenden Ecken und Kanten. Die Löslichkeit des Kalkstaubes in Wasser ist nur gering; in den Körperflüssigkeiten dagegen scheint sich der Kalk nach den Angaben verschiedener Autoren sehr viel leichter zu lösen. Nach Lehmann ist Ätzkalk in kohlensäurehaltigem Wasser vollständig löslich, so daß die Form ohne Bedeutung ist. Bei der Aufwirbelung des Staubes entsteht eine feine, lange schwebende, die Schleimhäute wenig reizende Wolke. (Siehe Abb. 6.)

II. Das Kaninchen als Versuchstier der Wahl und die experimentelle Kaninchentuberkulose.

Alle diese Staubarten wurden in den Versuchen in sterilem Zustande zur Verstäubung gebracht. Von den gebräuchlichen Laboratoriumstieren kamen das Kaninchen und das Meerschweinchen in Frage, während andere, speziell größere Tiere nicht in der erforderlichen Anzahl zur Verfügung standen. Ihrer Verwendung standen außerdem technische Schwierigkeiten bei der Apparatur entgegen.

Die bisherigen Untersucher der vorliegenden Fragen haben in der Hauptsache oder ausschließlich bei ihren Versuchen das Meerschweinchen verwendet. Die Größenverhältnisse dieses Versuchstieres sind für Versuchszwecke wie die vorliegenden, wenn auch nicht besonders günstig, aber immerhin ausreichend. Sie gestatten auf der andern Seite die gleichzeitige Verwendung einer großen Zahl von Tieren, soweit der räumliche Umfang der Apparatur berücksichtigt werden muß. Aus diesem Grunde und wegen der geringen Kosten haben wohl die meisten Untersucher dem Meerschweinchen vor' dem Kaninchen den Vorzug gegeben. Cesa-Bianchi entschied sich für das Meerschweinchen wegen seiner „besonderen Empfindlichkeit für die Tuberkelinfektion" und ferner, weil die „spezifischen und namentlich die tief greifenden, chronisch verlaufenden Lungenläsionen, die Kavernenbildung, bei denselben sehr schwer experimentell hervorgerufen werden können", um so den begünstigenden Einfluß der Staubinhalation auf die Entwicklung der Lungentuberkulose deutlicher und sicherer nachweisen zu können.

Demgegenüber haben wir uns bei der Wahl des Versuchstieres für das Kaninchen entschieden, und zwar aus folgenden Gründen: Die große Empfänglichkeit des Meerschweinchens für die tuberkulöse Infektion äußert sich, einerlei welcher Infektionsweg gewählt wird, meist in sehr akuter und zur Generalisierung neigender Erkrankung, die im allgemeinen schnell zum Tode führt. Ein einigermaßen chronischer Verlauf ist nur durch aerogene Infektion mit geringen Dosen künstlich abgeschwächter Bazillen zu erzielen. Wie die Gardnerschen Versuche zeigen, sind auf diesem Wege keine sehr deutlichen Kriterien für eine Beeinflussung der Tuberkulose durch den inhalierten Staub zu bekommen. Weiter dringen, wie Beitzke mit Recht hervorhebt beim Kaninchen einmal die inhalierten Bazillen viel tiefer bis in die Lungenalveolen vor, sodann können beim Meerschweinchen die Tuberkelbazillen intakte Schleimhäute durchwandern und schon nach wenigen Stunden ins Blut eindringen, während beim Kaninchen ein rascher Übertritt ins Blut nur bei säugenden, hungernden oder ermüdeten Tieren stattfindet, und schließlich erkrankt das Kaninchen (bei Infektion mit bovinen Bazillen) nach entsprechend langer Zeit bei jeder Art der Infektion an ausgedehnter Lungentuberkulose, während beim Meerschweinchen die Schwere der Lungentuberkulose hinter der anderer Organe (Leber, Milz, Lymphdrüse) erheblich zurücksteht.

Für Versuche, in denen eine möglichst isolierte experimentelle Lungentuberkulose anzustreben ist, ist somit das Kaninchen ein wesentlich geeigneteres Versuchstier als das Meerschweinchen.

Das Meerschweinchen dagegen ist in Übereinstimmung mit Much viel weniger geeignet zum experimentellen Studium der Menschentuberkulose als vielmehr geeignet zum sicheren Nachweis der Erreger bei der Impftuberkulose.

Eine Schwierigkeit für Infektionsversuche mit Kaninchen scheint darin zu liegen, daß, wie allgemein betont wird, dieses Tier nur eine geringe Empfänglichkeit für die Infektion mit humanen Tuberkelbazillen besitzt, welche sogar als fast apathogen für Kaninchen bezeichnet worden sind. Eine alleinige Verwendung des typus bovinus scheint andererseits mit Rücksicht auf die Beweiskraft der Versuche, namentlich solcher wie wir sie unternommen haben, nicht erwünscht. Demgegenüber ist aber zu sagen, daß die Infektion mit dem typus humanus durchaus gelingt, wenn nur geeignete Stämme bei geeigneter Dosierung zu den Versuchen herangezogen werden (siehe später).

Sodann zeigte die tuberkulöse Erkrankung sowohl des Kaninchens wie auch des Meerschweinchens, wenn sie durch eine einmalige Infektion hervorgerufen wird, in ihrem Verlauf im allgemeinen mehr Ähnlichkeit mit der Tuberkulose der Kinder besonders der Säuglinge als mit der der Erwachsenen. Von verschiedenen Forschern ist schon betont worden, daß die experimentellen Lungentuberkulosen, besonders nach aerogener Infektion, im allgemeinen mehr den Charakter der primären Lungentuberkulose aufweisen. Wie Kolle und Hetsch besonders hervorheben „zeigen sich mancherlei Übereinstimmungen zwischen der Tuberkulose der Kinder — vor allem der Säuglinge, bei denen diese Verhältnisse am deutlichsten zu übersehen sind — und der experimentellen Infektion der für das Tuberkulosevirus hochempfänglichen Meerschweinchen. Bei Meerschweinchen sieht man eine isolierte Tuberkulose der Lungen — gleichgültig auf welche Weise die Infektion vorgenommen wurde — nur dann auftreten, wenn das Tier vorher einer immunisierenden Vorbehandlung unterzogen wurde. Die Lunge, die bei Mensch und Tier überall der Tuberkuloseinfektion gegenüber einen locus minoris resistentiae darstellt, erkrankt dann trotz der Immunisierung als einziges Organ. Spezifische Gewebsreaktionen auf das Tuberkulosevirus, wie sie beim Erwachsenen feststellbar sind, kommen im frühesten Kindesalter überhaupt nicht vor“.

Zu fast gleichen Ergebnissen kommen zahlreiche Arbeiten, die sich mit der Änderung der Reaktion des Körpers gegen die tuberkulöse Infektion bei reinfizierten Meerschweinchen beschäftigt haben. Für dieses Versuchstier konnte jedenfalls bisher ein sicherer Weg zu einer weitergehenden Verringerung seiner Empfindlichkeit gegen den Tuberkelbazillus noch nicht angegeben werden (Allen K. Krause). Die experimentelle Hervorrufung einer isolierten Lungentuberkulose von einem der menschlichen chronischen Lungenphthise einigermaßen entsprechenden Charakter bei Meerschweinchen ist somit jedenfalls verhältnismäßig schwierig und unsicher.

Beim Kaninchen gelingt es hingegen durch immunisierende Vorbehandlung mit ziemlicher Regelmäßigkeit, chronische indurierende tuberkulöse Prozesse auszulösen, wie wir weiter unten sehen werden.

Die Verwendung des Kaninchens bietet ferner den Vorteil, daß seine Größenverhältnisse eine eingehendere Beobachtung der Versuchswirkungen ermöglichen. Dieser Punkt war in unserem Falle nicht nur für die Untersuchung der Organe bei der Sektion, sondern auch für die Erhebung von Befunden intra vitam von Bedeutung. In dieser Hinsicht hat sich uns nämlich, wie später näher auszuführen sein wird, die röntgenologische Untersuchung der Kaninchen bewährt, eine Methode, die bei Meerschweinchen wohl kaum mit gleichem Erfolge hätte angewendet werden können.

Von wesentlicher Bedeutung ist auch die größere Widerstandsfähigkeit der Kaninchen gegen allgemein schädigende Einflüsse. Bei Verwendung von Meerschweinchen geht erfahrungsgemäß besonders in länger dauernden Versuchen eine relativ große Anzahl von Tieren durch interkurrente Krankheiten verloren, während Kaninchen schon bedeutend weniger empfindlich sind. Aus diesem Grunde lassen sich Versuchsreihen mit Kaninchen auch bei längerer Dauer mit einer relativ geringeren Anzahl von Tieren durchführen, was den Nachteil der ungünstigeren Raumverhältnisse einigermaßen ausgleicht.

Im ganzen genommen ist das Kaninchen, wenn auch kein ideales Versuchstier, so doch unter den obwaltenden Umständen für Versuchszwecke wie die unsrigen das am besten geeignete. Da es uns, wie gesagt, im allgemeinen nicht möglich war, verschiedene Tierarten zu verwenden, haben wir uns daher für das Kaninchen als Hauptversuchstier entschieden und nur in einer Versuchsserie auch das Meerschweinchen verwendet.

Um individuelle Schwankungen in dem Verhalten der Versuchstiere auf ein Mindestmaß herabzusetzen, wurde darauf geachtet, möglichst nicht zu junge oder zu alte Tiere von annähernd gleichen Gewichtsverhältnissen zu verwenden. Das Durchschnittsgewicht der verwendeten Kaninchen betrug zu Beginn der Versuche etwa 2250 g, das der Meerschweinchen etwa 250 g. Die Tiere stammten teils aus eigener Zucht, teils wurden sie von auswärts bezogen. Im letzteren Falle wurde darauf geachtet, die Tiere sich erst einige Zeit lang akklimatisieren zu lassen, bevor sie in Versuch genommen wurden. Es wurden stets nur Tiere von gesundem Aussehen verwendet. Trotzdem wies bei der Sektion ein Teil der Kaninchen eine mehr oder weniger starke Kokzidiose auf. Verloren gingen indessen durch diese Krankheit nur einige wenige Tiere. Bemerkenswert ist noch, daß wir in einem Falle an einem von auswärts bezogenen Kaninchen, das schon nach wenigen

Staubinhalationstagen ad exitum kam, eine spontane Lungentuberkulose feststellten.

Die uns interessierenden anatomischen Verhältnisse seien kurz ge-
streift. Die oberen Luftwege der Nager, die ja unter normalen Lebens-
bedingungen vielfach staubhaltiger Luft ausgesetzt sind, sollen zufolge
ihrer Beschaffenheit nach einigen Autoren eine größere Menge Staub ab-
fangen als es beim Menschen der Fall ist. Indessen haben uns unsere Beobachtungen davon überzeugt, daß der Organismus dieser Tiere, speziell
der Kaninchen, gegen die Staubeinwirkung relativ sehr empfindlich ist.
Die Brusthöhle der Kaninchen ist im Verhältnis zum ganzen Körper
sehr klein. Der rechte Hauptbronchus ist wie beim Menschen weiter und
kürzer und bildet mit der Luftröhre einen stumpferen Winkel als der
linke. An der Teilungsstelle der beiden Stammbronchien und an den
letzteren liegen etwa 3—4 etwa hanfkorngroße, graufarbene lympho-
glandulae tracheo-bronchiales. Mediastinaldrüsen sind meist schwer auf-
findbar.

Die Lungen des Kaninchens sind ziemlich klein, von hellrosafarbener
Ober- und Schnittfläche, und zeigen normalerweise keinerlei Pigment-
einlagerung. Die Lappung der Lungen weicht von den menschlichen Verhältnissen etwas ab, insofern als die linke Lunge durch eine mehr oder
weniger stark ausgebildete akzessorische Furchung dreilappig wird, während zu der rechten Lunge noch ein vierter hinterer Lappen tritt. Die
rechte Lunge ist etwas voluminöser und schwerer als die linke. Das
durchschnittliche Gesamtgewicht der Lungen betrug bei unseren Tieren
etwa 12 g, ist also im Verhältnis zum Körpergewicht bedeutend kleiner
als beim Menschen. Das pulmonale Bindegewebe ist relativ spärlich ausgebildet. Dagegen tritt das pulmonale lymphatische Gewebe deutlicher
als beim Menschen in Erscheinung. Das Blutbild zeigt gegenüber menschlichen Verhältnissen eine Verschiebung der Zusammensetzung der weißen
Blutkörperchen zugunsten der Lymphozyten.

Von physiologischen Einzelheiten ist die relativ hohe Atemfre-
quenz der Kaninchen für uns bemerkenswert (etwa 90 Stöße pro Minute und ein Luftwechsel von etwa 18—19 ccm pro Inspiration, nach
Untersuchungen von Priv.-Doz. Kleinknecht vom Physiol. Institut
Leipzig).

Eine besondere Besprechung der ähnlichliegenden Verhältnisse beim
Meerschweinchen erübrigt sich in Anbetracht der geringen Zahl der verwendeten Tiere.

Im folgenden sei auf den Ablauf der experimentellen Kaninchentuberkulose unter spezieller Berücksichtigung unserer Versuchsbeobachtungen näher eingegangen. Zunächst seien in tabellarischer Zusammenstellung einige Infektionsversuche mitgeteilt, die im Hygienischen Institut Münster gleichzeitig mit der Wiederaufnahme der im Hygienischen
Institut Leipzig begonnenen Staubinhalationsversuche zu dem Zwecke
angestellt wurden, uns mit der experimentellen Kaninchentuberkulose
auf Grund eigener Anschauung genauer bekannt zu machen, die Virulenz verschiedener Bazillenstämme und die Infektionsmöglichkeiten

durch die zur Erzeugung der Tröpfcheninfektion konstruierte Apparatur kennen zu lernen sowie die Brauchbarkeit der Röntgenmethode für die Beobachtung der tuberkulösen Prozesse beim lebenden Tier zu untersuchen. Die Apparatur bestand aus einem später näher zu beschreibenden rechteckigen Blechkasten als Inhalationsraum und einem Elektro-Atmos-Apparat (Typ E A 3), mit welchem die Zerstäubung der infektiösen Flüssigkeit vorgenommen wurde (siehe Abb. 15). Es wurden Infektionen mit drei humanen Laboratoriumsstämmen vorgenommen, die uns von Herrn Prof. Eber-Leipzig unter der Bezeichnung M. 1368, M. 1373 und Stamm Schröder-Mietzsch-Baumgarten als besonders kaninchenvirulent in dankenswerter Weise überlassen waren. Die Menge der einzuverleibenden Bazillen wurde durch Veränderung der Konzentration der Aufschwemmung, der Inhalationsdauer und der Intensität der Vernebelung in verschiedener Weise variiert. Bei einem Teil der Tiere wurde der Ablauf einer einmaligen Infektion, bei einem anderen Teil der Ablauf einer Reinfektion untersucht. Das weitere ist aus den Tabellen ersichtlich.

Der Versuch Nr. 1 zeigt die geringe Kaninchenpathogenität der humanen Stämme Nr. 1368 und 1373, von denen der erstere eine größere Virulenz besitzen dürfte als der letztere. Diejenigen Tiere, welche der Inhalation des bazillenhaltigen Tröpfchennebels am längsten ausgesetzt waren, zeigten auch die deutlichsten Lungenveränderungen. Andere Organe wurden nicht mikroskopisch untersucht. Milz, Leber, Niere waren makroskopisch in allen Fällen unverändert.

Die pathologischen Veränderungen der Lungen bestanden hauptsächlich in mehr oder weniger ausgebreiteten, herdförmigen zelligen Verdickungen der Septen, sowie in dem vermehrten Auftreten von oft ziemlich großen Rundzellenherden, besonders an den Bronchien und unter der Pleura, weniger an Gefäßen und im übrigen Gewebe. Ganz vereinzelt fanden sich in den Alveolen große mononukleäre Zellen. Bazillen wurden teilweise mittels der Homogenisierungsmethode durch Antiformin spärlich gefunden. In dem Falle der stärksten Erkrankung (Nr. 23) zeigten vereinzelte größere peribronchiale Rundzellenherde kleine Epitheloidzelleninseln, zum Teil mit geringer zentraler Aufhellung. An diesen Stellen fanden sich bei Ziehlfärbung vereinzelte Bazillen. Die bronchialen Lymphknoten waren vergrößert, was bei den übrigen Tieren nicht deutlich festzustellen war. Drei Tiere aus diesem Versuch wurden nicht getötet und zeigten während etwa 5 Monaten, nach welchem Zeitraum sie reinfiziert wurden, klinisch keine Erkrankungserscheinungen.

Vergleichen wir diese Befunde, soweit sie zunächst Vorgänge an dem lymphatischen Apparat der Lunge betreffen, mit dem, was über das Verhalten des lymphatischen Systems bei der experimentellen Tuberkulose bekannt ist, so decken sie sich mit den Ausführungen von Kolle und Hetsch, nach denen „die Wirkung der Tuberkelbazillen im tierischen Organismus nicht nur in jenen Veränderungen besteht, die man allgemein als spezifisch tuberkulös bezeichnet, sondern sie kann sich auch in

Tabelle 1. Versuch Nr. 1 (M). Tröpfcheninfektion mit Tuberkelbazillen typ. humanus Konzentration der Aufschwemmung: 5 mg trockener Kultur auf 1 ccm phys. NaCl-Lösung.

A. Infektion mit Stamm 1368.

Nr.	Tag der Inhalation	Dauer der Exposition. Quantum der vernebelten Flüssigkeit	Tuberkulinreaktion am 3. 7. 25	Röntgenbild	Exitus	Pathologisch-anatomischer Befund
20	20. 6. 25	7,5 Minuten 1 ccm.	±		lebt	
21	20. 6. 25	15 Minuten 2 ccm.	±	25. 8. 25. Einzelne undeutliche kleinfleckige Schatten in beiden Lungenfeldern. Im Vergleich zum Normalbild sehr geringe Veränderung.	11. 11. 25 spontan.	Eitrige Peritonitis. — Beide Lungenoberflächen zeigen eine Anzahl stecknadelkopfgroßer, glasiger Knötchen. Auf der Schnittfläche ähnliche, jedoch viel weniger hervortretende Herde. — Histologisch zahlreiche teilweise ziemlich große, subpleurale, peribronchiale und perivaskuläre Lymphozytenherde. Stellenweise Verdickung der Septen. Bazillen im Schnittpräparat nicht gefunden.
22	20. 6. 25	22,5 Minuten 3 ccm.	+	25. 8. 25. Kleine weiche Fleck- und Strangschatten besonders in den unteren Feldern, rechts mehr als links.	28. 8. 25. getötet.	Die Oberflächen beider Lungen zeigen besonders an den Unterlappen stecknadelkopfgroße, glasige, graue Knötchen. Schnittfläche wie bei Nr. 21. — Histologisch Hyperplasie der pulmonalen Lymphozytenherde. Tuberkelbazillenfärbung im Schnittpräparat o. B. (Nach Antiforminhomogenisierung im Sedimentausstrich spärliche Bazillen.) Stellenweise Verdickung der Septen.

Nr.	Tag der Inhalation	Dauer der Exposition. Quantum der vernebelten Flüssigkeit	Tuberkulinreaktion am 3. 7. 25	Röntgenbild	Exitus	Pathologisch-anatomischer Befund
23	20. 6. 25	30 Minuten 4 ccm.	+	18. 7. 25. Mäßig zahlreiche kleinfleckige Schatten, besonders über den Unterlappen und rechts. Befund stärker als bei 22.	25. 7. 25 getötet.	Die Oberflächen beider Lungen besonders in den mittleren und unteren Teilen übersät mit ziemlich zahlreichen stecknadelkopfgroßen, glasigen, hellgrauen Knötchen. Ähnliche Herde in geringerer Zahl und unscharf begrenzt auf der Schnittfläche. — Histologisch Hyperplasie der pulmonalen lymphatischen Herde. In deren Zentrum stellenweise Epitheloidzellenbildung. Hier finden sich bei Tuberkelbazillenfärbung vereinzelte Bazillen. Verdickung der Septen, die zu herdförmigen Gewebsverdichtungen geführt hat. — Geringe Vergrößerung der bronchialen Lymphknötchen.

B. Infektion mit Stamm 1373.

Nr.	Tag der Inhalation	Dauer der Exposition. Quantum der vernebelten Flüssigkeit	Tuberkulinreaktion am 3. 7. 25	Röntgenbild	Exitus	Pathologisch-anatomischer Befund
24	20. 6. 25	5 Minuten 0,7 ccm.	±		lebt.	
25	20. 6. 25	10 Minuten 1,3 ccm.	±		lebt.	
26	20. 6. 25	15 Minuten 2 ccm.	—	25. 8. 25. Befund wie bei Nr. 21.	28. 8. 25 getötet.	An beiden Lungenoberflächen vereinzelte stecknadelkopfgroße, glasige, graue Knötchen. Bazillen nicht gefunden.
27	20. 6. 25	20 Minuten 2,8 ccm.	±	18. 7. 25. Wenig ausgeprägte schwache Fleckschatten in der Nähe des Hilus. (Unsicherer Befund.)	28. 8. 25 getötet.	Beide Lungen zeigen an den Oberflächen wenig zahlreiche, stecknadelkopfgroße, glasige, graue Knötchen. Histologisch Hyperplasie der pulmonalen Lymphozythenherde. Bazillen nicht gefunden. Stellenweise geringe Verdickung der Septen.

C. Kontrolltiere für die Tuberkulinreaktion.

Nr.	Tag der Inhalation	Dauer der Exposition. Quantum der vernebelten Flüssigkeit	Tuberkulinreaktion am 3. 7. 25	Röntgenbild	Exitus	Pathologisch-anatomischer Befund
K_1	—	—	±			
K_2	—	—	—			

einer einfachen lymphoiden Hyperplasie äußern". Ganz entsprechend
unterscheidet Bartel bei der Lymphdrüsentuberkulose ein „Stadium der
lymphoiden Latenz" von dem Stadium „der manifesten Tuberkulose",
je nachdem, ob eine lymphoide Hyperplasie, d. h. eine Vermehrung der
Lymphozyten mit Verwischung der normalen Drüsenstruktur besteht,
oder ob es schon zur Entwicklung von Epitheloidzellentuberkeln gekommen ist. Joest und Emshoff bestreiten allerdings auf Grund ihrer
Tierexperimente die Existenz eines lymphoiden Latenzstadiums bei
Meerschweinchen und anderen Tieren und bezweifeln sein Vorhandensein beim Menschen.

Was die Deutung der in unserem Versuch beobachteten proliferativen Erscheinungen in den Septen anbetrifft, so verweisen wir auf die
Darstellung Töppichs von zellulären Abwehrvorgängen, die er bei in-
tratrachealer Infektion mit Tuberkelbazillen bei Meerschweinchen und
zum Teil bei Kaninchen beobachtet hat. Nach ihm beginnen die Abwehrvorgänge des normalen Tieres schon kurz nach der Infektion und
bestehen in Quellung der Kapillarendothelien, Umwandlung derselben
in große mononukleäre und Übergangszellen, Durchwanderung der Alveolarwand und Phagozytose der Bazillen. Für die Beteiligung der
Alveolarepithelien an der Abwehr der Bazillen fand Töppich keinerlei Anhaltspunkte. Diese Vorgänge erstrecken sich über die ganze
Lunge und führen an manchen Stellen zu einer Verdickung der Septen, Verlegung der Kapillaren mit Stasen und kleinen Diapedesis-
blutungen, Auseinanderdrängung der elastischen Fasern, die oft durch
die Zellwucherung verdeckt sind. An vielen Stellen finden sich „Durch-
trittsbilder".

Wie aus der Tabelle hervorgeht, hat die frühzeitig angestellte, von
Klimmer beschriebene, örtliche Subkutanreaktion nur unsichere Aufschlüsse über den Erkrankungszustand der Tiere erteilt. Die später
versuchsweise herangezogene Röntgenmethode ergab Befunde, die
bei den einzelnen Tieren der Stärke der Infektion ziemlich gut entsprachen.

Der nächste Versuch (Nr. 2) hatte die Tröpfcheninfektion mit
größeren Dosen des als virulenter erkannten Stammes Nr. 1368 zum
Gegenstand. Die etwa 4 Wochen nach der Infektion hergestellten Röntgenbilder der beiden Versuchstiere zeigten bei Vergleich mit den im Beginn des Versuches hergestellten Aufnahmen deutliche Veränderungen,
die bei dem Tier Nr. 35 auf einem nach weiteren 40 Tagen angefertigten
Röntgenbild nicht mehr in dem Maße zu sehen waren. Pathologisch-
anatomisch fanden sich bei dem frühzeitig getöteten Tier Nr. 34 ähnliche
jedoch vielleicht etwas ausgedehntere Veränderungen wie bei dem Tier
Nr. 23 des vorigen Versuches. Das später getötete Tier Nr. 35 wies einen
wesentlich geringeren, qualitativ gleichartigen, Befund auf.

Der Versuch Nr. 3 zeigt die viel stärkere Pathogenität des humanen Stammes Schröder-Mietzsch-Baumgarten. Die gleichfalls mittels
Tröpfcheninhalation bewirkte Infektion hat schon nach 5 Wochen zu
schwerer multipler Erkrankung des ganzen Lungengewebes geführt, die

Tabelle 2. Versuch Nr. 2 (M). Tröpfcheninfektion mit größeren Mengen humaner Bazillen. Stamm 1368. Konzentration der Aufschwemmung: 4 mg in 1 ccm.

Nr.	Infektions-tag	Dauer der Inhalation	Röntgenbild	Exitus	Pathologisch-anatomischer Befund
34	30. 7. 25	2½ St. 10 ccm.	I. 1. 8. 25 (Kontrolle): Normales Bild. II. 29. 8. 25. Zahlreiche über beide Lungenfelder diffus ausgestreute kleinfleckige Schatten.	1. 9. 25 getötet.	Oberflächen beider Lungen übersät mit zahlreichen stecknadelkopfgroßen, grauen, glasigen Knötchen. Die Schnittflächen zeigen dieselben Gebilde in geringerer Dichte. Histologisch zahlreiche hyperplastische lymphatische Herde. Innerhalb derselben stellenweise Epitheloidzellenbildung. Spärliche Bazillen. Stellenweise zellige Verdickung der Septen. Sinuskatarrh der bronchialen Lymphknoten. Andere Organe o. B.
35	30. 7. 25	2½ Std. 10 ccm.	I. 1. 8. 25 (Kontrolle): Normales Bild. II. 29. 8. 25. Zahlreiche kleinfleckige, prägnante Schatten in der Mitte ein größerer Strangschatten. III. 8. 10. 25. Geringe schwache strangförmige Schatten beiderseits des Hilus. (Befund wesentlich geringer als am 29. 8.)	8. 10. 25 getötet.	Oberfläche und Schnittfläche beider Lungen zeigen mäßig zahlreiche stecknadelkopfgroße graue Knötchen. Histologisch Hyperplasie der lymphatischen Herde, die stellenweise epitheloides Zentrum zeigen. Spärliche Bazillen. Stellenweise Gewebsverdichtung durch Zellvermehrung. Veränderungen im ganzen in den Septen geringer als bei Nr. 34.

Tabelle 3. Versuch Nr. 3 (M). Tröpfcheninfektion mit Tuberkelbazillen typ. hum. Stamm Schroeder-Mietzsch. Konzentration der Aufschwemmung: 4 mg. trockener Kultur auf 1 ccm phys. NaCl.

Nr.	Tag der Inhalation	Dauer der Inhalation. Vernebelte Flüssigkeit	Röntgenbild	Exitus	Pathologisch-anatomischer Befund
40	5. 9. 25	1 Std. 6 ccm.	9. 10. 25. Diffuse grobfleckige netzartig konfluierende ziemlich harte Schatten im ganzen Bereich beider Lungen. (S. Abbildung 7.)	10. 10. 25 getötet.	Beide Lungen, besonders an den Oberflächen, durchsetzt von zahlreichen ziemlich dichtstehenden bis erbsengroßen gelblichen Knötchen. Histologisch hauptsächlich miliare käsige Pneumonien. Einige größere hepatisierte Herde mit Alveolarverfettung und mäßiger Verkäsung; stellenweise Granulationssaum, käsige Bronchiolitis. Reichlich Bazillen. — Verkäsende Tuberkel der bronchialen Lymphknoten.
41	5. 9. 25.	1 St. 6 ccm.	9. 10. 25. Befund wie bei Nr. 40, nur im ganzen etwas geringer. Die Fleckschatten sind in der Nähe des Hilus besonders dicht. (S. Abbildung 8.)	10. 10. 25 getötet.	Befund wie bei Nr. 40, nur sind die tuberkulösen Veränderungen im ganzen etwas geringer.

hauptsächlich in käsig-pneumonischen Prozessen bestand und offensichtlich innerhalb kurzer Zeit zum Tode geführt haben würde. Die Erkrankung ist auf die Lungen und deren regionäre Lymphknoten beschränkt geblieben. Dem pathologisch-anatomischen Befund entsprachen die Röntgenbilder (siehe Abb. 7 u. 8).

Der vierte Versuch bestand in Reinfektion der aus Versuch Nr. 1 überlebenden drei Tiere durch intravenöse Injektion einer tödlichen Dosis von Schröder-Mietzsch-Bazillen, bei gleichzeitiger gleichstarker Infektion von 2 Kontrollen. Die röntgenologische Untersuchung aller Tiere ergab 2 Monate post infectionem eine schwere Erkrankung der Kontrollen (siehe Abb. 10, Tier Nr. 87), die auch klinisch in Erscheinung trat. In guter Übereinstimmung hiermit fanden sich bei der Sektion der nach

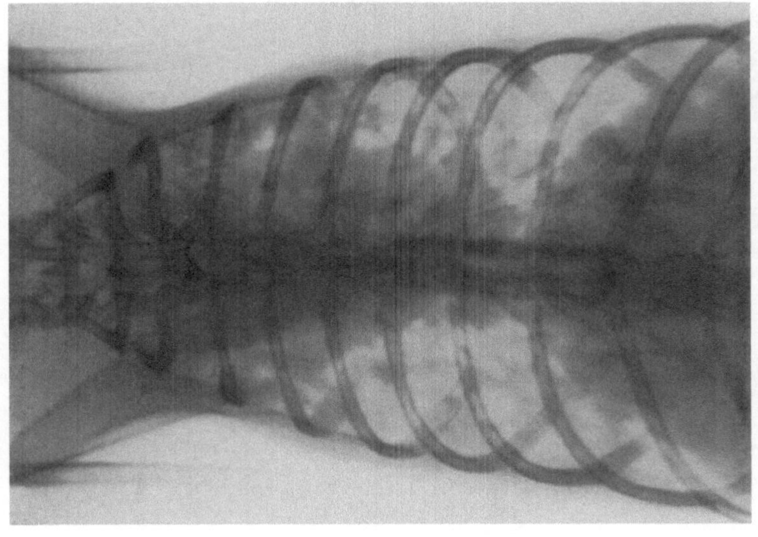

Abb. 7. Kaninchen Nr. 40.

weiteren 9—10 Wochen getöteten Tiere, bei den Kontrollen schwere Lungenveränderungen von ähnlichem Charakter wie sie durch die Inhalationsinfektion im vorigen Versuch hervorgerufen wurden, bei den reinfizierten Tieren Nr. 20 und 25 nur verhältnismäßig wenig ausgebreitete tuberkulöse Herde (siehe Abb. 9, Tier Nr. 20), während das Tier Nr. 24 wieder stärker erkrankt war. Dieses letztere Tier war bei der Erstinfektion dem bazillenhaltigen Tröpfchennebel am kürzesten ausgesetzt worden. Es war das einzige weibliche Tier unter den fünf Tieren dieses Versuches und hatte nach einem partus Ende Dezember stetige Gewichtsabnahme und sonstige Verschlechterung seines Zustandes gezeigt. Während die beiden ersteren reinfizierten Tiere offenbar durch die frühere verhältnismäßig blande Infektion gegen die zweite hochvirulente Infektion weitgehend immunisiert worden sind, reichte bei dem Tier Nr. 24 anscheinend infolge der oben angeführten Umstände diese Schutzwirkung nicht aus, um der zweiten Erkrankung einen wesentlich milderen Verlauf zu geben.

Bei den Tieren Nr. 20 und 25 waren trotz der hämatogenen Einverleibung der Bazillen außer den Lungen andere Organe kaum oder nur in sehr geringem Umfange erkrankt, während bei den anderen drei Tieren namentlich bei den Kontrollen, eine beträchtliche Verschleppung der Bazillen in andere Organe stattgefunden hatte. Die tracheobronchialen Lymphknoten der ersteren Tiere zeigten außer geringer Hyperplasie

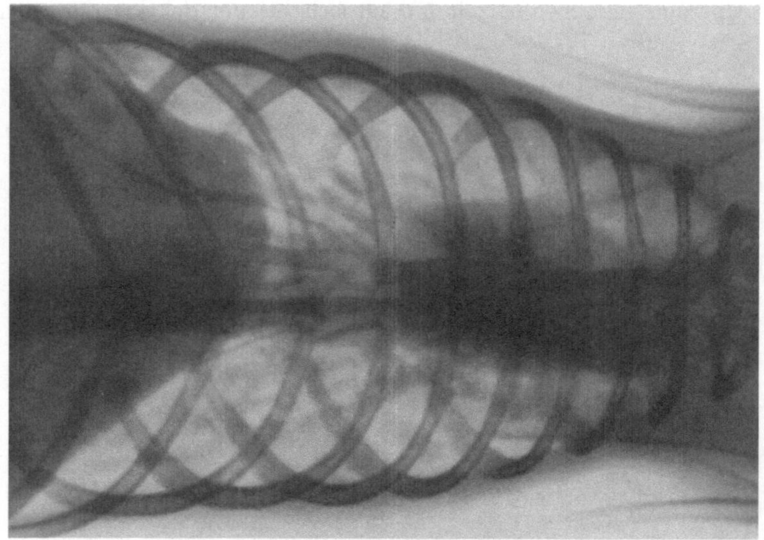

Abb. 8. Kaninchen Nr. 41.

keine Veränderungen, während diese Lymphknoten bei den beiden erstinfizierten Tieren von Tuberkeln durchsetzt waren.

In histologischer Beziehung bestanden wesentliche Unterschiede zwischen den tuberkulösen Erkrankungsherden in den Lungen der Tiere Nr. 20 und 25 einerseits und denen der Kontrollen andererseits. Bei den ersteren fanden sich Veränderungen von ausgesprochen produktivem Charakter, Bindegewebsneubildung in der Peripherie der tuberkulösen Herde und beginnende Organisation derselben. Bei den Kontrollen herrschten exsudative Veränderungen bei weitem vor, während bei dem dritten reinfizierten Tier sich neben käsigen Pneumonien ebenfalls ausgedehnte Herde tuberkulösen Granulationsgewebes fanden. Die Lungentuberkulose der vorbehandelten Tiere näherte sich somit in histologischer Beziehung der für die menschliche chronische Tuberkulose charakteristischen Form.

Auf Grund dieser und späterer Beobachtungen an mit Tuberkelbazillen infizierten Kaninchen ergibt sich etwa folgendes Bild der experimentellen Kaninchentuberkulose:

Eine einmalige aerogene Tröpfcheninfektion mit wenig virulenten humanen Bazillen führte bei entsprechend geringer Dosis nur zu unspezifischen Veränderungen der Septen und des lymphatischen Gewebes der Lunge, die sich offenbar allmählich zurückbildeten.

Eine einmalige feuchte Inhalation genügender Mengen virulenter humaner Bazillen führte im allgemeinen zu multipler tuberkulöser Erkrankung der Lungen von vorwiegend exsudativem Charakter, die meist

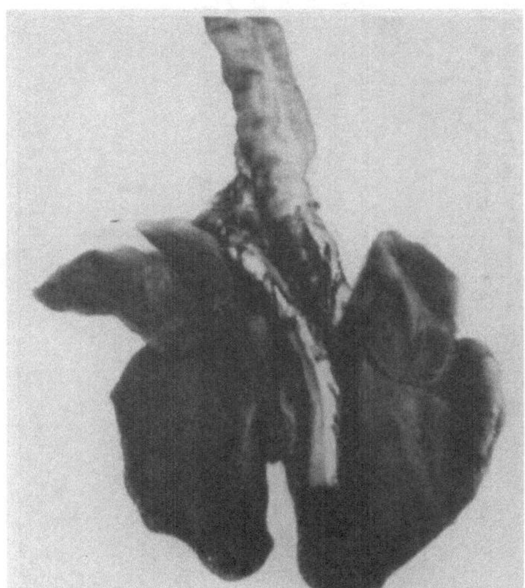

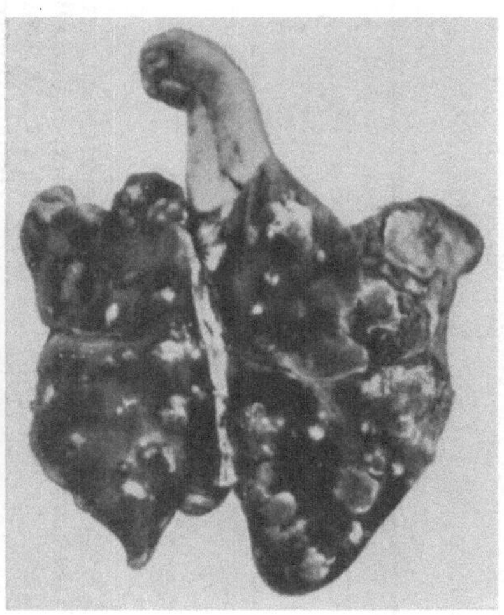

Abb. 9. Kaninchen Nr. 20.   Abb. 10. Kaninchen Nr. 87.

einen progredienten Verlauf nahm und je nach der Stärke der Infektion in mehreren Wochen oder Monaten zum Tode führte. Die anatomischen Veränderungen bestanden im wesentlichen in azinösen, lobulären oder lobären tuberkulösen Pneumonien mit großzelligem Exsudat, Alveolarverfettung und mehr oder weniger ausgedehnter Verkäsung. Diese Herde zeigten bei längerem Verlauf der Erkrankung Erweichung, die zur Bildung von Kavernen führte. Außerdem fanden sich miliare Tuberkel, meist von hepatisierten Alveolen umgeben. Die benachbarten Alveolarwände waren stellenweise zellig infiltriert. Je protahierter die Erkrankung verlaufen war, um so mehr traten bei der pathologisch-anatomischen Untersuchung produktive Veränderungen neben den exsudativen hervor. In der Umgebung der tuberkulösen Herde bestand häufig Emphysem. In frühen Stadien der Erkrankung und bei nicht zu starker Infektionsdosis traten deutliche Beziehungen zwischen der Ansiedlung der Tuberkelbazillen und dem lymphatischen Apparat der Lunge in Erscheinung, indem die tuberkulösen Herde hauptsächlich unter der Pleura um Bronchien

Tabelle 4. Versuch Nr. 4 (M). Reinfektion der Kaninchen 20, 24, 25 durch intravenöse Injektion von $^1/_{10}$ mg Tuberkelbazillen, Stamm Schröder-Mietzsch.

Nr.	1. Infektion (Inhalation)	2. Infektion (I. v. Injektion)	Röntgenbild	Ophthal- moskopische Untersuchung	Exitus	Pathologisch-anatomischer Befund
				A. Reinfizierte Tiere.		
20	20. 6. 25 Stamm 1368 7,5 Minuten.	24. 11. 25	20. 1. 26 Lungen o. B. (—)	27. 3. 26 Beiderseits o. B.	29. 3. 26 getötet.	Im Bereich der vorderen Teile der Mittellappen und in den Oberlappen vereinzelte kleine derbe Herde. Histologisch vernarbendes tuberkulöses Granulationsgewebe. Keine Bazillen. Bronchiale Lymphknoten etwas vergrößert. Bauchorgane makroskopisch o. B.
24	20. 6. 25 Stamm 1373 5 Minuten.	24. 11. 25	20. 1. 26 Einzelne undeutliche Fleckschatten beiderseits besonders rechts. (+)	27. 3. 26 Links tuberkulöse Chorioretinitis. Rechts o. B.	28. 3. 26 getötet.	Beide Lungen durchsetzt von bis erbsengroßen gelblichen Knoten. Geringe pleuritische Verwachsungen. Histologisch verkäsende Tuberkel, stellenweise käsig-pneumonische Herde. Ziemlich reichlich Bazillen. „Sinuskatarrh" der bronchialen Lymphknoten. Niere, Leber, Milz makroskopisch o. B.

Nr.	1. Infektion (Inhalation)	2. Infektion (I. v. Injektion)	Röntgenbild	Ophthalmoskopische Untersuchung	Exitus	Pathologisch-anatomischer Befund
25	20. 6. 25 Stamm 1373 10 Minuten.	24. 11. 25	20. 1. 26 Lungen o. B. (—)	27. 3. 26 Beiderseits o. B.	29. 3. 26 getötet.	Außer 2—3 bis erbsengroßen zirkumskripten Knötchen an der Lungenoberfläche, aus denen sich nach Durchschneidung eine gallertige Masse entleert, kein makroskopischer Befund. Histologisch Herde vernarbenden tuberkulösen Granulationsgewebes. Innerhalb derselben stellenweise „drüsenähnliche" Alveolen mit kubischem Epithel. Keine Bazillen. Bronchiale Lymphknoten o. B. Nieren, Leber, Milz makroskopisch o. B.

B. Erstinfizierte Tiere (Kontrollen).

Nr.	1. Infektion (Inhalation)	2. Infektion (I. v. Injektion)	Röntgenbild	Ophthalmoskopische Untersuchung	Exitus	Pathologisch-anatomischer Befund
86	—	24. 11. 25	20. 1. 26 Schwache Fleck- und Strangschatten beiderseits. (+)	27. 3. 26 Chorioidealtuberkel rechts, links o. B.	29. 3. 26 getötet.	Beide Lungen völlig durchsetzt von zahlreichen erbsengroßen und kleineren gelblichen Knoten. Histologisch käsige Pneumonien und tuberkulöse Granulationsherde mit zentraler Verkäsung. Epitheloidzellentuberkel der Bronchiallymphknoten.
87	—	24. 11. 25	20. 1. 26 Schwache kleine Fleck- u. Strangschatten besonders rechts um den Hilus. (+ +)	27. 3. 26 Iritis tuberculosa. Sekundärglaukom rechts.	28. 3. 26 getötet.	Beide Lungen durchsetzt mit sehr zahlreichen miliaren und größeren, vielfach konfluierenden gelblichen Knötchen. Histologisch verkäsende Tuberkel und käsig-pneumonische Herde. Bronchialdrüsentuberkulose mit mäßiger Verkäsung. Tuberkel beider Nieren.

und Gefäße herum angetroffen wurden. Verschiedentlich waren die pleura costalis und diaphragmatica mit etwa erbsengroßen verkästen Knoten übersät. Die rechte Lunge war in vielen Fällen deutlich stärker erkrankt als die linke.

Die bronchialen Lymphknoten waren fast regelmäßig frühzeitig miterkrankt und zeigten histologisch tuberkulösen Sinuskatarrh mit oft beträchtlicher Erweiterung der Sinus. In einigen Fällen, namentlich bei sehr akut verlaufender Lungentuberkulose, waren die Lymphknoten beträchtlich vergrößert, von ziemlich fester Konsistenz und auf dem Schnitt von sulziger Beschaffenheit. Mikroskopisch fand sich dann eine all-

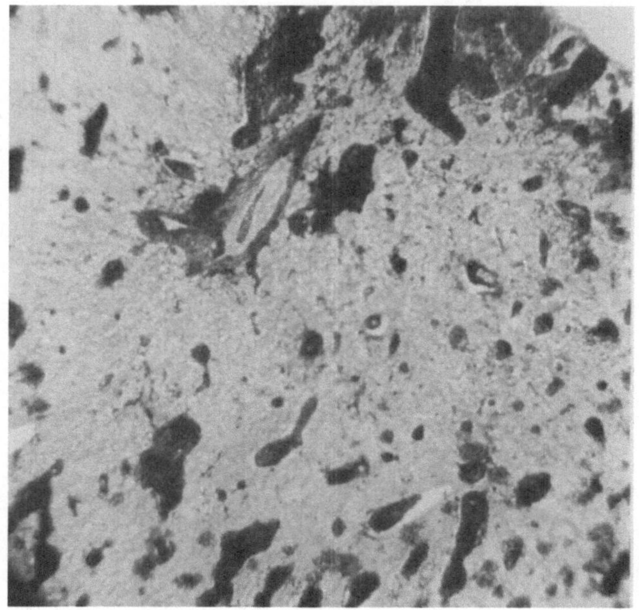

Abb. 11. Hochgradige zellarme Exsudation in die Sinus tuberkulöser bronchialer Lymphknoten. Atrophie des lymphoiden Gewebes.

gemeine außerordentliche Erweiterung der Sinus, die mit eiweißreicher, zellarmer, vakuoliger Masse erfüllt waren bei gleichzeitiger Atrophie des lymphatischen Gewebes (siehe Abb. 11). Daneben bestanden in den restlichen Gewebsinseln spezifisch tuberkulöse Veränderungen. In anderen Fällen fand sich oft eine sehr ausgedehnte Wucherung großer epitheloider Zellen in den Sinus, oder häufiger verkäsende Tuberkel oder Konglomerattuberkel mit Riesenzellen. Ähnliche Veränderungen zeigten häufig die submentalen Lymphknoten; vereinzelt wurden bis kastaniengroße verkäste Knoten gefunden. Die Achsel-, Leisten und andere oberflächliche Lymphknoten waren, soweit sie bei der Sektion aufgesucht worden sind, manchmal vergrößert, meist aber unverändert.

In anderen Organen wurden, namentlich innerhalb der ersten Wochen nach der Infektion, tuberkulöse Veränderungen für gewöhnlich nicht gefunden. In einigen Fällen, besonders in solchen, bei denen sich schwere Lungentuberkulosen nach längerer Zeit entwickelt hatten, fanden sich Tuberkel in der Nierenrinde, in der Iris und in der Chorioidea, weniger häufig in der Milz und der Leber. Vereinzelt fanden sich verkäste Knoten in der Darmwand.

Bei der hämatogenen Infektion siedelten sich die Tuberkelbazillen ebenfalls in den meisten Fällen hauptsächlich in der Lunge an, wo sich die gleichen Prozesse abspielten wie bei der Inhalationstuberkulose. Daneben waren gewöhnlich auch andere Organe tuberkulös erkrankt, besonders die Nieren, die hauptsächlich in der Rinde oft sehr stark von Tuberkeln durchsetzt waren. In geringerem Maße waren Auge, Milz und Leber in Mitleidenschaft gezogen. In einigen Fällen war die Nierentuberkulose so ausgebreitet, daß sie als Todesursache angesprochen werden mußte, da der gleichzeitig erhobene Lungenbefund verhältnismäßig gering war.

Die Infektion mit bovinen Bazillen schien, soweit bei dem geringen diesbezüglichen Material gesagt werden kann, keine Abweichungen hinsichtlich des Verlaufes der Erkrankung zu ergeben.

Die Reinfektionen, die sowohl auf aerogenem wie auf hämatogenem Wege gesetzt wurden, verliefen im allgemeinen ähnlich wie im Versuch Nr. 4. Infektionsdosen, die bei nicht tuberkulösen Tieren eine schnell zum Tode führende Erkrankung herbeiführten, hatten bei vorbehandelten Tieren eine wesentlich weniger pathogene Wirkung. Die Lungenveränderungen bestanden vorwiegend in Herden von tuberkulösem Granulationsgewebe, die oft beträchtliche periphere Bindegewebsentwicklung aufwiesen. Daneben fand sich meist auch in vereinzelten Alveolengruppen zellige Exsudation. Die tuberkulöse Erkrankung der Lunge war bei einigen Versuchsreihen in charakteristischer Weise nahezu beschränkt auf subpleurale und peribronchiale scharf abgesetzte Herde mit bindegewebigem Randsaum. Die bronchialen Lymphknoten der reinfizierten Tiere waren meist auffallend wenig verändert. Die individuellen Schwankungen in der Erkrankung der unter gleichen Bedingungen infizierten Tiere gingen bezüglich der Schwere der Lungenveränderungen im allgemeinen nicht über ein erträgliches Maß hinaus.

In den vorstehenden Versuchen hatte sich die Röntgenmethode zur objektiven Feststellung des Grades der Lungenerkrankungen intra vitam gut bewährt. (Beschreibung der Technik siehe später.) Ein derartiges diagnostisches Hilfsmittel schien uns für die Beurteilung der Versuche aus dem Grunde wertvoll, weil es ermöglichte, am lebenden Tier die experimentellen Alterationen zu untersuchen und ihren Verlauf bzw. ihre Rückbildung zu verfolgen. Für gewöhnlich hat man bei solchen Versuchen, wie wir sie unternommen haben, die Möglichkeiten, entweder die Versuchstiere gleichzeitig zu töten und ihre Befunde zu vergleichen, oder aber sie spontan ad exitum kommen zu lassen und die postexperimentelle Lebensdauer mit zur Beurteilung heranzuziehen. In letzterem Falle besteht der Nachteil, daß akzidentelle Todesursachen die Schlußfolgerungen aus den Versuchen beeinträchtigen. Im ersteren Falle muß man andererseits darauf verzichten, die experimentell hervorgerufenen pathologischen Veränderungen sich völlig entwickeln zu lassen. Eine intra vitam gestellte Diagnose, wie sie durch das Röntgenbild ermöglicht wird, gestattet, die Vorteile beider oben beschriebenen Möglichkeiten zu verbinden.

III. Die Versuchsanordnung.

a) Dauer und Menge der Staubinhalation.

Die prinzipielle Anordnung der Versuche ist gegeben, weil es sich darum handeln muß, den gewöhnlichen Entwicklungsgang des Zustandes, welcher durch die kombinierte Einwirkung zweier Faktoren, des Staubes und des tuberkulösen Virus, entsteht, im Experiment herzustellen. Das Versuchstier muß somit einerseits einer periodisch fortgesetzten Staubeinwirkung von der Intensität, wie sie in industriellen Betrieben auftritt und allmählich zu Alterationen führt, ausgesetzt und andererseits einer tuberkulösen Infektion unterworfen werden.

Wenn wir das experimentelle Vorgehen der oben aufgeführten Autoren ins Auge fassen, so fällt auf, daß im Vergleich zu solchen Versuchsbedingungen wie einer nach wenigen Monaten bemessenen Staubinhalation und einer mit verschiedenartigen experimentellen Methoden gesetzten tuberkulösen Infektion die Verhältnisse beim Staubarbeiter sowohl hinsichtlich der Staubeinwirkung als auch hinsichtlich des Auftretens der Tuberkulose in mancher Beziehung abweichend sind.

Unter gewerblichen Verhältnissen dauert die Staubeinwirkung im allgemeinen jahrelang, bevor eine tuberkulöse Komplikation klinisch in Erscheinung tritt. Die Beeinflussung derselben durch den inhalierten Staub, speziell nach der ungünstigen Seite hin, soll nach mehreren Autoren erst dann sich geltend machen, wenn der Staub schon zu beträchtlicher Bindegewebsneubildung geführt hat. Unter den obigen Versuchsbedingungen entwickelt sich aber eine solche beim Tier, wie alle Untersucher übereinstimmend berichten, erst in sehr geringem Maße. Man kann daher die Frage aufwerfen, ob nicht erst das Versuchstier nach dem Arnoldschen Vorgange einer so lange fortgesetzten Staubinhalation unterworfen werden sollte, daß erhebliche bindegewebige Indurationen entstehen, bevor man eine Tuberkulose hinzutreten läßt und deren Ablauf beobachtet. Eine solche Forderung, die von den erwähnten Untersuchern offenbar nicht als notwendig anerkannt worden ist, würde natürlich die Versuchsschwierigkeiten ungeheuer erhöhen.

Engel hat in seinem verschiedentlich erwähnten Vortrage den Stand der Frage des Mechanismus der Tuberkulosebeförderung durch Inhalationsstaub dahin charakterisiert, daß zwei Gruppen von Ansichten bestehen, je nachdem die Art der Schädigung in oberflächlichen, verletzenden Veränderungen gesehen wird, welche das Eindringen des Tuberkelbazillus unmittelbar begünstigen, oder in den bekannten tieferen

Dauerwirkungen der Staubeinatmung, die im wesentlichen in Staubeinlagerung und Bindegewebsentwicklung bestehen. Es spricht indessen alles dafür, daß eine mehrmonatige experimentelle Staubinhalation bereits genügt, um einen dem gewöhnlichen pathologisch-physiologischen Mechanismus entsprechenden Einfluß auf den Verlauf der Lungentuberkulose auszuüben. Mavrogordatos Versuche haben gezeigt, daß schon nach kurzwährender Staubeinatmung ein spezifisches Verhalten verschiedener Staubarten deutlich wird. Aus Gardners Untersuchungen geht hervor, daß eine Beförderung der Ausbreitung tuberkulöser Prozesse in der Lunge keineswegs von dem Vorhandensein von Bindegewebswucherungen abhängig ist, sondern daß diese vielmehr in einem gewissen Verhältnis zu der Menge des abgelagerten Staubes steht. Hoffman hat in seiner Untersuchung der Mortalität durch Lungentuberkulose unter den Granitschleifern von Barre, Vt., geordnet nach den Jahren der Granitstaubexponierung, von 1886—1919, festgestellt, daß die Schädigungen proportional der Dauer des Berufslebens zunahmen, und bereits schon im dritten Berufsjahr in einzelnen Fällen zum Tode führten. Koelsch äußert sich in seiner Arbeit über Porzellanindustrie und Tuberkulose: „Allerdings sprechen theoretische Überlegungen dafür, daß die rasche Ausbreitung des tuberkulösen Prozesses und die Verschleppung der Bazillen im Gewebe nur in solchen Staublungen erfolgen wird, in denen die Reizwirkungen noch im Vordergrunde stehen, in denen dagegen die indurativen Prozesse noch nicht in erheblichem Maße sich ausgebildet gaben. Paté in seiner Arbeit „La phthisie des faienciers", und Merkel vertreten die Ansicht, daß, sobald die Lunge hochgradig mit Staub erfüllt ist, die Tuberkulose nur ausnahmsweise zur Entwicklung kommt. Auch A. Fränkel äußert sich in ähnlicher Weise. Nach diesen Anschauungen treten somit die Wechselbeziehungen zwischen Lungentuberkulose und Staublunge in den meisten Fällen bereits in einem Frühstadium der letzteren in Erscheinung.

An dieser Stelle soll ferner noch auf eine zuerst wohl von Claisse und Josué vertretene Auffassung hingewiesen werden, wonach die menschliche Pneumonokoniose nicht dem direkten Einfluß des Staubes, sondern gleichzeitig sich abspielenden infektiösen Prozessen zuzuschreiben ist. Ähnlich ist die Ansicht von Ickert und Hübschmann (zitiert nach Engel), wonach die Bindegewebsentwicklung in der Staublunge von vornherein der Mitwirkung des Tuberkelbazillus bedarf.

Aus diesen Erörterungen dürfte jedenfalls hervorgehen, daß es sich im Experiment zunächst darum handeln muß, Staubinhalationen von mäßiger Dauer anzuwenden. Weiteren Arbeiten bleibt vorbehalten, die Wirkung der tuberkulösen Infektion bei sehr lange fortgesetzter Staubeinatmung zu untersuchen. Die Beladung der Lunge mit Staub tritt bei chronischer Inhalation verhältnismäßig schnell ein. Schon v. Ins konnte bei Versuchen mit Inhalation von Steinstaub an Hunden zeigen, daß das fremde Material schon nach wenigen Wochen einen hohen Prozentsatz der Lungenmasse ausmachte. Auch sekundäre Veränderungen durch Staub, die jedoch beim Menschen klinisch stets unbemerkt bleiben, und

auch niemals größere Ausdehnung erlangen, sind in Form von kleinen
indurierten Herden ziemlich frühzeitig beobachtet worden. Eine mehrere
Monate hindurch fortgesetzte experimentelle Staubinhalation, wie sie in
den bisherigen Arbeiten angewendet worden ist, und in dem Bereiche der
gewöhnlichen technischen Möglichkeiten liegt, dürfte nach diesen Erörterungen die Grundbedingungen für die Beobachtung des Ablaufs einer
tuberkulösen Erkrankung der Staublunge im Tierversuch erfüllen. Bei
der notwendigen Exaktheit der Versuchsbedingungen, wie sie eine rationelle Erforschung des uns vorliegenden Themas verlangt, ist es also nach
Maßgabe obiger Gesichtspunkte am zweckmäßigsten, zunächst die Versuchsdauer in der auseinandergesetzten Weise festzusetzen.

Demgemäß haben wir in unseren Versuchen die Dauer der Staubinhalation auf 2—5 Monate bemessen, daneben aber noch kürzer wäh-
rende Versuche in beschränktem Maße vorgenommen. Derartige Zeiträume gestatten noch eine exakte Durchführung der Einzelinhalation,
bei der wir auf konstante quantitative Einstellung der Versuchsbedingungen besonders achteten. Die Aufrechterhaltung dieses Prinzips er-
fordert schon bei derartiger Versuchsdauer viele Mühe und ist bei noch
längeren Zeiträumen nur mit großen Schwierigkeiten durchführbar. Für
die Ausführung der experimentellen Staubinhalation erschien es uns besonders wichtig, nach dem Vorgange von Mavrogordato und Cesa-
Bianchi mehrere Parallelreihen von gleichartigen Versuchen mit verschiedenen Staubarten anzulegen und dabei solche auszuwählen, welche
die Lungentuberkulose erfahrungsgemäß in verschiedenem Grade, sowohl in ungünstiger als auch in günstiger Weise beeinflussen. Auf diese
Weise sollte es durch vergleichende Untersuchungen ehestens gelingen,
das Wesen der Staubwirkung zu ergründen, um vielleicht im Laufe der
Zeit zu einer gewissen Klassifikation der verschiedenen gewerbehygienisch belangreichen Materialien zu gelangen. Um solche Vergleiche ziehen zu können, war es nötig, die zur Einatmung gelangenden verschiedenen Staubarten möglichst gleichmäßig zu dosieren. Ferner war es von
erheblicher Bedeutung die Versuchsbedingungen in quantitativer Hinsicht möglichst absolut festzusetzen. Dem technischen Problem der
Gleichmäßigkeit und Regulierbarkeit der experimentellen Staubpro-
duktion war somit besondere Beachtung zu schenken. Je vollkommener
es gelöst wurde, um so sicherer konnte die Kausalität der Erscheinungen
abgeleitet werden. Die technische Durchführung war, wie vorauszusehen
von großen Schwierigkeiten begleitet und erforderte die Konstruktion
einer geeigneten Apparatur, welche in der Tat viel Zeit und Mühe in Anspruch nahm. Die sich weiter erhebende Frage der anzuwendenden Ver-
stäubungsintensität beschlossen wir in der Weise zu regeln, daß in der
Hauptsache die Wirkung verhältnismäßig gemäßigter Staubinhalation
untersucht werden sollte. Bestimmend hierfür war einerseits die Erwägung, daß die Versuchsbedingungen den durch quantitative Untersuchungen mannigfaltig erforschten gewöhnlich vorkommenden gewerblichen Verhältnissen einigermaßen entsprechen sollten, andererseits die
aus den Arbeiten von Mavrogordato und Cesa-Bianchi hervor-

gehende Tatsache, daß bei zu starker Konzentration des Staubes in der Atemluft ziemlich gleichgeartete akute und subakute Alterationen eintreten, welche die unterschiedliche Wirkungsweise verschiedener Materalien verdecken. Die Dosierung mußte natürlich auf jeden Fall so gehandhabt werden, daß eine progressive Entwicklung in Richtung der Pneumonokoniose gewährleistet war. Daneben wurden mit Rücksicht auf die Versuchsergebnisse von Mavrogordato, Cesa-Bianchi u. a. in kleinerem Umfange Versuche auch mit stärkerer Verstäubung angestellt.

Weitere Anforderungen an die Versuchsanordnung waren insofern gegeben, als zum Zwecke vergleichender Deduktionen, neben der Verschiedenartigkeit der Staubarten noch die Dauer der Versuche, der Zeitpunkt der Infektion und die Dosis des virus zweckmäßig variiert werden mußte. Ferner war den Einflüssen der Individualität durch eine möglichst große Anzahl von Versuchstieren zu begegnen. Hier waren durch räumliche Schwierigkeiten gewisse Schranken gesetzt. Im übrigen haben wir diese Gesichtspunkte nach Maßgabe der vorhandenen Mittel und technischen Möglichkeiten zu beachten gesucht.

Dagegen war es aus äußeren Gründen zunächst leider noch nicht möglich durch Verwendung verschiedener Tierarten die Einflüsse des genus zu beobachten. Nur bei den Kalkversuchen haben wir nebeneinander Versuchsreihen mit Meerschweinchen und Kaninchen angesetzt.

b) Die Infektion mit Tuberkelbazillen.

In den bisherigen einschlägigen experimentellen Arbeiten wurde die tuberkulöse Infektion herbeigeführt durch intravenöse und intratracheale Injektion, durch aerogene Tröpfchen- und Staubinfektion (letzterer Modus wurde von Cesa-Bianchi versuchsweise befolgt), beim Meerschweinchen außerdem noch durch subkutane und intraperitoneale Injektion. Die Applikation des Virus war stets eine einmalige.

Von den zur Verfügung stehenden Methoden hat die Infektion durch Tröpfchennebel den Vorzug, daß sie dem beim Menschen vorherrschenden Infektionswege, als welcher nach allgemeiner Ansicht der aerogene, nach der Flüggeschen Schule speziell die Tröpfcheninhalation anzusehen ist, am meisten entspricht. Gegenüber der experimentellen Staubinfektion hat die Tröpfcheninfektion den Vorzug der technisch leichteren Durchführbarkeit und der Möglichkeit besserer Dosierung. Die aerogene Infektion als solche bringt den Vorteil mit sich, daß, wenigstens beim Kaninchen, Versuchsstörungen durch Miterkrankung anderer Organe außer der Lunge im allgemeinen nicht zu befürchten sind. Aus diesen Gründen haben wir in unseren Versuchen in erster Linie die Infektion durch Tröpfcheninhalation angewandt. Um außerdem noch einen anderen Infektionsweg zu berücksichtigen, wurden weitere Serien von Tieren durch intravenöse Injektion der Tuberkelbazillen infiziert.

Neben der einmaligen Inokulation des Virus haben wir in mehreren Versuchsreihen den Modus der allergisierenden Vorinfektion und der späteren virulenten Hauptinfektion angewandt. Diese Methode scheint uns wegen folgender Vorteile empfehlenswert: Erstens lassen sich auf diesem Wege Überinfektionen verhältnismäßig leicht vermeiden und chronische mit Bindegewebsproduktion einhergehende Formen von Lungentuberkulose, wie sie beim erwachsenen Menschen vorherrschen, erzielen; zweitens steht dieser Modus dem Entstehungsmechanismus der menschlichen chronischen Lungentuberkulose wohl weit näher als der der einmaligen Infektion. Diese letztere Tatsache dürfte bei Untersuchungen über den Einfluß des Staubes auf den Verlauf der Tuberkulose von einiger Bedeutung sein.

c) Fortlaufende Beobachtung und weitere Verarbeitung der Versuchstiere.

Der Zustand der Versuchstiere wurde außer durch äußere Beobachtung verfolgt durch periodische Wägung, und bei einem großen Teil der Tiere durch Röntgenaufnahmen.

Die Anwendung der Röntgenmethode wurde uns ermöglicht durch das Entgegenkommen des Herrn Geh. Rat. Prof. Dr. Krause, der uns die Röntgenabteilung der Medizinischen Klinik in freundlicher Weise zur Verfügung stellte. Für die Ausführung der Methode bewährte sich folgende Technik: Die Kaninchen wurden in einem 28 × 57 cm großen rechteckigen Eisenrahmen eingespannt, indem die Extremitäten des Tieres in ähnlicher Weise wie an Tieroperationstischen an den vier Ecken desselben befestigt wurden. Die Aufnahmen wurden gemacht mittels Glühventilapparat, Siemens-Doppelfokusröhre, Film 13/18 mit zwei Verstärkungsschirmen bei 50 cm Abstand, 36 Kilovolt, etwa 80 Milliampere und einer Exponierung von $^1/_{10}$ Sekunde. Die Aufnahmen gelangen bei dieser Anordnung ausgezeichnet.

Weiter wurde für die Beurteilung des Erkrankungszustandes der tuberkulös infizierten Tiere die Tuberkulinprobe herangezogen, und zwar auf Anraten von Prof. Eber-Leipzig in der Weise, daß beim Kaninchen an der Außenfläche des Ohres subkutan 0,025 ccm Koch-Alttuberkulin in 0,25 ccm Na-Cl-Lösung injiziert wurde und am linken Ohr zur Kontrolle nur 0,25 ccm physiol. Na-Cl-Lösung. Wegen der unregelmäßigen Untersuchungsergebnisse, die mit dieser Methode erzielt wurden, haben wir diese Probe bald aufgegeben und eine von Klimmer für Kaninchen beschriebene örtliche Subkutanreaktion angewandt. Sie wurde vorgenommen durch Injektion von je 0,1 ccm einer 1 promilligen Aufschwemmung abgetöteter Tuberkelbazillen in der Mitte der äußeren Fläche der Ohrmuschel nach Entfernung der Haare. Die Wirkung wurde nach 24 Stunden und nach weiteren 2 Tagen untersucht, wobei auf Rötung (durch Betrachtung im durchfallenden Licht), Schwellung und vermehrte Wärme geachtet wurde.

Die Tiere wurden zum Teil bis zum spontanen Exitus am Leben gelassen, zum Teil wurden sie getötet. Unmittelbar nach der Tötung bzw. möglichst bald nach spontan erfolgtem Tode wurden die Tiere seziert und die Organe zur weiteren Untersuchung präpariert.

Die Präparierung der Lungen wurde bei einigen Tieren auf Grund eines Vorschlages von Prof. Groß-Münster durch intravenöse Formalinfixierung vorgenommen. Zu diesem Zwecke wurde beim narkotisierten Tier die v. cava inf. abgeklemmt und in die freigelegte v. jug. ext. die fixierende Flüssigkeit langsam injiziert, worauf die Vene sowie die Trachea abgebunden wurden; alsdann wurde der Brustkorb eröffnet, die Brustorgane wurden im Zusammenhang herausgenommen und in verdünntes Formalin eingelegt. Bei einem weiteren Teil der Tiere wurde gemäß einer von verschiedenen Autoren befolgten Technik die intratracheale Fixierung mit Formalin angewandt, welches sehr langsam und unter möglichst geringem Druck injiziert wurde. In der großen Mehrzahl der Fälle wurden die Lungen, teils in kollabiertem, teils in entfaltetem Zustande, in gewöhnlich auf 45 Grad erwärmte Fixierungsflüssigkeit eingelegt, als welche meist Formalin, diente. In einigen Fällen wurde Alkoholfixierung angewandt. Einige besonders instruktive Präparate wurden in Kaiserlingschem Gemisch konserviert. Zur Veranschaulichung der Schwere der tuberkulösen Lungenveränderungen wurden in einigen Versuchsreihen Photographien der Lungen hergestellt.

Die weitere histologische Verarbeitung erfolgte hauptsächlich durch die Paraffinmethode und das Gefrierverfahren; in geringerem Umfange wurden Celloidinschnitte angefertigt. Bei den Tieren der Leipziger Versuche mußte sich äußerer Umstände halber die histologische Untersuchung hauptsächlich auf die Lungen beschränken. In Münster wurden bei allen Tieren die Lungen in 5—15 μ dicken, möglichst großen und alle Lungenabschnitte berücksichtigenden Schnitten sowie die tracheobronchialen Lymphknoten untersucht. Bei einem großen Teil der Tiere wurden auch die Trachea, Milz, Leber und Nieren systematisch mikroskopisch untersucht. Bei den letzten Versuchsserien wurden auch die Augen der Tiere sowohl intra vitam ophthalmoskopisch als auch später pathologisch-anatomisch von seiten des Herrn Prof. v. Szily regelmäßig untersucht. Von den gebräuchlichen Färbemethoden wurden gewöhnlich kombinierte Färbungen mit Hämatoxylin und Eosin, ferner je nach dem verfolgten Zweck Karminfärbungen, van Gieson-Färbung, Weigerts Elastinfärbung, die Fettfärbung mit Sudan 3, und die Tuberkelbazillenfärbung nach Ziehl-Neelsen angewandt. Ferner wurde verschiedentlich die von Kossa angegebene Methode zum Nachweis von Kalkablagerung mittels 5 proz. Silbernitratlösung angewendet. Die Auffindung der Ruß- und Kohleteilchen im mikroskopischen Bild bereitete keine Schwierigkeiten. Die Auffindung der Porzellanstaubteilchen, besonders bei der spärlichen Ablagerung nach wenigen Inhalationstagen war mitunter schwer, gelang aber nach einiger Übung stets. Jedenfalls bot die anfängliche versuchsweise Heranziehung des Polarisationsmikroskops, die von verschiedener Seite empfohlen worden ist, keine Vorteile. Es sei noch bemerkt, daß auf das Formalin zurückzuführende Niederschläge sich in einzelnen Fällen nicht vermeiden ließen. Sie beeinträchtigten die Untersuchung im allgemeinen jedoch nicht und wurden nötigenfalls durch die üblichen Methoden beseitigt.

d) Spezielle Apparatur und Versuchstechnik.

Die bei den in dieser Arbeit mitgeteilten Versuchen benutzte Apparatur hat im Verlaufe derselben verschiedene Wandlungen erfahren, teils infolge auf Grund gemachter Erfahrungen vorgenommener Modifikationen, teils infolge der Wahl der Versuchsbedingungen nach unterschiedlichen Gesichtspunkten. Die Wirkung des Staubes sollte sowohl bei starker als auch bei gemäßigter Einwirkung untersucht werden. Da es technisch einfacher ist, dichtere Staubatmosphären kontinuierlich auszulösen, begannen wir damit, in ähnlicher Weise wie Cesa-Bianchi den Ablauf der tuberkulösen Infektion nach Inhalation größerer Staubmengen zu beobachten. In Gegensatz zu diesem Untersucher, welcher mit „staubgesättigter" Inhalationsluft, demnach also mit sozusagen maximalen Bedingungen arbeitete, waren wir von vorherein bestrebt, die zu inhalierenden Staubmengen so zu dosieren, wie sie unter ungünstigeren Verhältnissen in gewerblichen Betrieben immerhin vorkommen. Es ist oben bereits ausgeführt worden, daß der Staubgehalt der Fabrikluft großen Schwankungen unterliegt. In vielen Betrieben kommen bei bestimmten Arbeiten regelmäßig wiederkehrende enorme Steigerungen der Staubentwicklung vor. Besonders in der Bergbauindustrie sind beim Gesteinbohren, beim Verladen des gewonnenen Materials an der „Rolle" oder „Rutsche" im Firstenbau erhebliche Staubentwicklungen trotz aller Abwehrmaßnahmen vielfach unvermeidlich. So erwähnen May und Petri z. B., daß in den oberschlesischen und niederschlesischen Gruben so intensive Staubentwicklung vorkommt, „daß die Bergleute die nahe vor ihnen brennende Sicherheitslampe nicht mehr sehen". Für die Porzellanindustrie gilt ähnliches. So schreibt unter anderem Vollrath, daß sich bei „dem offenen Sieben der gepulverten Porzellanscherben und bei dem Anschaufeln der Rohmaterialien sowie des Tons in der Tonstube eine reichliche Staubmenge" entwickelte, sodaß die betreffende Arbeitergattung ständig einer erhöhten Staubeinatmung ausgesetzt sei. Wenn auch dank der neuzeitlichen Entstaubungsanlagen eine weitgehende Entstaubung der meisten Betriebe durchgeführt ist, so dürfen wir doch im Experiment auch besonders ungünstige Verhältnisse nicht unberücksichtigt lassen. Die bei dieser Versuchseinstellung gewonnenen Erfahrungen ermöglichten es uns, die Apparatur so auszubauen, daß wir mit derselben den weiteren Teil der gestellten Aufgabe, die Untersuchung der Staubwirkung bei quantitativ gleichmäßiger und gemäßigter Verstäubung verschiedener Staubarten bewältigen konnten.

Zunächst lag es nahe, die in der Literatur beschriebenen technischen Methoden zur Durchführung unserer Versuche nutzbar zu machen. Wir konnten uns jedoch nicht entschließen, eine der beschriebenen Apparaturen für unsere Versuche auszuwählen, da einerseits die Versuchsziele der früheren Untersucher anders gerichtet und ihre Versuchsanordnung dementsprechend anders war, und da andererseits die Erfahrungen der früheren Experimentatoren Veranlassung gaben, gewisse Mängel und Fehlerquellen, die sich bei ihnen herausgestellt hatten, zu vermeiden.

So führt z. B. Cesa-Bianchi den hinsichtlich der spezifischen Wirkung der verschiedenen Staubarten unbefriedigenden Ausfall seiner Versuche auf die „aus technischen Gründen stürmische Inhalation" zurück. Ein weiterer zu berücksichtigender Punkt ist die mehr oder weniger starke hygroskopische Fähigkeit des Staubes. Einige Untersucher wie Mavrogordato und Gardner brachten die staubaufwirbelnde Maschinerie in dem Apparat an, welcher die Tiere aufnahm und mußten feststellen, daß in dem Maße, in welchem die Kastenluft mit dem durch die Tiere produzierten Wasserdampf gesättigt wurde, der Staub immer mehr Wasser aus der Luft aufnahm. Die Folge war verminderte Flugfähigkeit des Staubes, Adhärieren desselben an den Wänden usw. Auch wir haben mit einer ähnlichen Apparatur derartige Schwierigkeiten gehabt, die durch besondere Maßnahmen bekämpft werden mußten. Von Wichtigkeit ist des weiteren der weitmöglichste Ausschluß aller nicht zum Versuch gehörigen Alteration der Versuchstiere. Ferner war noch eine möglichste Einfachheit der gesamten Apparatur anzustreben, damit einerseits die Bedienung, Reinigung und Instandhaltung bzw. die Desinfektion möglichst wenig schwierig und zeitraubend war und andererseits Störungen vermieden wurden, die wiederum die Gleichmäßigkeit der Versuchsbedingungen beeinträchtigten. Bei dem Entwurf der Apparatur achteten wir endlich noch darauf, daß deren Bestandteile auch für die Infektion mit Tuberkelbazillen per inhalationem konnten verwendet werden, deren Methodik ja der experimentellen Staubinhalation ähnlich ist. Auch dieses Moment trug dazu bei, die Apparatur so zu gestalten, wie sie bei möglichster Kostenersparnis für unsere Ziele am zweckmäßigsten war. Wir haben uns bei unseren Vorversuchen überzeugen können, daß verschiedene komplizierte Modelle von stauberzeugenden Apparaturen, wie sie ähnlich auch in der Literatur beschrieben wurden, leicht Störungen unterworfen sind, die ihre Brauchbarkeit in Frage stellen, soweit es sich um Versuche mit bestimmter Dosierung des Staubes handeln soll. So ist die von Arnold angegebene und für seine anders gerichteten Experimente überaus vortreffliche Apparatur für solche Zwecke wie die unseren wegen ihrer zu Störungen und Schwankungen disponierenden Kompliziertheit nicht sehr geeignet.

Die wesentlichsten Bestandteile dieser Staubmaschinerie waren eine Fischersche Wasserstrahlluftpumpe, welche den nötigen Luftstrom lieferte und mit einem Manometer verbunden war, eine aufrecht stehende Glasröhre, in welche ein Quantum Staub eingefüllt und der Luftstrom durch Glaskanülen von unten eingeleitet wurde. Im Innern dieser Glasröhre befand sich eine in deren Längsache verschieblich aufgehängte zweite Röhre, welche die Intensität der Verstäubung regulieren sollte. Die Bildung von Staubpfröpfchen im Innern der engeren Staubröhre, deren Lumen bei starker Verstäubung leicht verlegt wurde, wurde verhindert durch einen diese durchziehenden Bindfaden. Die Bildung vou Trichtern in der Staubsäule wurde verhindert durch eine Schüttelmaschine, welche aus einem regelmäßig auf die Staubröhre aufschlagenden elastischen Stab bestand, dessen Bewegung durch ein Wasserrad ausgelöst wurde.

Lehmann und sein Schüler Saito haben einen genau ausgearbeiteten Apparat für quantitative Staubinhalation konstruiert, der das Problem, eine Atmosphäre mit genau bekanntem und längere Zeit gleichbleibendem Staubgehalt herzustellen, in sehr vollkommener Weise löst. Die Arbeit von Saito über quantitative Staubabsorption gibt einen interessanten Überblick über die außerordentlichen Schwierigkeiten, die durch langwierige und mühevolle Vorarbeiten bei dieser auf den ersten Blick nicht gerade besonders schwierig anmutenden Aufgabe zu überwinden waren. Das Ergebnis dieser Arbeiten war ein vielteiliger aber präzise arbeitender Apparat, der auf dem Prinzip beruht, daß in einem durch einen Elektroventilator erzeugten und durch ein System von Röhren und Gefäßen seinen Weg nehmenden Luftstrom durch ein Gebläse ein Staubstrom eingeblasen wird. Wesentliche Einrichtungen an diesem Apparat sind Gefäße mit Schwefelsäure und Chlorkalzium zur Trocknung der Luft, eine Rüttelmaschine und ein Einsatz aus parallelen Röhren zur Verhinderung der Wirbelbildung. Dieser Apparat bewährte sich bei Untersuchungen über quantitative Absorption von Staub aus der Luft durch den Menschen sehr gut. Leider ging es nicht an, diesen Apparat auch für unsere Versuche zu akzeptieren. Die Art unserer Versuche erforderte es, die zu benutzende Apparatur längere Zeit hindurch täglich in Betrieb zu setzen. Ferner war es nötig, mehrere gleichartige Apparate nebeneinander zu verwenden, da mit verschiedenen Staubarten gleichzeitig gearbeitet werden sollte.

Die vorangeschickten Ausführungen geben einen Überblick über das technische Problem der experimentellen Staubinhalation im allgemeinen. Demgegenüber mußte die für unsere Versuchsziele erforderliche Apparatur Vorrichtungen umfassen, welche eine weitgehend gleichmäßige und möglichst genau regulierbare Einatmung mehrerer Staubarten durch eine größere Anzahl Kaninchen täglich längere Zeit hindurch ermöglichten und ferner die gleichmäßige Tröpfcheninfektion einer ebenfalls möglichst großen Anzahl von Tieren gestatteten.

Bei Inangriffnahme dieser Aufgabe mußten wir uns zunächst über die zweckmäßigste Dauer der täglichen Staubinhalation klar werden. Unter den bisher angeführten Untersuchern hat Arnold dieselbe auf 6—24 Stunden bemessen, Gardner ließ seine Tiere täglich 6—8 Stunden inhalieren, Cesa-Bianchi beschränkte sich auf 2—4 Stunden und Mavrogordato setzte die tägliche Staubinhalation auf nur 2 Stunden fest. Während Arnold möglichst lange inhalieren ließ, um möglichst schnell nachweisbare Erscheinungen auszulösen, verfolgte im Gegensatz zu ihm Mavrogordato die Absicht, durch fortgesetzte verhältnismäßig kurze Einzelinhalationen das verschiedenartige Verhalten verschiedener Staubarten in der Lunge in Erscheinung treten zu lassen. Er zeigte, daß der Charakter einer Staubart bezüglich seiner Einwirkung auf die Lunge besonders durch deren verschieden schnelle Elimination bestimmt wird. Diese muß sich naturgemäß um so eher geltend machen, je länger der Organismus nach jeder Staubaufnahme Zeit hat, das fremde Material nach seiner Eigenart mehr oder weniger weitgehend herauszubefördern.

Da wir in unserer Arbeit ein ähnliches Ziel wie Mavrogordato verfolgten, haben wir uns gleichfalls für eine kurze tägliche Staubinhalationsdauer entschieden, die wir dann schließlich bei unseren Versuchen in Münster einheitlich auf eine Stunde bemessen haben. Dieser Modus hat im übrigen noch den Vorteil, daß man nötigenfalls mit derselben Apparatur täglich mehrere Versuchsreihen inhalieren lassen kann, und ermöglicht vor allen Dingen, die genaue Einhaltung der festgesetzten Versuchsbedingungen zu überwachen, was bei einem längeren Zeitraum natürlich entsprechend schwieriger durchführbar ist.

Der technische Teil unserer Aufgabe wurde zunächst in Angriff genommen durch Erzeugung von staubgesättigten Luftströmen mit sehr einfachen Hilfsmitteln, nämlich in einem kurzhalsigen etwa 1000 ccm fassenden Glaskolben, der mit einer bestimmten Menge Staub beschickt und dann mit einem doppelt durchbohrten Gummistopfen verschlossen wurde. Die Aufwirbelung des Staubes erfolgte in der Weise, daß die Druckluft durch eine bis auf den Boden des Kolbens reichende Glasröhre eingeleitet wurde. Die Ableitung des auf diese Weise aufgewirbelten Staubes in den Inhalationskasten geschah vermittels einer zweiten Glasröhre, die höchstens nur einige Zentimeter weit aus dem Gummistopfen in den Verstaubungskolben hineinragte (Leipziger Modell). Es zeigte sich, daß eine ununterbrochene Aufwirbelung nur durch einen diskontinuierlichen Luftstrom erzielt werden konnte, wie er durch einen Blasebalg erzeugt wird. Zu diesem Zwecke wurde ein zur Verfügung stehendes Modell des Ascherschen Staubbestimmungsapparates, der bekanntlich auf dem Prinzip der Luftfiltration durch die Saugwirkung eines Blasebalges beruht, und infolgedessen auch einen stoßartigen Luftstrom liefert, in entsprechender Weise verwendet. Die vondem doppelten Blasebalg gelieferte Druckluft verläßt bekanntlich durch ein besonderes Auspuffrohr den Ascher-Apparat, das durch einen Gummischlauch mit dem Zuführungsglasrohr des Aufwirbelungsglaskolbens inVerbindung gesetzt wurde (siehe Abb. 12). Der Ascher-Apparat wurde durch einen Elektromotor in Betrieb gesetzt, nachdem durch eine geeignete Übersetzung (Einschaltung eines Kettenvorgeleges) das Tourenverhältnis geregelt war. Statt des Ascherschen Apparates kam später (Münster) noch ein von der Elektroatmosgesellschaft, Berlin, bezogener Elektrokompressor (Typ. E A 3) zur Verwendung, der gleichfalls einen intermittierenden Luftstrom lieferte. Der so erzeugte Staubstrom wurde in einem 28 × 30 × 40 cm großen Blechkasten eingeblasen, in dessen Seitenwände je zwei sich nach vorn verjüngende, viereckige, dicht verschließbare und den Größenverhältnissen eines Kaninchens entsprechende Tierbehälter eingelassen waren (siehe Abb. 13). Durch Luftabsaugung mittels einer Wasserstrahlpumpe wurde im Innern des Kastens ein bestimmter Unterdruck hergestellt, der eine gewisse Gleichmäßigkeit der Staubkonzentration hervorrief. Durch Bestimmung der innerhalb eines gegebenen Zeitraumes verblasenden Staubmenge und Messung der produzierten Luftmenge durch eine eingeschaltete Gasuhr konnte die durchschnittliche Staubkonzentration approximativ berechnet werden. Die Mängel dieser Apparatur

bestanden in der unregelmäßigen Aufwirbelung des Staubes durch Trichterbildung, besonders bei sehr feinpulvrigen Staubarten. Ferner konnten
bei dieser Anordnung nur sehr hohe Staubkonzentrationen kontinuierlich
hervorgerufen werden, die sich auf etwa 2—300 mg pro Kubikmeter
berechneten. Niedrig konzentrierte Staubatmosphären, die sich während
der ganzen Versuchsdauer auf einer einigermaßen konstanten Höhe
hielten, konnten deshalb nicht erzeugt werden, weil zur ununterbrochenen Aufwirbelung des Staubes der zugeführte Luftstrom nicht unter
eine gewisse Stärke heruntergehen durfte. Indessen fiel die Art dieser
Versuchsbedingungen zunächst mit unseren Absichten zusammen, da

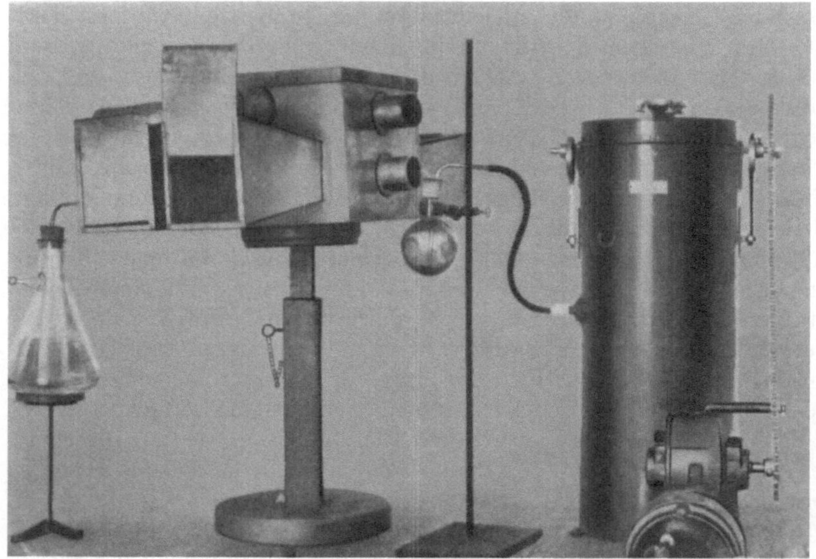

Abb. 12. Leipziger Staubapparatur.

es sich zunächst darum handeln sollte, das Verhalten der Versuchstiere bei Einatmung großer Mengen der verschiedenen Staubarten zu
untersuchen.

In dem Bestreben diese Apparatur zu verbessern, kamen wir dazu,
den rechteckigen Inhalationskasten durch einen zylindrischen ähnlich
dem von Findel angegebenen Inhalationsturm zu ersetzen. Dieser zylindrische Turm war etwa 75 cm hoch und hatte einen Durchmesser
von 27 cm. Die etwa 32 cm langen viereckigen und nach vorn sich konisch verjüngenden Tierkästen, deren Hinterfläche durch einen Schiebedeckel gebildet wurde, wurden in einer Ebene seitlich in radiärer Anordnung angebracht. Der Innenraum eines solchen Tierkastens war
durch ein Drahtgitter von dem Innenraum des Turmes getrennt. Die
Absaugvorrichtung entsprach der der ersten Apparatur. Der staubauf

wirbelnde Mechanismus wurde dahin umgeändert, daß dem Boden des
Turmes eine kuppelartige Wölbung gegeben wurde, welche ein bestimmtes Quantum Staub aufnahm. Der Luftstrom wurde durch eine Öffnung
des Deckels eingeführt, von der in der Achse des Zylinders ein Schlauchstück, in dessen Ende sich ein Glasrohr befand, bis unmittelbar über den
Staub herabhing. Als Luftstromquelle wurden 1—2 Atmoselektrokom-
pressoren verwendet, deren Luftstöße das Staubdepot in ständiger Bewegung erhielten. Diese Wirkung wurde noch dadurch befördert, daß
der Schlauch durch den diskontinuierlichen Luftstrom in rhyhtmisches
Schwanken versetzt wurde. Auf diese Weise wurde eine Trichterbildung
in dem Staub verhindert, und die Kontinuierlichkeit der Staubproduk-
tion in ausgezeichneter Weise erreicht. Allerdings eignete sich auch dieser

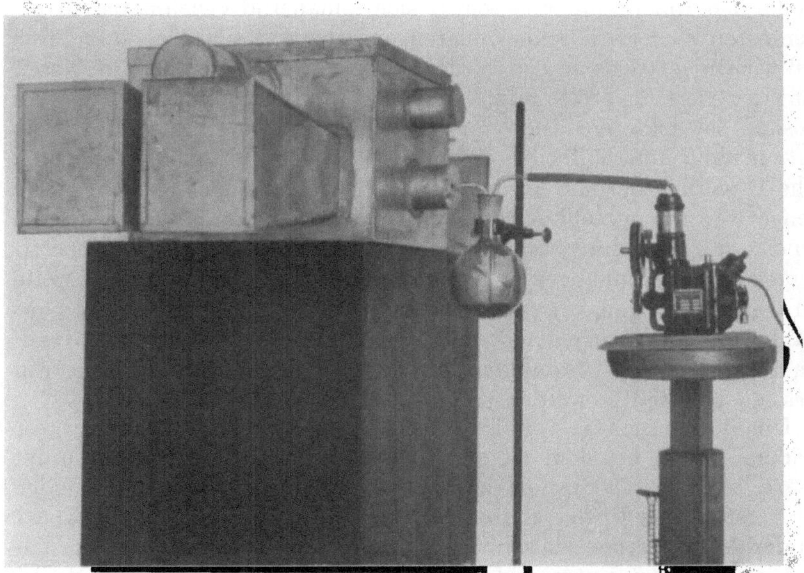

Abb. 13. Erste Münstersche Staubinhalationsapparatur.

Apparat nur für Versuche mit relativ hoher Staubdichte, welche gemäß
Bestimmungen mit dem Ascherschen Apparat über eine Konzentration
von 100 mg pro Kubikzentimeter bei schwächster Einstellung hinausging.
Ferner machten sich die mehr oder weniger starken hygroskopischen
Eigenschaften der einzelnen Staubarten bemerkbar, indem am Ende der
jeweiligen Versuchsdauer der Staub zum Festhaften an den Wänden des
Kastens neigte, und die Staubkonzentration sich merklich verminderte.
Diese auch von Mavrogordato und Gardner verzeichnete Erscheinung
ist übrigens näher von Ascher untersucht worden, der durch Versuche
mit Kohlenstaub zeigte, daß trockene Luft mehr Staub in Schwebe hält
als feuchte. Dagegen soll nach Ascher bei feuchter Inhalationsluft der
Staub in höherem Maße in die Lungen eindringen. Es war aus diesem
Grunde nötig, den Staub vor jedem Einzelversuch zu trocknen und frisch

einzufüllen. Von der so beschriebenen Apparatur wurden drei Modelle angefertigt und damit einige Versuchsreihen mit zwei verschiedenen Porzellanstaubarten und mit Kohlenstaub durchgeführt. Es wurde angestrebt, diese drei Staubarten in möglichst übereinstimmender Intensität aufzuwirbeln, indessen zeigten der Porzellanstaub I und der Kohlenstaub infolge ihrer physikalischen Eigenschaften eine bessere Flugfähigkeit und waren demgemäß in etwas größerer Menge in der Inhalationsluft suspendiert, eine Tatsache, die bei Bewertung der Ergebnisse zu berücksichtigen sein wird.

Für den weiteren Verlauf unserer Versuche schien uns die bisher beschriebene Apparatur nicht mehr ausreichend zu sein. Zwar hatte sich die Form der Staubinhalationstürme bewährt; der am Boden aufsteigende Staub erfüllte in einer anscheinend einigermaßen gleichmäßig dichten Wolke den Innenraum und schlug sich annähernd gleichmäßig in den Tierkästen nieder. Wir überzeugten uns von dieser Tatsache dadurch, daß wir Objektträger in den vorderen Teil dieser Kästen etwa in Nasenhöhe der Tiere für bestimmte Zeit niederlegten und dann unter dem Mikroskop betrachteten. Indessen war die Regulierung der Staubkonzentrationen nur innerhalb eines beschränkten Spielraums möglich, die mögliche Dosierung der zur Absorption durch die Tiere gelangenden Staubmenge war nur unvollkommen; die technischen Verhältnisse nötigten ferner zur Anwendung relativ hoher Staubdichten der Inhalationsluft. Gerade diese Bedingungen aber waren von Wichtigkeit für unsere weiteren Untersuchungen, bei denen die qualitative Einwirkung der einzelnen Staubarten hinsichtlich der Beeinflussung der Tuberkulose unter mittelstarker bis geringer Staubkonzentration bei gleicher quantitativer Einwirkung beobachtet werden sollte.

Um die Aufnahme von Luftfeuchtigkeit durch den Staub zu vermeiden, wie es bei dem letzterwähnten System in der wasserdampfgesättigten Luft des Staubinhalationsturmes geschah, war es unmöglich, die Verstäubung wieder außerhalb desselben in ähnlicher Weise wie bei der Arnoldschen Maschinerie zu bewerkstelligen. Im übrigen nahmen wir bei dem Entwurf der zu schaffenden Apparatur noch darauf Rücksicht, daß die Bestandteile der Staubinhalationsapparatur auch für die Ausführung der Tröpfcheninfektion mit Tuberkelbazillen benutzt werden konnten. Verschiedenartige auf Grund dieser Überlegungen angestellte Versuche führten uns nach vielfachen Umänderungen schließlich zu einer Apparatur, die aus drei näher zu beschreibenden Hauptteilen bestand, einem Elektrokompressor, der Verstäubungsanlage und den Staubinhalationsräumen.

Auf der Suche nach einem Kompressor, welcher unseren Anforderungen hinsichtlich Arbeitsleistung und Stabilität genügte, wurden wir auf ein gleichfalls von der Sauerstoffzentrale, Dr. Ernst Silten-Berlin, Karlsstraße, hergestelltes und wie auch der vorerwähnte Kompressor vornehmlich für den Zweck der medikamentösen Inhalationstherapie konstruiertes Modell aufmerksam, welches unter der Bezeichnung „Fahrbarer Elektrokompressor Typ SC III" zusammen mit einer zugehörigen

Vernebelungsvorrichtung geliefert wird. Dieser Kompressor wurde, nachdem sich seine Eignung für unsere Zwecke durch Probeversuche erwiesen hatte, angeschafft und hat sich im weiteren Verlauf unserer Versuche sehr gut bewährt (siehe Abb. 14). Er besteht im wesentlichen aus einer Doppelluftpumpe, welche durch einen starken Elektromotor betrieben wird und ist für gewöhnlich noch mit einem Windkessel als Preßluftreservoir versehen. Wir verwendeten den Apparat jedoch ohne Windkessel, um den stoßartigen Charakter des erzeugten Luftstromes für unsere Zwecke auszunutzen. Der Kompressor ist in sehr vollkommener Weise mit Ölungsvorrichtungen ausgestattet und im ganzen präzise und betriebssicher gearbeitet. Der vorhandene Betriebsdruck (max. 3 Atm.) kann an einem

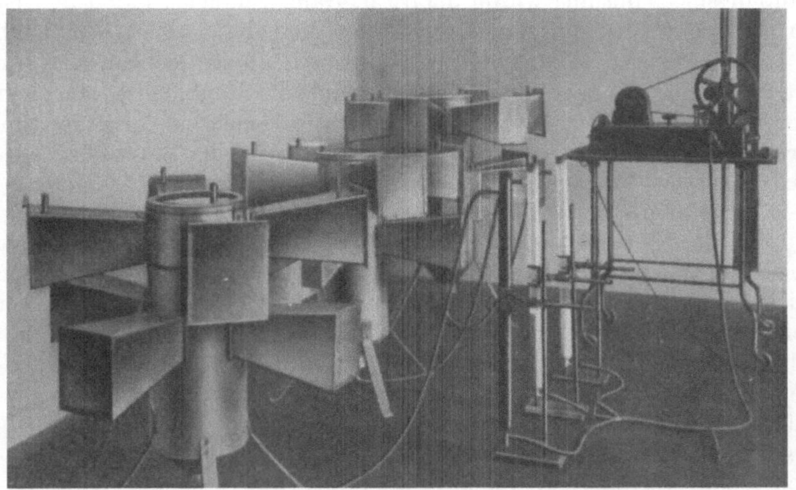

Abb. 14. Staubinhalationsapparate (definitive Form).

Manometer abgelesen werden. Die Luftentnahme erfolgt an einem doppelt verschließbaren Zweiwegehahn. Druck und Luftförderung sind durch das Sicherheitsventil, durch Veränderung des Widerstandes und entsprechende Schaltung des Zweiwegehahns beliebig regulierbar. Die von diesem Apparat gelieferte Preßluft genügt weitaus, um für mehrere Inhalationsräume die gewünschte staubige Atmosphäre in der unten geschilderten Weise zu erzeugen. Ferner ist derselbe, wie später auszuführen sein wird, vorzüglich geeignet, den für die tuberkulöse Infektion verwendeten besonders feinen Tröpfchennebel zu produzieren.

An den Kompressor schließt sich die eigentliche Verstäubungsanlage[1]). Die Aufwirbelung des Staubes durch den Luftstrom erfolgt in

---

[1]) Die in Münster benutzte Apparatur wurde von Herrn Universitäts-Mechaniker D. Götting angefertigt.

langen zylindrischen lotrecht angebrachten Glasröhren. Die ursprüngliche Form derselben war die Mantelröhre des für Destillationszwecke gebräuchlichen Glaskühlers. Wir wählten für unseren Zweck derartige Röhren von etwa 80 cm Länge und etwa 4 cm Dicke. Die Öffnung am unteren Ende wurde zugestöpselt, durch die obere Öffnung wurde die Röhre bis zu einem Drittel mit Staub gefüllt, worauf auch diese Öffnung durch einen Stöpsel verschlossen wurde. Von den an beiden Enden der Röhre seitlich einmündenden röhrenförmigen Ansätzen, die gewöhnlich dem Zu- und Abfluß des Kühlwassers dienen, wurde der untere durch ein entsprechend langes Schlauchstück mit dem die Preßluft ausleitenden Hahn des Kompressors verbunden, von dem oberen Rohransatz verlief ein zweiter ableitender Schlauch zu dem Inhalationsraum. Der Verstäubungsmechanismus wurde derart in Gang gebracht, daß zunächst ein ganz schwacher Luftstrom eingeleitet, und dieser dann allmählich so lange verstärkt wurde, bis die Staubentwicklung den gewünschten Grad erreichte. Es gelingt mit dieser Methode die Staubdichte, von einer sehr feinen Wolke bis zu stärksten Konzentrationen zu variieren. Bei geringer Luftzufuhr steigen einzelne Luftblasen in der Staubsäule aufwärts, die relativ wenige Staubteilchen mit sich reißen, bei stärkerer Einstellung gerät die ganze Staubsäule allmählich in wirbelnde Bewegung, und die Staubentwicklung wird intensiver. Die Stärke derselben ist bei gleichbleibendem Luftstrom durchaus gleichmäßig. Der Bildung von Trichtern in der Staubsäule, die dadurch entstehen können, daß der Luftstrom sich einen Weg bahnt, ohne Staub mitzureißen, wird durch den intermittierenden Charakter desselben vorgebeugt. Allerdings kommen bei sehr fein gesiebten Staubarten mit besonderer Neigung zu molekularer Kohäsion derartige Störungen vor, die sich indessen vollständig beseitigen lassen, indem man gewisse Mengen des grobkörnigeren Siebrückstandes untermischt. Bei Verstäubung von besonders zum Zusammenkleben neigenden Staubarten wurde eine gleichmäßige Aufwirbelung dadurch erreicht, daß ein hölzerner, fingerdicker Stab lose in die Röhre hineingestellt wurde. Die gröberen Teilchen verlassen bei nicht zu starker Aufwirbelung nie die Röhre, sondern fallen stets wieder zurück. Man hat daher nur nötig, entsprechende Mengen des feinen Materials für das verblasene Quantum jeweils wieder nachzufüllen.

Wir haben mit dieser Methode die verschiedensten Staubarten zu gleichmäßiger Verstäubung gebracht, sogar Ruß, welcher durch die den einzelnen Teilchen anhaftenden Teertröpfchen besonders zum Zusammenbacken neigt. Statt der oben beschriebenen Glasröhren wurde später eine etwas modifizierte Form verwendet, welche sich vornehmlich dadurch unterschied, daß der untere Rohransatz statt in die weite Lichtung der eigentlichen Röhre in die zu diesem Zwecke auf etwa 4 cm verlängerte flaschenhalsartige Verengerung des unteren Röhrenendes einmündete. Hierdurch wurde erreicht, daß der Luftstrom auf die Staubsäule in ihrer mittleren Achse auftraf und sie auf diese Weise gleichmäßig durchrüttelte. Ferner wurde die entsprechende Verengerung am oberen Röhrenende weggelassen, um ein bequemeres Einfüllen des Staubes zu ermöglichen. Die Außenfläche der Röhre wurde mittels Fettstift graduiert, um das Verhältnis der täglich verblasenen Staubmengen überwachen zu können. Die Füllung der einzelnen Röhren wurde täglich auf einen bestimmten Stand gebracht, da die Stärke der Staubentwicklung durch den verschiedenen Füllungsgrad erfahrungsgemäß etwas beeinflußt wurde. Die täglich einzufüllende Portion mußte stets dieselbe sein. Auf diese Weise wurde eine genaue Kontrolle der Gleichmäßigkeit der Dosierung ermöglicht. Eine besondere Trocknung der Preßluft, welche von den Pumpen durch Saugventile aus der Außenluft entnommen wurde, erwies sich als unnötig.

Als Staubinhalationsräume dienten dieselben oben beschriebenen turmartigen Apparate, an denen jedoch einige zweckmäßige Veränderungen vorgenommen wurden, und deren endgültige Form folgendermaßen zu beschreiben ist. Zwei dieser Türme hatten eine Höhe von 75 cm und einen Durchmesser von 27 cm. Ein dritter unterschied sich von diesen durch seine größere Höhe, welche 90 cm betrug. Sie ruhten auf je vier seitlich angeschraubten eisernen Schienen. Die Kästen wurden oben dicht abgeschlossen durch einen in Scharnieren beweglichen Deckel, welcher in der Mitte einen kreisförmigen durch eine luftdicht eingekittete Glasplatte ausgefüllten Ausschnitt besaß. Um die Absaugung von Luft aus dem Kasten zu ermöglichen, war noch ein kurzes Rohrstück in eine entsprechende Öffnung des Deckels eingelötet. Der vorher kugelförmige Boden der Apparate wurde durch einen solchen von der Gestalt eines sich nach unten verjüngenden abgestumpften Kegels ersetzt, dessen etwa 5 cm weite zentrale Öffnung durch einen in der Mitte durchbohrten Korkstopfen verschlossen wurde. Durch diese Bohrung führte ein Glasrohr dessen eines Ende in der zentralen Achse des Turmes frei emporragte, während das andere außen befindliche Ende sich in den staubzuführenden Schlauch fortsetzte.

Die Tierbehälter waren, wie bisher, in zwei Etagen seitlich in radiärer Anordnung angebracht, und gegen die Lichtung des Turmes durch Drahtgitter abgeschlossen. Ihre Zahl betrug bei den niedrigeren Türmen je 8, bei dem höheren 12. Die Tierbehälter konnten ab- und anmontiert werden, letzteres infolge besonderer Konstruktion unter dichtem Schluß. Auch die Drahtgitter waren auswechselbar. Diese Zerlegbarkeit des Apparates war für den Zweck der bequemen Reinigung und gegebenfalls der Desinfektion vorgesehen. Jeder Tierkasten war mit einer schlotartigen durch Wattefilter verschlossenen Öffnung versehen, welche der Ventilation diente. Bei der Konstruktion der Kästen war besonders darauf Rücksicht genommen, zu Verletzungen der Tiere führende scharfe Kanten, speziell an der hinteren Öffnung, zu vermeiden.

Ein jeder Inhalationsturm wurde im allgemeinen nur für eine und dieselbe Staubart gebraucht. Die später begonnenen Versuche mit Ruß erfolgten jeweils nach der Inhalation mit Kohlenstaub in dem gleichen Turm; dabei wurde derselbe jedesmal durch sorgfältiges Ausbürsten von der vorhergehenden Staubart gereinigt, welche in den trichterartigen Boden des Turmes gekehrt wurde und aus diesem durch die zentrale Öff-

nung bequem entleert werden konnte. Die mikroskopische Untersuchung
bewies später, daß die Reinheit der Versuche durch diese Maßregeln vollständig bewahrt geblieben ist. Die jeweilige Anordnung der Gesamt-
apparatur war im allgemeinen derart, daß durch eine Dreiwegegabelung
der durch den Kompressor erzeugte Luftstrom zu drei Staubröhren, die
je eine der zu untersuchenden Staubart enthielten, geleitet wurde. Die
zuleitenden drei Schlauchstücke waren je mit einer Schlauchklemme versehen, um die Intensität der Verstäubung für jede Röhre besonders regulieren zu können. Von den Staubröhren führten drei weitere Schläuche
in der beschriebenen Weise zu den in einer Reihe gegenüber der entsprechenden Röhre aufgestellten Inhalationstürmen. Wurde die so be-
schaffene Apparatur in Betrieb gesetzt, so erfüllten sich sämtliche Räume
eines jeden Inhalationskastens mit einer staubigen Atmosphäre, die
stundenlang konstant blieb, und sich gleichmäßig in allen Teilen des
Inhalationsturmes niederschlug. Speziell die Luft innerhalb der Tierbehälter beider Etagen, enthielt, wie durch Staubbestimmungen mit
dem Ascherschen Apparat festgestellt wurde, annähernd die gleiche
Menge suspendierten Staubes.

Diese Apparatur durften wir zur Durchführung von Staubinhala-
tionsversuchen mit hinreichend genauer quantitativer Einstellung der
Versuchsbedingungen bei gemäßigter Verstäubung für geeignet halten.
Die Intensität der letzteren sollte so bemessen werden, wie sie in gewerblichen Verhältnissen allmählich zur Staublunge führt.

Quantitative Staubbestimmungen in industriellen Betrieben sind
innerhalb der letzten Jahrzehnte in großem Umfange vorgenommen
worden. Technisch beruhen sie hauptsächlich auf dem Prinzip der Luft-
filtrationen und gewichtsanalytischen Staubbestimmung; in geringerem
Maße sind andere Methoden herangezogen worden, z. B. das kolorime-
trische Verfahren, die Zählungsmethode nach Aitkin und das Absitzver-
fahren. Auf die Vor- und Nachteile dieser Methoden sowie die zahlreichen
empfohlenen Modifikationen und Verbesserungsvorschläge braucht hier
nicht eingegangen zu werden. Jedenfalls scheint sich im allgemeinen
herausgestellt zu haben, daß die verschiedenen Methoden bei genauer
Ausführung einigermaßen übereinstimmende Resultate ergeben und annähernd die absolute Menge des in einem gegebenen Luftquantum suspendierten Staubes feststellen lassen. Besonders bekannt und vielfach
zitiert sind die quantitativen Staubbestimmungen von Arens, Hesse,
Hahn und Dirksen. Außer diesen sei noch auf die neueren Untersuchungen von Koelsch und Froboese hingewiesen. Dieses Material
gestattet einen Überblick über die unter verschiedenen beruflichen Verhältnissen auf den menschlichen Organismus einwirkenden Staubmengen.
Es zeigt sich dabei nicht nur, daß die von den einzelnen Untersuchern für
dieselben Gewerbebetriebe gefundenen Werte untereinander gewaltig dif-
ferieren, sondern auch, daß die gleichen Untersucher vielfach in demselben Raum zu verschiedener Zeit sehr unterschiedliche Ergebnisse bekommen haben. Schon Arens hat darauf hingewiesen, daß sich genaue
allgemein gültige Werte wegen der zu hohen Schwankung in dem Staub-

gehalt der Fabrikluft nie ermitteln lassen werden, und demnach nur die Durchschnittszahlen vieler Untersuchungen zu verwerten sind. Es sei hier zunächst darauf hingewiesen, daß die höchsten gefundenen Werte notorisch harmlose Staubarten betreffen. So fanden Dirksen im Kohlenbunker eines Kriegsschiffes bis zu 2289,7 mg, Koelsch in einer Zementfabrik bis zu 1720 mg Staub pro 1 cbm. Zweifellos stehen die Eigenschaften eines Staubes, welche seine Flugfähigkeit bedingen, z. B. seine Feinheit und Leichtigkeit in gewissem umgekehrten Verhältnis zu seiner Schädlichkeit.

Die Beurteilung von Befunden bei quantitativen Staubbestimmungen sollte somit zweckmäßigerweise für die einzelnen Staubkategorien gesondert erfolgen. Indessen sind einheitliche zahlenmäßige Anhaltspunkte zur hygienischen Bewertung von Luftstaubmengen ohne Zweifel von praktischem Wert. Diesem Bedürfnis hat Lehmann dadurch Rechnung getragen, daß er Mengen bis zu 1 mg pro 1 cbm als sehr klein, von etwa 5 mg als bescheiden, von etwa 10 mg als erträglich, von etwa 20 mg als unerfreulich, von etwa 30 mg als hoch und von über 100 mg als sehr hoch bezeichnet.

Die in unseren Versuchen zu verwendende Staubdichte mußte immerhin reichlich genug bemessen werden, da ja eine pathogene Wirkung resultieren sollte und wurde daher unter Berücksichtigung der vorangeschickten Erwägungen auf etwa 50—80 mg pro 1 cbm festgesetzt. Wenn man bedenkt, daß auch in Betrieben mit mustergültigen Entstaubungsanlagen unvermeidliche Steigerungen der Staubentwicklung stets wiederkehren, z. B. bei der Sackpackung des Materials in Zementfabriken, Mühlen und ähnlichen Betrieben, beim Abstauben der Geschirre in Porzellanfabriken usw., so erscheint eine derartige Staubkonzentration unter Berücksichtigung der kurzen täglichen Inhalationszeit keineswegs das Maß der durchschnittlichen Alteration zu überschreiten, die der Industriearbeiter in seinem Berufe durch den Staub erfährt. Froboese fand übrigens in der Porzellanindustrie Staubwerte bis zu 161,5 mg pro 1 cbm (in den Mahlwerken). Koelsch fand in Porzellanfabriken durch Staubbestimmungen an verschiedenen Arbeitsplätzen mehrfach Werte über 200 mg, besonders bei Putz- und Abstaubungsarbeiten. Daß die Verstaubung in Kohlenbergwerken quantitativ noch viel beträchtlicher ist, geht aus bereits erwähnten Angaben hervor. Technisch wurde die entsprechende Einstellung der Versuchsbedingungen so durchgeführt, daß auf Grund verschiedentlicher quantitativer Staubbestimmungen die Staubentwicklung durch Veränderung des Luftdrucks und des geförderten Luftvolumens in der oben dargelegten Weise zweckmäßig reguliert wurde. Im weiteren Verlauf der Versuche wurde durch wiederholte Staubbestimmungen festgestellt, daß die Staubkonzentrationen sich einigermaßen auf der gleichen Höhe hielten. Es ergab sich dabei, daß der Porzellanstaub I in einer durchschnittlichen Menge von 50—75 mg, der Porzellanstaub II in einer Menge von 60 bis 80 mg und der Kohlenstaub in einer Menge von 70—100 mg in der Luft suspendiert waren. Dieses abgestufte Mengenverhältnis erschien zweckentsprechend, da die a priori für ungefährlicher gehaltenen Staubarten jedenfalls nicht quantitativ geringer einwirken sollten als die gefährlichen, um die Beweiskraft eines entsprechenden Ergebnisses zu sichern. In diesem Sinne wurden Kalkstaub und Ruß in den zugehörigen Parallelreihen in noch entschieden höherem Grade zur Verstäubung gebracht und von einer objektiven fortlaufenden Bestimmung desselben, welche nicht unbeträchtliche Mehrarbeit verursacht haben würde, abgesehen. Die Staubbestimmungen wurden mit Hilfe des Ascherschen Apparates vorgenommen. Der mit demselben durch einen luftdichten Schlauch verbundene Filtrationskörper wurde innerhalb eines Tierbehälters etwa in Nasenhöhe des Kaninchens angebracht und, während die Apparatur in gewöhnlicher Weise im Gange war, wurden möglichst langsam 200 Liter Luft aspiriert. Das Filter wurde vor und nach der Filtration bis zur Gewichtskonstanz im Exsikkator getrocknet. Es erwies sich übrigens, daß Absaugungen in den verschiedenen Tierbehältern des Inhalationsturmes, einerlei in welcher Etage, stets nur geringe Schwankungen ergaben. Trotzdem wurden die gleichen Tiere bei jeder neuen Inhalation in andere Kästen gebracht um eine möglichst einheitliche Staubaufnahme sicherzustellen. Das Einsetzen der Tiere geschah stets mit der nötigen Sorgfalt.

Es ist oben bemerkt worden, daß beim Entwurf der Apparatur bereits darauf Rücksicht genommen wurde, deren Bestandteile auch für die Infektion mit Tuberkelbazillen per inhalationem verwenden zu können. Die experimentelle Vollkommenheit dieser Methode hängt nun in hohem Maße von der Verwendung eines möglichst feinen Tröpfchennebels ab. Die Tatsache der vorherrschenden Rolle der aerogenen Infektion bei der menschlichen Lungentuberkulose unterliegt heute kaum mehr der Diskussion. Daß die Gegner dieser Auffassung bei ihren seinerzeitigen Versuchen, z. B. Schloßmann und Weleminsky (zitiert nach Findel) keine respiratorischen Lungentuberkulosen hervorrufen konnten, lag wohl hauptsächlich daran, daß sie mit ihren Hilfsmitteln keine hinreichend feine Versprühung des tuberkulösen Materials bewerkstelligen konnten. Wir sind bei unserer diesbezüglichen Versuchsanordnung hauptsächlich Findel gefolgt, der in seinen vergleichenden Untersuchungen über Inhalations- und Fütterungstuberkulose das Problem einer abmeßbaren gleichmäßigen Tröpfcheninfektion größerer Versuchstierserien in vortrefflicher Weise gelöst hat. Den infektiösen Nebel erzeugte Findel mittels einer Fahrradpumpe und dem Buchnerschen Sprayapparat, womit er in 10 Minuten 0,11 ccm Flüssigkeit in „feinsten" Nebel verwandelte, bei einer Luftförderung von 105 Litern. Wir haben statt dessen in Leipzig den von Dr. Hentschel angegebenen Wikö-Inhalator (Beschreibung siehe später) und in Münster die von der Elektro-Atmosgesellschaft Berlin hergestellten Vernebelungsapparate verwendet und mit den letzteren die besten Erfahrungen gemacht. Diese Apparate werden zu dem Zweck der therapeutischen Medikamentenvernebelung fabriziert und sind so konstruiert, daß eine möglichst feine Verteilung der therapeutischen Flüssigkeit erreicht wird. Ihr Hauptbestandteil ist das Verneblerelement, ein Glaskolben, in welchem ein eingeleiteter starker Luftstrom durch eine besonders gearbeitete Hartgummidüse ausströmt und eine eingefüllte Flüssigkeit in feinste Tröpfchen zerstäubt. Die erforderliche Preßluft wird je nach der Größe der betreffenden Anlage von verschieden starken Elektrokompressoren, wie sie oben beschrieben worden sind, geliefert (siehe Abb. 15). Um die Feinheit des durch diese Apparate erzeugten Nebels zu untersuchen, brachten wir mit denselben Suspensionen von Prodigiosuskultur zur Versprühung und leiteten den Spray in einen unserer Inhalationskästen, in welchem mit Nährboden beschickte Platten aufgestellt waren. Das Wachstum der Keime ergab, daß eine feinste gleichmäßige Aussaat stattgefunden hatte, und zwar entwickelten sich die Kolonien auf allen Platten im

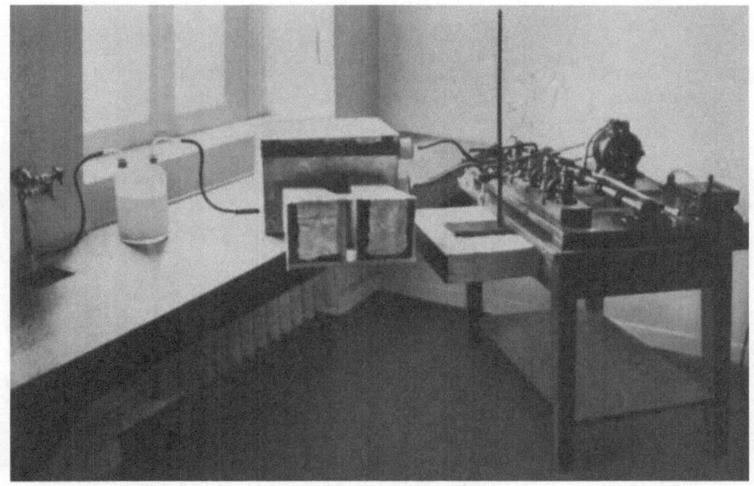

Abb. 15. Tuberkelbazillen-Inhalation mit Elektro-Atmos-Verneblern.

gleichen Mengenverhältnis, ganz gleichgültig in welcher Entfernung von der Einströmungsöffnung des Tröpfchen führenden Luftstroms sie aufgestellt waren, ein Beweis dafür, daß der letztere den Innenraum des Kastens in einer gleichmäßigen Wolke ausgefüllt hatte. Bei unseren Infektionsversuchen zeigte sich, daß die einem derartigen Tuberkelbazillen enthaltenden Spray gleichzeitig und gleich lang ausgesetzten Versuchstiere mit wenigen unvermeidlichen Ausnahmen tuberkulöse Lungenerkrankungen von annähernd gleichem Ausmaß akquirierten, auch dann, wenn statt des turmartigen Inhalationskastens der zuerst beschriebene viereckige Kasten benutzt wurde, in welchen der infektiöse Spray an einer Seitenfläche eingeleitet wurde. Die Feinheit des Nebels schien somit die ungleichmäßige Entfernung der Tiere von der Einströmungsstelle unwesentlich zu machen. Besonders bewährte sich die unter der Bezeichnung S. C. III gelieferte besonders große und technisch vervoll-

kommnete Verneblungsapparatur, die infolge des erzeugten äußerst
feinen und sehr schwebefähigen Nebels wirksame und gleichmäßige In-
halationsinfektionen mit verhältnismäßig kleinen Keimmengen bei kurzer
Inhalationsdauer ermöglichte (s. Abb. 16).

Als Inhalationsraum für die tuberkulöse Infektion benutzten wir in
der Hauptsache den bereits bei der Beschreibung der Verstäubungs-
apparatur geschilderten Inhalationsturm, welcher im wesentlichen dem
von Findel und Reichenbach konstruierten Apparat entspricht. Der
Findelsche Turm ist von vierkantiger Form. In seinem oberen Teil
sind vier zylindrische für Meerschweinchen berechnete Tierbehälter in
einer Ebene in rechtwinkliger Anordnung angebracht. Der Spray mündet
dicht über dem Boden in den Turm und steigt von dort langsam in die

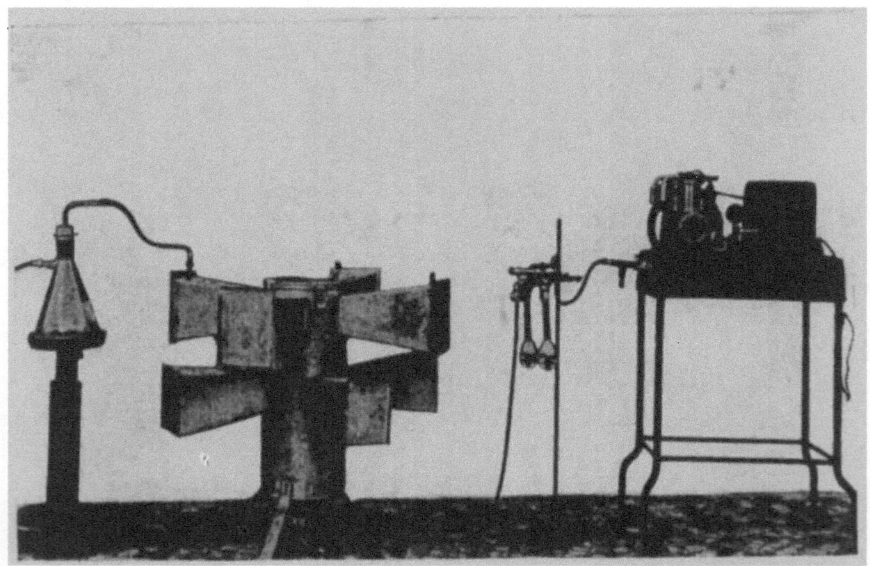

Abb. 16. Endgültige Form der Tuberkelbazillen-Inhalationsvorrichtung mit Doppelkompressor und
großem Verneblerelement S. C. III (Sauerstoffzentrale, Dr. Silten, Berlin).

Höhe und wird oben durch eine Luftpumpe abgesogen, welche einen
konstanten Unterdruck unterhält. Dieser Unterdruck schließt nach
Findel selbst bei gröberen Undichtigkeiten des Apparates jede Gefährdung des Experimentators aus.

Der entsprechenden Einrichtung an unserem Turm ist bereits bei
dessen obiger Beschreibung gedacht worden. Der bakterienhaltige Luftstrom wurde in derselben Weise wie der staubhaltige Luftstrom am unteren Pol eingeleitet, die Absaugung erfolgte mittels einer bzw. zwei
Wasserstrahlpumpen. Um unbedingt zu verhindern, daß der feine infektiöse Nebel trotz der Absaugung einen Weg durch irgendwelche Fugen des
Kastens fand, wurden nach Einsetzung der zu infizierenden Tiere alle
bedenklich erscheinenden Teile desselben sorgfältig mit Plastilin ab-
gedichtet und mit Leukoplaststreifen überklebt. Der Experimentator

war selbstverständlich bei allen Manipulationen nach erfolgter Versprühung besonders sorgfältig zu schützen. Zu diesem Zwecke arbeiteten wir mit Drägerschen Frischluftmasken bei vollständiger desinfizierbarer Umhüllung des ganzen Körpers durch Hauben, Mäntel, Beinkleider, Gummischürze, Gummihandschuhe und Gummiüberschuhe (siehe Abb. 17). Unter dem Schutze dieser Vorsichtsmaßnahmen wurden die Tiere nach beendigter Inhalation aus dem Kasten genommen und mit Sublimatlösung vollständig abgewaschen. Die infi-

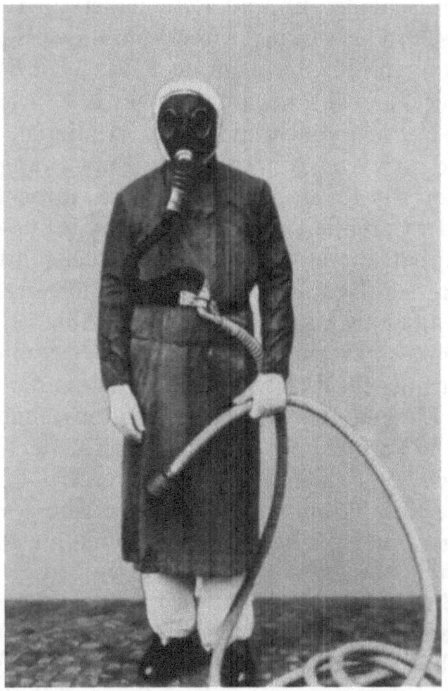

Abb. 17. Schutzkleidung bei der Versprühung der Tuberkelbazillen.

zierten Tiere wurden isoliert untergebracht. Der Infektionsraum sowie die gebrauchten Apparate, Bekleidungsstücke usw. wurden selbstredend sorgfältig desinfiziert.

Die Infektion durch Injektion in die Blutbahn wurde in der gewöhnlichen Weise durch Einspritzung eines abgemessenen Quantums Kulturaufschwemmung in eine Randvene des Kaninchenohres vorgenommen.

Die Herstellung der für die Inhalations- und die Injektionsmethode gleichermaßen verwendeten Bakterienaufschwemmung erfolgte in folgender Weise. Das Ausgangsmaterial waren stets etwa 4 Wochen alte Glyzerinbouillonkulturen. Diese wurden unter den nötigen Kautelen abfiltriert, 24 Stunden im Exsikkator getrocknet, alsdann genau gewogen und in längerer Sitzung im Porzellanmörser unter tropfenweiser Zugabe von physiologischer Kochsalzlösung sorgfältig verrieben. Die gewünschte

Konzentration wurde durch entsprechend bemessene weitere Verdünnung mit Kochsalzlösung hergestellt.

Die jeweilige Anwendung der im vorstehenden Kapitel beschriebenen Apparate und technischen Methoden geht im folgenden aus den protokollarischen Angaben hervor.

IV. Experimentelle Pneumonokoniosen.

Während die in Leipzig und Münster ausgeführten Versuche, wie schon häufig erwähnt, eigentlich dazu bestimmt waren, den Einfluß der Inhalation von Stahlschleifstaub und Porzellanstaub auf die experimentelle primäre und sekundäre Lungentuberkulose des Kaninchens festzustellen, haben wir uns in Münster doch noch zunächst damit beschäftigt, auch die bei unserer Versuchsanordnung beim Kaninchen hervorgerufenen experimentellen Pneumonokoniosen zu studieren.

Um uns ein Bild zu verschaffen über die Einwirkung der mit unserer Apparatur erzeugten Staubverhältnisse auf die Kaninchenlunge, haben wir zuerst einige orientierende Versuche mit Verstäubung von Indigo vorgenommen. Die Apparatur bestand im wesentlichen aus folgenden Teilen: Atmos-Kompressor E A III, Gasuhr, Glaskolben, rechteckiger Inhalationskasten, Wasserstrahlsaugpumpe (siehe Abb. 13). Es wurden der Staubinhalation ausgesetzt ein Tier einzeitig $^1/_2$ Stunde, ein weiteres einzeitig 4 Stunden und ein drittes an drei aufeinander folgenden Tagen je 5 Stunden. Die Lungen aller drei Tiere zeigten schon makroskopisch eine diffuse bläuliche Verfärbung, deren Intensität der Dauer der Staubeinatmung entsprach. Die Schleimhaut der oberen Luftwege zeigt bei allen Tieren aufgelagerte Staubklümpchen. Die Verteilung des Staubes über die einzelnen Lungenteile war im ganzen ziemlich gleichmäßig. Die mikroskopische Untersuchung zeigte Staub frei und in großen Zellen phagozytiert auf der Bronchialschleimhaut, im Alveolenlumen und im interstitiellen Lungengewebe. Vereinzelt wurden bei allen drei Tieren kleine Gruppen von Staubzellen in den pulmonalen Lymphknötchen gefunden, welche besonders bei dem Kaninchen mit langer Inhalationsdauer eine geringe Hyperplasie zeigten. In den bronchotrachealen Lymphknoten ließ sich kein Staub nachweisen. Zwischen den Lungenbefunden der drei Tiere bestanden hinsichtlich der Staubveränderungen nur graduelle Unterschiede.

Weitere und umfangreichere Untersuchungen über experimentelle Pneumonokoniosen hatten die Einwirkung der Inhalation von Porzellanstaub verschiedener Beschaffenheit, von Kohlenstaub und Ruß zum Gegenstand.

a) Versuche mit intensiver Verstäubung.

Die Anordnung der ersten dieser Versuche war derart, daß in Parallelreihen die Folgen der Einatmung der früher beschriebenen beiden Porzellanstaubarten und des Kohlenstaubes bei sehr intensiver Verstäubung untersucht wurden. Die Apparatur setzte sich zusammen aus mehreren

kleinen durch einen Elektromotor betriebenen Atmos-Kompressoren als
Luftquelle und drei in dem Kapitel über Apparatur beschriebenen Inhalationstürmen mit Staubkuppel. Das Nähere über die Versuchsanordnung ist dort schon auseinandergesetzt worden. Wie nochmals
bemerkt werden soll, wurde besonders darauf geachtet, daß die drei Staubarten in annähernd gleicher Intensität aufgewirbelt wurden. Über den
Gang der Versuche geben die Tabellen Auskunft.

Besprechung der Versuche Nr. 5, 6 und 7.

Die vorstehend beschriebenen Versuche über Staubinhalation bei intensiver Verstäubung haben in gewisser Übereinstimmung mit den Versuchen von Lubenau und mit bestimmten Befunden von Mavrogordato
ergeben, daß die experimentelle Einatmung großer Staubmengen in
kurzer Zeit zu lebensgefährlichen Lungenveränderungen führen kann.
Diese Wirkung zeigte in unseren Versuchen der Porzellanstaub I, während der Porzellanstaub II und der Kohlenstaub bei viel länger fortgesetzter und mindestens quantitativ gleichstarker Einwirkung zwar ähnliche, aber bei weitem nicht so umfangreiche Prozesse im Lungengewebe
auslösten. Diese Gewebsveränderungen stimmen in mancher Beziehung
mit den von Töppich in seinen Untersuchungen der primären zellu-
laren Abwehrvorgänge in der Lunge bei Infektion mit Tuberkelbazillen
beobachteten überein, die auch wir bei unseren Infektionsversuchen
gesehen haben. Auch Domagk hat in seinen pathologisch-anatomischen
Untersuchungen über Anaphylaxie und seinen Untersuchungen über die
Bedeutung des retikuloendothelialen Systems für die Vernichtung von
Krankheitserregern ähnliche Beobachtungen gemacht. Domagk berichtet über derartige Befunde bei Kaninchen und Meerschweinchen:
„Mikroskopisch zeigen die Lungensepten beim Kaninchen eine erhebliche
Verbreiterung durch Schwellung und Vermehrung der Endothelien. In
den Lungenkapillaren finden sich enorm viel Mononukleäre, Übergangs-
formen und Leukozyten, darunter viele mit eosinophilen Granula. Die
Septen sind zum Teil so enorm durch die Zellvermehrung verdickt, daß
die Alveolen kaum noch ein Lumen erkennen lassen. Außerdem fällt
sowohl beim Kaninchen als auch besonders beim Meerschweinchen auf,
daß in den von Endothelien, Mononukleären, Übergangsformen und
Leukozyten ausgefüllten Kapillaren sich kaum Erythrozyten fanden;
große Kapillargebiete waren blutleer." An anderer Stelle schreibt
Domagk: „Wir sehen, daß stellenweise ein völliger Verschluß der
Kapillaren durch die Exothelien eintritt, und daß dieser wohl als akute
Todesursache bei diesem Schock, unter dem das Tier einging, in Frage
kommt." Die Schädigung besteht nach Domagk in Störungen des
Gasaustausches in den Lungen durch die Kapillarveränderungen.

Die Zellvermehrung in den Staublungen beruht ohne Zweifel gleichfalls auf der Wucherung und Auswanderung der Alveolarendothelien und
ist als Abwehrreaktion des Organismus gegen den eingedrungenen Staub
zu betrachten. Diese Reaktion kann offenbar bei plötzlicher Invasion
großer Mengen Staub innerhalb kurzer Zeit so stürmisch sein, daß schwere
akute Schädigungen die Folge sind. Wichtig ist, daß die verschiedenen

Tabelle 5. Versuch Nr. 5 (M). Inhalation von Porzellanstaub I bei intensiver Verstäubung.

Nr.	Inhalation	Exitus	Pathologisch-anatomischer Befund	Röntgenbild	Bemerkungen
3	22. 6. 25—31. 7. 25 32 Sitzungen zu je 1 Std.	lebt.			Gegen Ende der Staubinhalation in schlechtem Zustand, Freßunlust, Gewichtsabnahme, dyspnoische Erscheinungen, Asthma, Schwitzen. Nach 14 tägiger Sistierung der Inhalation wieder in Ordnung.
4	22. 6. 25—31. 7. 25 32 Sitzungen zu je 1 Std., dann ca. 7 Monate sistiert.	28. 2. 26 getötet.	Die Oberflächen beider Lungen zeigen eine Anzahl stecknadelkopfgroßer, bräunlicher Knötchen. Mikroskopisch sehr zahlreiche, peribronchiale, perivaskuläre und subpleurale Staubzellenherde, die in dem Gewebe um die Hauptbronchien besonders zahlreich sind. In den Alveolen nur an wenigen Stellen vereinzelte Staubzellen. Ganz vereinzelte Alveolen sind mit Staub ausgefüllt. Die Septen zeigen stellenweise geringe Zellvermehrung. Vereinzelt zeigen sich spärliche Fibroblasten und Bindegewebsfasern in den Septen und in der Peripherie staubhaltiger Lymphknötchen. — Die bronchialen Lymphknoten sind etwas vergrößert und enthalten große Staubzellenherde, besonders in der Peripherie.	1. 8. 25. Bei Vergleich mit Normalbild läßt sich eine diffuse schwache Verschattung beider Lungenfelder und eine Verstärkung des Hilusschattens erkennen.	Zeigte ähnliche Erscheinungen wie Nr. 3.

Nr.	Inhalation	Exitus	Pathologisch-anatomischer Befund	Röntgenbild	Bemerkungen
5	22. 6. 25—31. 7. 25 32 Sitzungen zu je 1 Std.	31. 7. 25 spontan.	Die Oberfläche beider Lungen blaßbraunrot, glatt und spiegelnd. Die Konsistenz des Lungengewebes ist etwas fester als gewöhnlich. Der Luftgehalt scheint verringert. Die Schnittfläche zeigt eine eigenartige trabekuläre Zeichnung. Sonstige Organe o. B. Unter dem Mikroskop zeigt sich eine diffuse, hochgradige Verdickung der Septen, die zu einer Verkleinerung und stellenweise zum Verschwinden der Alveolarlichtungen geführt hat. Die Verdickungen sind zellreich und stellenweise ödematös durchtränkt. Die infiltrierenden Zellen bestehen hauptsächlich aus großen Zellen mit blassem ovalen, teils auch mehr spindelförmigen Kern und solchen vom Typ der Übergangszellen. Das Protoplasma zeigt wabige Struktur, enthält vielfach mehr oder weniger reichlich Staubkörnchen und vereinzelt gelbe Pigmentschollen. In geringerer Menge finden sich polymorphkernige Leukozyten, darunter sehr viele mit eosinophilen Granula. Die Kapillarendothelzellen sind geschwollen, die Kapillaren stellenweise blutleer. An verschiedenen Stellen finden sich kleine diapedetische Blutungen. Die Alveolen sind stellenweise mit einer eiweißreichen Flüssigkeit ausgefüllt. Viele Alveolen, meist mehrere benachbarte, enthalten Pfröpfe aus freien Staubkörnchen und Staubzellen vom Typ der Histiozyten. Stellenweise atelektatische Verdichtungen. Allenthalben finden sich in den Alveolarlichtungen mehr oder weniger zahlreiche Staubzellen und ähnliche staubfreie Zellen. Ansammlungen von Staub finden sich namentlich auch innerhalb der oben beschriebenen Verdickungen. Die pulmonalen lymphatischen Herde sind etwas hyperplastisch und enthalten teilweise spärliche Staubzellen. Elastinfärbungen lassen eine Auflockerung des elastischen Fasernetzes erkennen. In den bronchialen Lymphknoten einzelne Staubzellen. Milz, Leber, Niere, Herz o. B. S. Abb. 18, 21, 22, 23, 24.		Das Tier zeigte in den letzten Inhalationstagen die gleichen Erscheinungen wie Nr. 3. Als Todesursache kommen die anatomischen Lungenveränderungen in Betracht.

Nr.	Inhalation	Exitus	Pathologisch-anatomischer Befund	Röntgenbild	Bemerkungen
6	22. 6. 25—30. 7. 25 32 Sitzungen zu je 1 Std.	13. 8. 25 spontan.	Konfluierende Bronchopneumonien der oberen Teile beider Lungen. In den übrigen Lungenabschnitten stellenweise Verdickung der Septen. Ödematöse Bezirke. Allenthalben in den Alveolen große, meist stark mit Staub gefüllte Zellen. Vereinzelt sind Gruppen von Alveolen mit freiem Staub und Staubzellen angefüllt. Stellenweise beträchtliche Staubablagerungen in den Gewebsverdickungen. Spärlich findet sich Staub in den Lymphknötchen, hier stets an Zellen gebunden. Die bronchialen Lymphknoten enthalten in der Rindenzone vereinzelte kleine Inseln von Staubzellen. Die Schleimhaut der oberen Luftwege ist katarrhalisch entzündet und zeigt stellenweise aufgelagerte Staubzellen und freie Staubteilchen. Sonstige Organe o. B.		Das Tier zeigte von der vierten Woche der Staubinhalation an Atemstörungen, schlechten Allgemeinzustand.
7	22. 6. 25—27. 7. 25 29 Sitzungen zu je 1 Std.	28. 7. 25 spontan.	Die Befunde entsprechen vollkommen denen beim Tier Nr. 5.		Einige Zeit ante exitum ähnliche Erscheinungen wie Nr. 3.
8	22. 6. 25—24. 7. 25 25 Sitzungen zu je 1 Std.	24. 7. 25. getötet.	Lungen makroskopisch ohne Befund. Unter dem Mikroskop zeigt sich die gleiche Verdickung und Infiltration der Septen wie bei Tier Nr. 5, jedoch nicht so ausgedehnt. Auffallend reichlich eosinophile Leukozyten. Staub an den gleichen Stellen wie bei Nr. 5 u. Nr. 7, im ganzen in geringerer Menge abgelagert. Vereinzelt in periarteriellen Rundzellenherden kleine Inseln von Staubzellen. Die bronchialen Lymphknoten sind etwas vergrößert und zeigen einzelne Gruppen von Staubzellen, teils perifollikulär, teils in der peripheren Zone der Follikel. Sonstige Organe o. B.		Zeigte ähnliche Störungen wie Nr. 3.

Nr.	Inhalation	Exitus	Pathologisch-anatomischer Befund	Röntgenbild	Bemerkungen
9	22. 6. 25—30. 7. 25 32 Sitzungen zu je 1 Std.	lebt.		1.8.25. Schwache unregelmäßige Fleckschatten beiderseits. Verstärkte Hiluszeichnung.	Zeigte vorübergehend die gleichen Erscheinungen wie Nr. 3.
10	22. 6. 25—2. 7. 25 10 Sitzungen zu je 1 Std.	2. 7. 25 getötet.	Stellenweise wenig umfangreiche Verdichtungen von gleichem Charakter wie bei Nr. 5. Nicht viel Staub, teils frei, teils in Zellen; Lokalisation wie gewöhnlich. Katarrhalische Tracheitis und Bronchitis. In den bronchialen Lymphknoten kaum Staub zu erkennen. Sonstige Organe o. B.		
14	2. 7. 25—30. 7. 25 24 Sitzungen zu je 1 Std.	lebt.		1. 8. 25 o. B.	Zeigte ähnliche Erscheinungen wie Nr. 3.
36	25. u. 26. 7. 25 2 Std.	27. 7. 25 getötet.	Sehr wenig Staub in den Lungen, meist als freie Körnchen, einzelne große Staubzellen.		

Tabelle 6. Versuch Nr. 6 (M). Inhalation von Porzellanstaub II bei intensiver Verstäubung.

Nr.	Inhalation	Exitus	Pathologisch-anatomischer Befund	Bemerkungen
15	22.6.25—31.8.25 56 Sitzungen zu je 1 Std.	lebt.		Keine erkennbare Schädigung durch die Staubinhalation.
16	22.6.25—31.8.25 56 Sitzungen zu je 1 Std.	4. 9. 25 spontan.	Eitrige Pleuritis beiderseits, eitrige Perikarditis. Eitrige Infiltration des subpleuralen Lungengewebes. In den Alveolen finden sich große platte Zellen, welche zum Teil Staub, meist in großen Mengen, enthalten. Auch wandständige Epithelzellen enthalten vereinzelt Staub. In geringerem Maße zeigen sich in den Alveolen freie, mehr oder weniger den Lymphozyten ähnliche Zellen, die teilweise Staubkörnchen enthalten, ferner Leukozyten. In einzelnen pulmonalen Rundzellenherden wandständige kleine Inseln großer Staubzellen, die teilweise auch gelbes Pigment enthalten. Einzelne Alveolen und Alveolengruppen sind mit Pröpfchen aus Staubzellen und freien Staubkörnchen ausgefüllt. An einigen Stellen sind die Septen in sehr geringem Maße verdickt. Die Verdickungen zeigen die gleiche zelluläre Zusammensetzung wie bei Nr. 5. Eitrige Bronchitis und Peribronchitis. Die bronchialen Lymphknoten zeigen vereinzelte Staubzellengruppen. Bazillenfärbung zeigt in den entzündeten Lungenpartien ziemlich reichlich große Diplokokken. Milz, Leber o. B.	
17	22.6.25—22.8.25 47 Sitzungen zu je 1 Std.	23. 8. 25 getötet.	Das Lungengewebe ist hyperämisch. An einigen Stellen besonders in den vorderen Teilen des Oberlappens Verbreiterung und Zellvermehrung der Septen. Kleine ödematöse Bezirke. Einige Alveolen und Alveolengruppen ausgefüllt mit Staub und Staubzellen. In den meisten Alveolen Staub, meist innerhalb großer, freier, teilweise auch wandständiger Zellen mit ovalem, blassem, oft auch dunkelgefärbtem Kern und wabigem Protoplasma. Vereinzelt finden sich auch zusammenhängende Verbände von mehreren dieser Zellen und riesenzellenähnliche Gebilde. Einzelne peribronchiale und periarterielle Rundzellenherde enthalten Staubzellen, Staubzellen und Staub in dem Schleimbelag der katarrhalischen Bronchien. Die bronchialen Lymphknoten enthalten etwas Staub. Siehe Abb. 19 u. 26. Sonstige Organe o. B.	
18	22.6.25—31.8.25 56 Sitzungen zu je 1 Std.	lebt.		Keine erkennbare Schädigung durch die Staubinhalation.

Tabelle 7. Versuch Nr. 7 (M). Inhalation von Kohlenstaub bei intensiver Verstäubung.

Nr.	Inhalation	Exitus	Pathologisch-anatomischer Befund	Bemerkungen
28	22. 6. 25 bis 31. 8. 25 56 Sitzungen zu je 1 Stunde.	lebt.		Während der späteren Dauer der Inhalation eitrige Rhinitis. Sonst keine Erscheinungen.
29	22. 6. 25 bis 4. 8. 25 34 Sitzungen zu je 1 Stunde.	4. 8. 25 getötet.	Die Oberfläche beider Lungen ist ziemlich gleichmäßig gräulich verfärbt und zeigt unregelmäßig verstreute, schwarze, etwa stecknadelkopfgroße Herde. Die Schleimhäute des oberen Respirations- und Intestinaltraktus zeigen an verschiedenen Stellen aufgelagerten Staub. Mikroskopisch zeigt das Lungengewebe außer Staubablagerung und Zellauswanderung bzw. -desquamation keine Veränderungen. Einzelne Alveolen und Alveolengruppen sind mit Staub- und Staubzellen angefüllt. Staub in den Alveolarlumina, in der Alveolarwand und im interstitiellen Gewebe, besonders im perivaskulären und peribronchialen Gewebe, fast stets in großen Zellen vom Typ der Histiozyten. Einzelne pulmonale Rundzellenherde enthalten Staubzellenansammlungen. Die bronchialen Lymphknoten enthalten im Verhältnis zu den Befunden bei den Porzellanstaubversuchen sehr reichlich Staub, fast stets innerhalb von großen Zellen, die sich in insel- und strangartiger Anordnung in dem peripheren Teil der Follikel und perifollikulär finden. Sonstige Organe o. B.	
30	22. 6. 25 bis 31. 8. 25 56 Sitzungen zu je 1 Stunde.	31. 8. 25 getötet.	Stellenweise geringe Verdickung der Septen. Sonst ähnlicher Befund wie bei Nr. 29. Im ganzen etwas reichlichere Staubablagerung. Außerhalb des Respirationstraktus keine Veränderungen. Siehe Abbildungen 20, 28, 27 und 29.	Das Tier zeigte vorübergehend krankhafte Erscheinungen wie vermehrte Schweißabsonderung, Freßunlust, Gewichtsverlust.

Nr.	Inhalation	Exitus	Pathologisch-anatomischer Befund	Bemerkungen
31	22. 6. 25 bis 24. 8. 25 50 Sitzungen zu je 1 Stunde.	24. 8. 25 getötet.	Befund wie bei Nr. 30.	
19	25. 7. 25 bis 27. 9. 25 50 Sitzungen zu je 1 Stunde. Etwa 2 Monate sistiert.	26. 11. 25 spontan.	Eitrige Bauchfellentzündung. Septische Milz. Die Lungenoberflächen zeigen nur stellenweise geringe Kohleablagerung. Schnittfläche läßt makroskopisch nichts Außergewöhnliches erkennen. Histologisch spärlicher perivaskulärer und peribronchialer Staubgehalt. In den Alveolen und Bronchien ganz vereinzelte Staubzellen. In den bronchialen Lymphknoten Staubzellenherde wie bei Nr. 29. Nieren, Leber o. B.	Partus am 13. 11. 25.
37	6. 7. 25 bis 27. 9. 25 65 Sitzungen zu je 1 Stunde.	lebt.		Keinerlei Erkrankungssymptome. Inhaliert weiter bei schwächerer Staubentwicklung. Später infiziert.

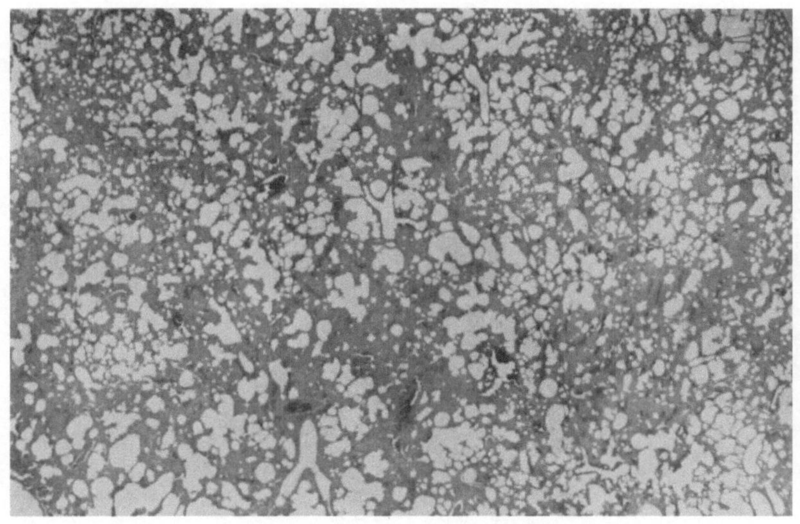

Abb. 18. Lunge (Nr. 5) nach 32 tägiger Inhalation von Porzellanstaub I bei intensiver Verstäubung. Starke Verdickung der Septen (sehr schwache Vergrößerung).

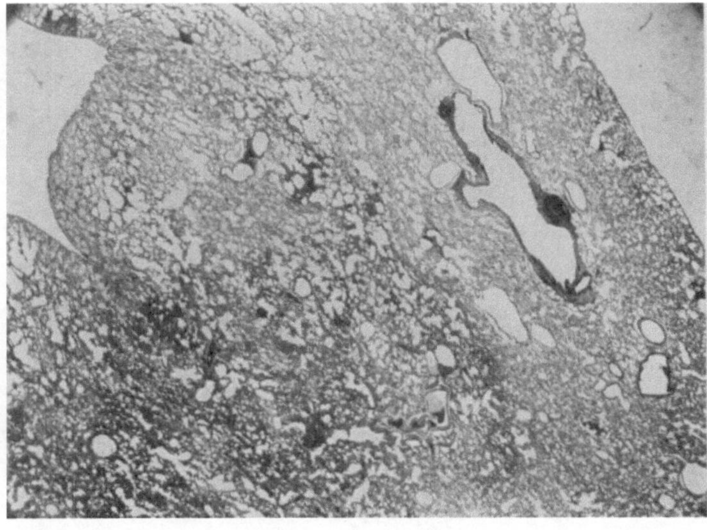

Abb. 19. Lunge (Nr. 17) nach 47 tägiger Inhalation von Porzellanstaub II bei intensiver Verstäubung. Stellenweise Verdickung der Septen, Vergrößerung der Lymphknötchen (sehr schwache Vergrößerung).

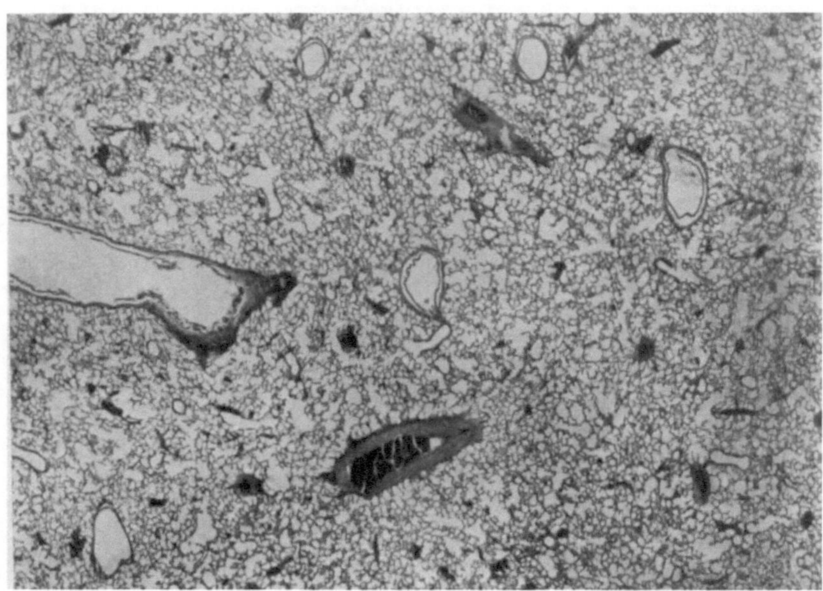

Abb. 20. Lunge (Nr. 30) nach 56 tägiger Inhalation von Kohlenstaub bei intensiver Verstäubung.
Herdartige Staubablagerungen hauptsächlich im perivasculären und peribronchialen Gewebe,
sowie in einzelnen Alveolengruppen (sehr schwache Vergrößerung).

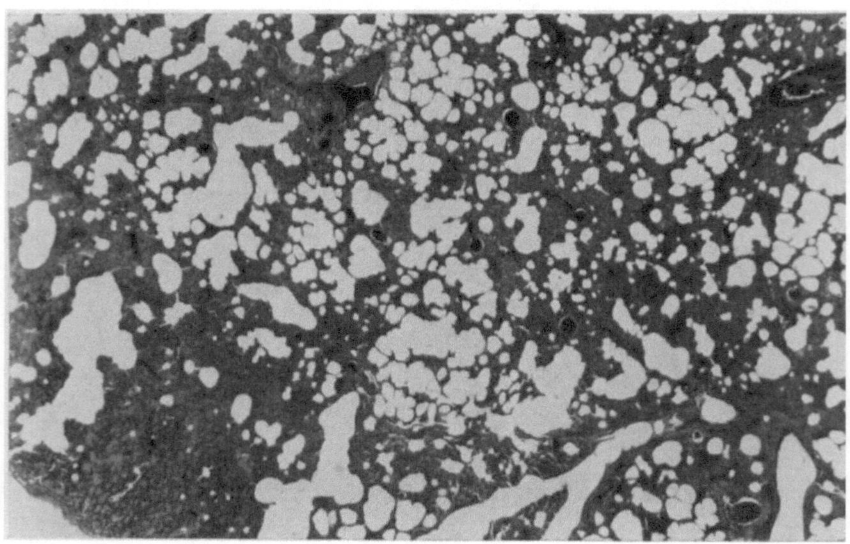

Abb. 21. Lunge (Nr. 5) nach 32 tägiger Inhalation von Porzellanstaub I bei intensiver Verstäubung
(schwache Vergrößerung).

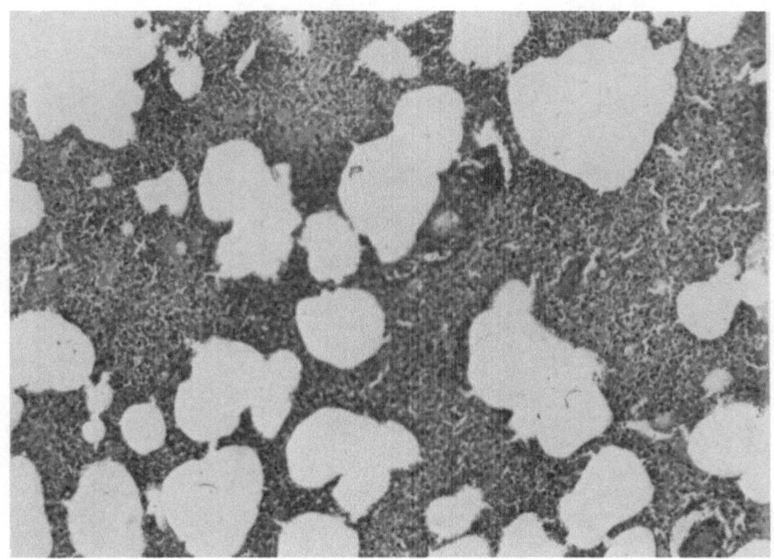

Abb. 22. Lunge (Nr. 5), etwas stärkere Vergrößerung.

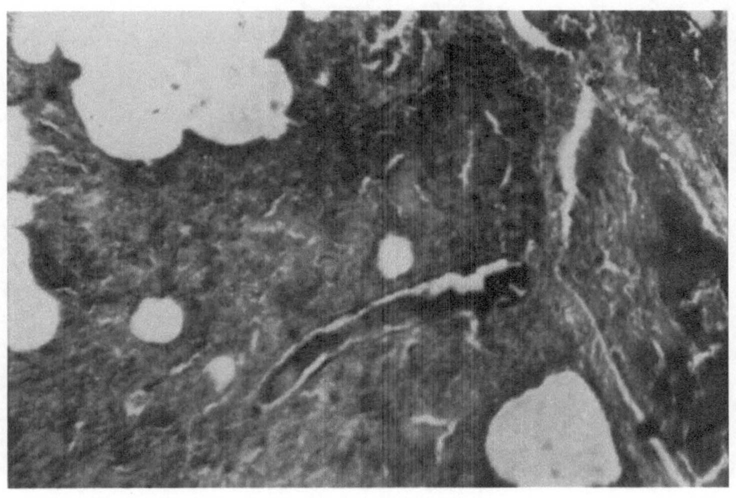

Abb. 23. Lunge (Nr. 5), mittlere Vergrößerung.

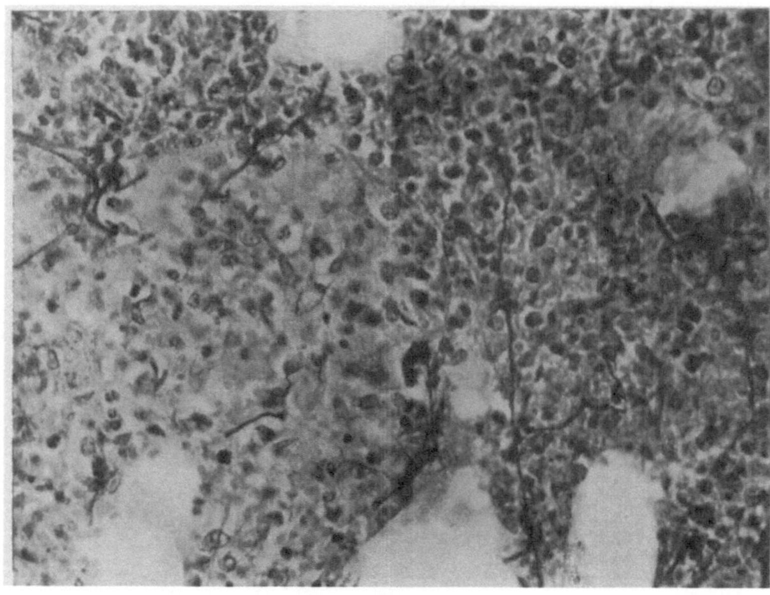

Abb. 24. Lunge (Nr. 5), Elastinfärbung. Starke Vergrößerung. Bronchiolus respiratorius mit hepatisierten Alveolen. Septenverdickung.

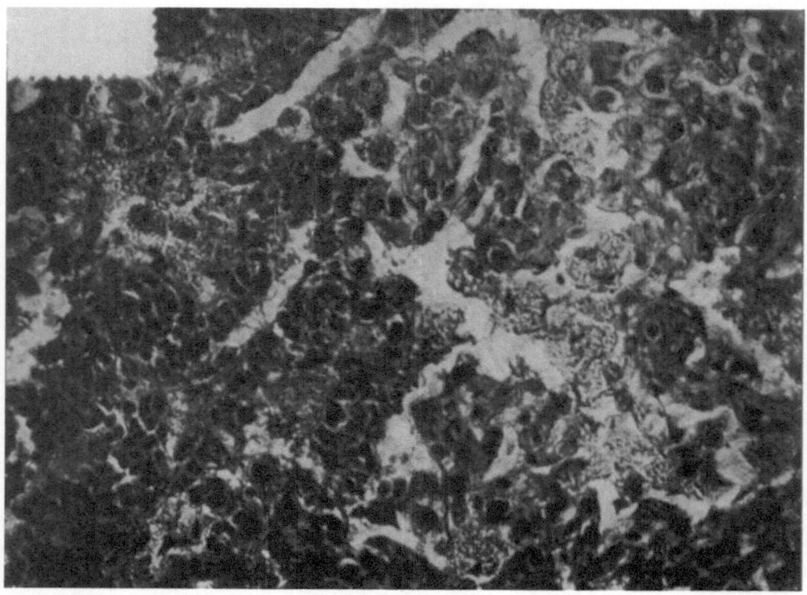

Abb. 25. Lunge (Nr. 17), Inhalation von Porzellanstaub II. Starke Vergrößerung.

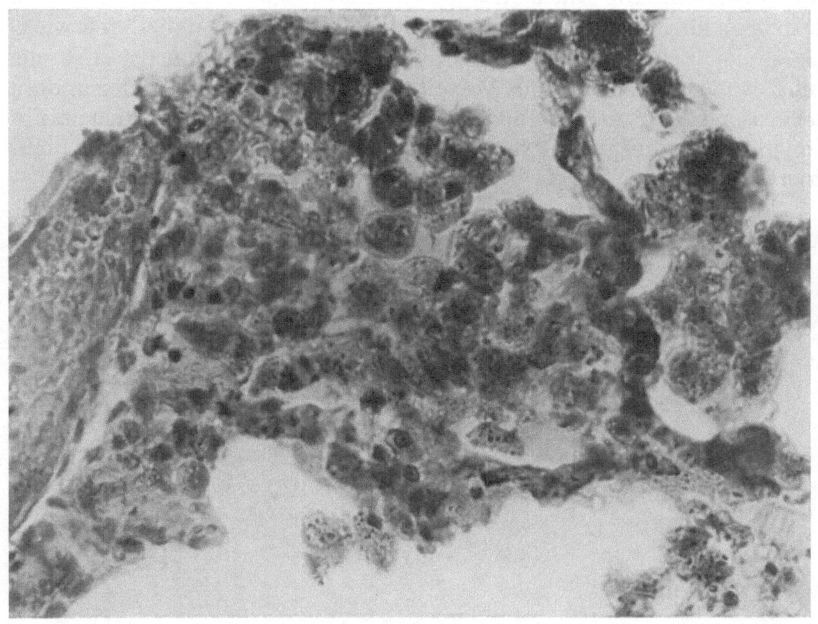

Abb. 26. Lunge (Nr. 17), Inhalation von Porzellanstaub II. Staubansammlung in benachbarten Alveolen. Große vollständig mit Staub beladene Phagocyten..(Sehr starke Vergrößerung.)

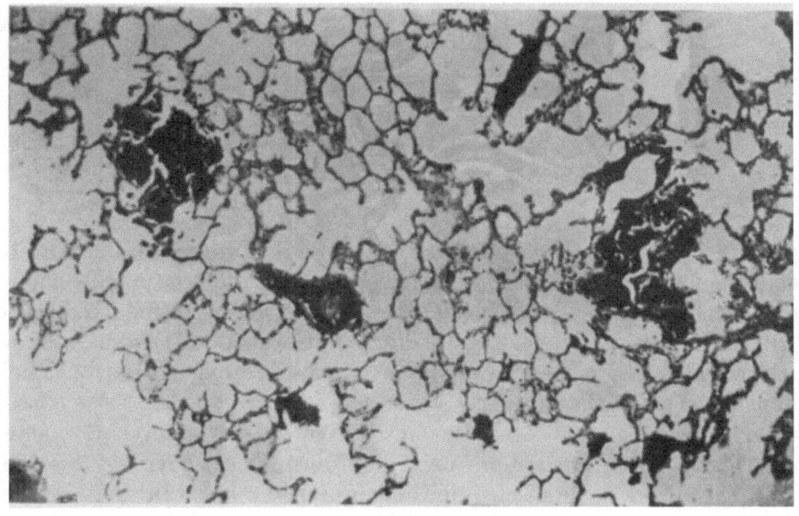

Abb. 27. Lunge (Nr. 30), nach 56 tägiger Inhalation von Kohlenstaub bei intensiver Verstaubung. (Schwache Vergrößerung.) Staubpfröpfe in benachbarten Alveolen.

Staubarten offenbar diese Abwehrreaktionen in verschieden starkem Maße auslösen. Die Natur dieses Reizes ist fraglich. Sicherlich spielen die morphologischen Eigenschaften der Staubteilchen dabei eine wichtige Rolle. Es scheint uns jedoch, daß noch andere Momente in Frage kommen, da die Wirkung des Porzellanstaubes I durch die beiden andern auch aus morphologisch ziemlich aggressiven Teilchen bestehenden Staubsorten trotz der insgesamt viel stärkeren quantitativen Einwirkung nicht erreicht wurde.

Die Versuche von Gye und Purdy haben gezeigt, daß die parenterale Verabreichung von kolloidaler Kieselsäure lebhafte reaktive Vorgänge

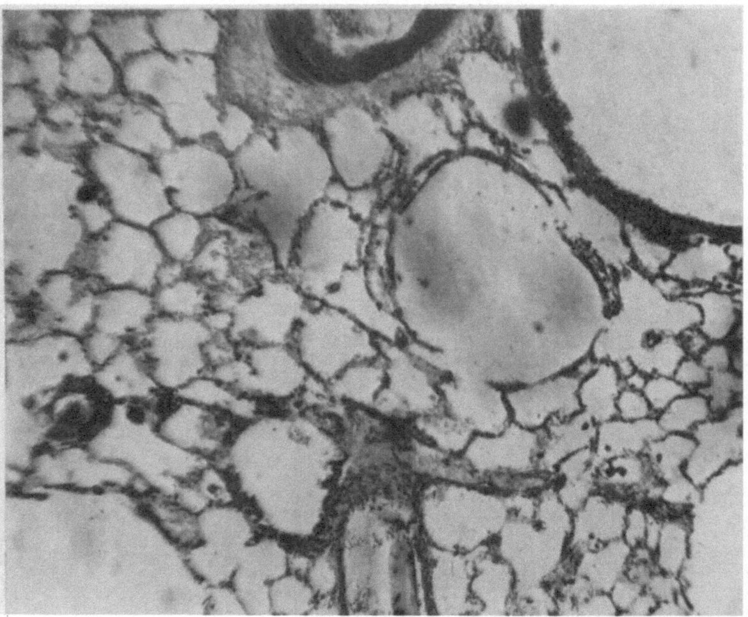

Abb. 28. Lunge (Nr. 30), mittlere Vergrößerung.

des retikuloendothelialen Apparates, besonders Proliferation der Kapillarendothelien, hervorruft. Hiernach könnte man die von uns beobachteten Erscheinungen auf eine spezifische Wirkung der betreffenden Staubart zurückführen. Indessen rief der Porzellanstaub II trotz seines quantitativ annähernd gleichen Gehaltes an Kieselsäure, ceteris paribus, bei weitem nicht so starke proliferative Vorgänge hervor wie der Porzellanstaub I, obwohl sie allerdings von größerem Ausmaß waren als beim Kohlenstaub. Wenn man somit neben den morphologischen aggressiven Eigenschaften noch chemische Einflüsse durch die im Staub enthaltene Kieselsäure annehmen will, so muß betont werden, daß deren physikalische und chemische Struktur von erheblichem Belang ist.

Aus der Kasuistik beobachteter ähnlicher Staubwirkungen beim Menschen nach Gesteinstaubinhalation zitieren wir nach Mavrogordato einen von Watkins-Pitchford als akute „pulmonary silicosis" beschriebenen Fall: „The lungs are congested, oedematous and mottled with islands of pigmentation. There is no fibrosis. Microscopically connective tissue is laden with siliceous particles and the alveoli are distended with serous exudate and catarrhal cells. Such cases are rare and due to inhalation of large quantities of dust over a short period."

Mavrogordato sah in einzelnen Fällen ähnliche Erscheinungen wie wir nach kurz dauernder Inhalation von Quarzstaub bei Meerschwein-

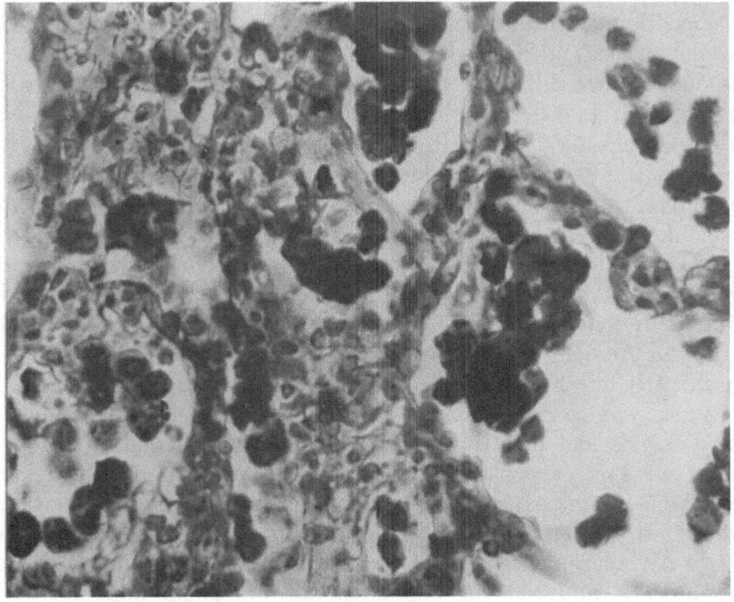

Abb. 29. Lunge (Nr. 30), sehr starke Vergrößerung. Inhalation von Kohlenstaub. Staubansammlung in benachbarten Alveolen. Große vollständig mit Staub beladene Phagocyten.

chen und hebt bezüglich der pathologisch-anatomischen Lungenveränderungen folgende Befunde hervor: Eiweißhaltiges Exsudat in den Alveolen, zellige Infiltration des interstitiellen Gewebes, besonders um die Kapillaren, reichlich Staubzellen und Eosinophile, zahlreiche Extravasate roter Blutkörperchen. Dabei nicht allzu beträchtliche Mengen Staub. Über den Entstehungsmechanismus ist er sich im unklaren. Er erwähnt, daß er ähnliche Erscheinungen bei mit Stickoxyd (N_2O_4) behandelten Tieren gesehen habe. Es zeigt sich somit jedenfalls, daß der Porzellanstaub I ähnliche Schädigungen hervorbringen kann wie längst als gefährlich erkannte Gesteinstaubarten.

Unsere Versuchsbeobachtungen lassen die große Bedeutung der Phagozytose für die Staubabwehr erkennen. Unterschiede an dem Verhalten der drei Staubarten im Sinne der Fennschen Ergebnisse wurden nicht sicher festgestellt. Jedenfalls war die Phagozytose des Porzellanstaubes I, trotz der durch dieses Material hervorgerufenen hochgradigen endothelialen Reaktion keineswegs stärker und schneller als bei den anderen Staubsorten. Vielmehr schienen sich die Teilchen dieser Staubart stets in höherem Maße außerhalb von Zellen vorzufinden, als es beim Porzellanstaub II und namentlich beim Kohlenstaub der Fall war. Phagozytiert wurde anscheinend schließlich alles in die Lungen gelangte Material ohne Unterschied der Größe der Körnchen. Die größten in der Lunge gefundenen Teilchen erreichten einen größten Durchmesser von etwa 10—12 μ. Nur in den Kohlenlungen fanden sich unter dem inhalierten Staub einzelne noch größere Elemente. Die Hauptmasse der inhalierten Staubteilchen bestand indessen aus wesentlich kleineren Teilchen.

Die phagozytierenden Zellen bestanden in der Hauptsache aus großen Elementen vom Typ der Histiozyten und sind nach der heute vorherrschenden Ansicht als Abkömmlinge der Endothelzellen der Kapillaren zu betrachten. Indessen bestand keineswegs eine völlige morphologische Einheitlichkeit unter den staubhaltigen Zellen, unter denen sich auch polymorphkernige Leukozyten und andere, großen Lymphozyten vergleichbare Gebilde, befanden. Die letzteren Typen enthielten immer nur eine geringe Anzahl von Körnchen und stellten keinen konstanten Befund dar. Stellenweise fanden sich ferner Staub enthaltende Riesenzellen in den Alveolen.

Die umstrittene Frage der Beteiligung der Alveolarepithelien an der Phagozytose war in den in Rede stehenden Untersuchungen nicht zu entscheiden. Es soll hier indessen verzeichnet werden, daß Zellen im Verbande der Alveolarepithelien vielfach Staub enthielten. Ferner wurden mehrfach in den Alveolenlichtungen zusammenhängende Verbände von mehreren großen staubführenden Zellen beobachtet, die als desquamierte Alveolarepithelien angesprochen werden konnten. Auch wurden anscheinend in Loslösung begriffene staubführende epithelähnliche Zellen angetroffen. Allerdings waren keine Anzeichen für vermehrte Regenerationstätigkeit der Alveolarepithelien zu finden, während die Kapillarendothelien lebhafte Profileration mit reichlichen Kernteilungsfiguren zeigten.

Die großen Phagozyten waren meist mit Staub außerordentlich beladen, sodaß die Struktur der Zelle und des Kernes oft nicht mehr zu erkennen war. Mit dem vermehrten Staubgehalt nahmen die Zellen an Größe zu. Es wurden Staubzellen mit einem Durchmesser von 20 μ und größere beobachtet. Als fraglich muß es erscheinen, ob solche Zellen, wenn sie mit Staub vollständig angefüllt sind, ins Gewebe zurückwandern können, um durch den Lymphstrom abgeführt zu werden. Wahrscheinlicher ist es, daß sie durch ihre Eigenbewegung allmählich, wenn auch offenbar sehr langsam, bis zu den mit Zilienepithel ausgekleideten Bronchiolen wandern, um dann durch die Luftwege hinausbefördert zu werden. Das Protoplasma der großen Staubzellen zeigte oft eine schlechte Färbbarkeit. Sonst waren keine degenerativen Erscheinungen, wie Verfettung usw. an ihnen zu erkennen. Im übrigen nehmen wir, was die Art des Übertrittes der Staubteilchen in das Lungengewebe anbetrifft, mit Haythorn und anderen Untersuchern an, daß sie in der Hauptsache durch Vermittlung der phagozytierenden Zellen erfolgt. Es wurde allerdings auch im Gewebe ein geringer Teil des eingedrungenen Staubes außerhalb von Zellen vorgefunden. Wir müssen es indessen dahingestellt lassen, ob der Staub auch als freie Körnchen durch Verletzung der Alveolenwand oder auf präformierten Wegen einwandern kann (Tendeloo u. a.), oder ob die im Gewebe beobachteten extrazellulären Staubablagerungen aus zugrunde gegangenen Staubzellen stammen.

Ein typischer Befund waren Gruppen von stauberfüllten Alveolen. Diese Erscheinung kann wohl auf eine zirkumskripte Insuffizienz des staubabwehrenden Mechanismus der Lunge zurückgeführt werden. In dem Falle des Versuchstieres Nr. 4 zeigt sich, daß solche Staubpfröpfe anscheinend nach Unterbrechung der Staubinhalation allmählich beseitigt werden, sich aber noch lange Zeit nach beendigter Inhalation vereinzelt vorfinden. Nach Arnold können diese Gebilde zu einer „Perialveolitis nodosa" führen. Diese Erkrankungsform konnte in unseren Versuchen über frühzeitige Staubveränderungen nie beobachtet werden, wenigstens nicht in der von Arnold beschriebenen Form.

Außerhalb der luftführenden Räume war der Staub in der Lunge abgelagert in den Septen, in dem Gewebe um die Alveolengänge, im interlobulären, peribronchialen, perivaskulären und subpleuralen Bindegewebe und in den lymphatischen Herden. In den Bronchialdrüsen wurde außer bei Tier Nr. 5 und 10 (Porzellanstaub I) regelmäßig Staub gefunden. Es sei dahingestellt, ob bei einer größeren Anzahl von Schnitten nicht auch in diesen Fällen sich hätte Staub nachweisen lassen. Die Ablagerungen bestanden in rundlichen oder strangartigen Staubzellenherden, die meist der Peripherie der Follikel angelagert waren. Teilweise fanden sich auch Staubzellen in der peripheren Zone derselben.

Die Staubablagerung scheint somit an den Verlauf des pulmonalen Lymphgefäßsystems gebunden. Wie bekannt, rückt der Staub darin in Richtung auf die Lungenwurzel vor. Unterschiede in dem Verhalten der drei Staubarten hinsichtlich der Abfuhr auf dem Lymphwege waren insofern zu erkennen, als der Kohlenstaub am frühzeitigsten und in größeren Mengen in den verschiedenen Prädilektionsstellen besonders in den Bronchialdrüsen angetroffen wurde. Der Porzellanstaub I dagegen schien am langsamsten von allen drei Staubarten in den Lymphbahnen vorzurücken.

Der innerhalb des Lungengewebes bzw. der Bronchialdrüsen abgelagerte Staub war größtenteils, wenn nicht ausschließlich, phagozytiert. Die Staubzellen waren fast durchweg die gleichen Gebilde vom Typ der Histiozyten wie sie auch in den Alveolarlichtungen hauptsächlich angetroffen wurden.

Der meiste Staub fand sich im allgemeinen in dem perivaskulären Gewebe und den lymphatischen Herden. Ferner erscheinen als besondere Prädilektionsstellen der Staubablagerung das peribronchiale und subpleurale Gewebe. Bei entsprechend langer Versuchsdauer fanden sich die verhältnismäßig größten Staubherde in den bronchialen Lymphknoten.

Bei allen drei Staubarten war der Staub über alle Lungenabschnitte ziemlich gleichmäßig verteilt, außer bei dem nach langer Sistierung getöteten Tier Nr. 4, dessen Lungen eine fleckförmige Staubablagerung zeigten, wobei viele Lungenabschnitte mehr oder weniger staubfrei waren.

Für die Beurteilung des weiteren Schicksals der in unseren Versuchen erzeugten Staublungen stehen leider nur die Untersuchungsbefunde bei dem nach etwa 7monatiger Sistierung getöteten Tier Nr. 4 und dem nach 2monatiger Sistierung spontan eingegangenen Tier Nr. 19 zur Verfügung, welche somit nur die entsprechenden Verhältnisse bei dem Porzellanstaub I und Kohlenstaub betreffen. Es zeigt sich, daß die proliferativen Prozesse, die bei dem ersteren Tier sich in ähnlicher Weise wie bei den ad exitum gekommenen Tieren derselben Versuchsreihe ohne Zweifel im Verlaufe der Inhalation entwickelt haben (wofür auch der Röntgenbefund und die klinischen Symptome sprechen), sich bis auf geringe Herde zurückgebildet haben. Das Gewebe enthält noch reichlich Staub, der sich besonders in dem peribronchialen Gewebe angesammelt hat, aber auch an den anderen Prädilektionsstellen reichlich vorhanden ist. Auffallenderweise ist es bei diesem Tier entgegen unseren Erwartungen nur zu einer sehr geringen Entwicklung von fibrösem Bindegewebe gekommen, ein Zeichen dafür, daß derartige Prozesse nur bei sehr lange fortgesetzter Staubinhalation zur Induration führen dürften.

Das Kohlenstaubtier Nr. 19 zeigte einen ganz andersartigen Lungenbefund. Die Lungen enthielten im Vergleich zu den unmittelbar nach Schluß bzw. während der Staubinhalation zur Sektion gekommenen Tieren nur sehr wenig Staub, sodaß eine weitgehende Elimination des Staubes durch den Organismus angenommen werden muß, die somit in viel kürzerer Zeit und weit ausgiebiger erfolgt ist als bei dem Porzellanstaub I. Dieser Befund stimmt mit den Ergebnissen von Mavrogordato, Haldane, Willis überein. Andererseits erinnert das Verhalten des Porzellanstaubes I in unserem Versuch an die experimentellen Befunde der oben genannten Autoren bei den vorwiegend Quarz enthaltenden Gesteinstaubarten. Das Verhalten des Porzellanstaubes II bei sistierter Inhalation ist in den in Rede stehenden Versuchen nicht untersucht worden, da die beiden überlebenden Tiere für Infektionsversuche reserviert bleiben sollten. Von der ersten Porzellanstaubserie wurden drei Tiere mit Tuberkelbazillen infiziert. Das überlebende Kohlentier (Nr. 28) ging leider alsbald nach der Infektion interkurrent ein. Das Nähere über diese Versuche wird in anderem Zusammenhange mitgeteilt werden.

Fassen wir die Ergebnisse der Versuche Nr. 5—7 zusammen, so ist folgendes festzustellen:

Von der dem Porzellanstaub I ausgesetzten Serie von Versuchstieren sind nach 32 Inhalationstagen zwei Tiere an den unmittelbaren Folgen der Inhalation eingegangen. Alle Tiere zeigten etwa mit Beginn der vierten Inhalationswoche gleichartige Krankheitssymptome, die auf die Wirkung des Staubes bezogen werden müssen. Die Staubinhalation, welche unterbrochen wurde, nachdem die durch sie hervorgerufenen schweren Schädigungen der Versuchstiere sich gezeigt hatten, hätte bei weiterer Fortsetzung voraussichtlich in kurzer Zeit zu dem Tode aller ihr ausgesetzten Tiere geführt. Als Todesursache bzw. Ursache der Schädigung muß die hochgradige durch die inhalierten Staubteilchen hervorgerufene proliferative Reaktion des Endothels der Lungenkapillaren angesehen werden.

Die Tiere der zweiten Porzellanstaubserie und der Kohlenstaubserie zeigten nach wesentlich länger fortgesetzter Inhalation bei mindestens quantitativ gleich intensiver Verstäubung klinisch keine deutlichen Störungen, anatomisch zwar qualitativ ähnliche Befunde wie die der ersterwähnten Versuchsreihe, aber in viel geringerer Ausdehnung. Soweit bei der geringen Zahl von Tieren überhaupt etwas gesagt werden kann, wirkte der Porzellanstaub II aber noch in stärkerem Maße reizend als der Kohlenstaub.

Die Ausscheidung des Porzellanstaubes I durch die Lunge war nach 7 monatiger Sistierung noch verhältnismäßig wenig vorgeschritten, während der unter gleichen Verhältnissen und wesentlich längere Zeit hindurch inhalierte Kohlenstaub nach etwa 2 monatiger Sistierung nur noch in sehr geringen Mengen in den Lungen angetroffen wurde.

Je ein Tier der beiden Porzellanstaubserien ging an katarrhalischer Pneumonie zugrunde, welche Erkrankung offenbar durch die Inhalation vermittelt worden ist.

In den übrigen Organen konnte in keinem Falle Staub nachgewiesen werden. Dagegen fanden sich in der Milzpulpa oft zahlreiche, große Zellen vom Typ der Histiozyten, welche gelbes eisenhaltiges Pigment enthielten.

Schlußfolgerung:

Porzellanstaub, der in der Hauptsache aus verglasten Silikaten besteht, verhält sich in den Kaninchenlungen, wenn er in großen Mengen inhaliert wird, ähnlich wie gewisse notorisch schädliche Gesteinstaubarten. Wesentlich besser wird die wochenlang fortgesetzte Inhalation großer Mengen eines feinteiligen, zum größten Teil aus Kaolin bestehenden Porzellanstaubes vertragen, noch besser anscheinend der unter gleichen Bedingungen inhalierte Steinkohlenstaub.

b) Versuche über Staubinhalation bei mäßiger Verstäubung.

Die Folgeerscheinungen nach chronischer Inhalation mäßiger Staubmengen wurden untersucht bei den beiden Porzellanstaubarten, Kohlenstaub und Ruß in nebeneinander laufenden Versuchsreihen. Die in dem Kapitel „Spezielle Apparatur und Versuchstechnik" beschriebene Versuchsanordnung und -technik (siehe Abb. 13) gewährleistete, wie dort näher

auseinandergesetzt, eine annähernd gleichmäßige Einatmung dieser Staubarten durch den Tierorganismus, mit der Einschränkung, daß die quantitative Einwirkung derselben in der obigen Reihenfolge etwas anstieg.
Da das Verhalten des Porzellanstaubes I nach den bisherigen Erfahrungen in besonderem Maße interessierte, wurde es bei einer größeren Anzahl von Tieren als bei den übrigen Staubarten untersucht. Im übrigen
wurden die Tiere nach verschieden lange Zeit fortgesetzter Inhalation
ohne Sistierung, meist unmittelbar nach der letzten Inhalation, getötet.
Außerdem wurden natürlich die spontan eingegangenen Tiere in die
Untersuchung einbezogen. Eine Sistierung zu dem Zwecke, die verschieden starke Elimination der inhalierten Staubmassen in Erscheinung
treten zu lassen, schien insofern unnötig, als das entsprechende Verhalten der Staubarten bei der kurzen täglichen Exponierung ohnedies
hervortreten mußte. Auch in dieser Serie von Versuchen wurden einige
Röntgenbilder angefertigt.

Besprechung der Versuche 8—11 (siehe Tab. 8—11):

Wie aus der pathologisch-anatomischen Untersuchung hervorgeht,
lief der Mechanismus der Staubinvasion und Staubabwehr in den vorstehend aufgeführten Versuchen in der Hauptsache ebenso ab wie bei
den Versuchen mit intensiver Staubentwicklung. Er war in seinen Grundzügen bei allen vier Staubarten der gleiche. Der inhalierte Staub fand
sich vor auf den Schleimhäuten der Luftwege, in den Alveolarlichtungen,
diese stellenweise und zwar gewöhnlich mehrere benachbarte ausfüllend,
ferner im Lungengewebe und gewöhnlich auch in den tracheo-bronchi-
alen Lymphknoten. Auch in der Speiseröhre und im Magen fanden sich
stets Spuren von Staub. In keinem Falle dagegen ließ sich ebenso wie
bei den ersten Versuchen Staub in anderen Organen, speziell in Milz,
Leber und Niere, nachweisen. Dagegen fanden sich in der Milzpulpa,
weniger in der Leber in einigen Fällen, besonders bei Porzellanstaub und
nach langer Inhalationsdauer, oft sehr reichliche, den großen Lungenphagozyten ähnliche Zellen, die gelbe eisenhaltige Pigmentschollen (Ber-
linerblau-Reaktion) enthielten.

Im Lungengewebe fand sich der Staub in den Septen, im interalveo-
lären und interlobulären Gewebe, in dem Bindegewebe und den lymphatischen Herden um die Bronchien und Gefäße aller Größenordnungen
und unterhalb der Pleura. Der weitüberwiegende Teil des Staubes war
von Phagozyten aufgenommen, die sich meist völlig damit beladen
hatten. Diese Zellen entsprachen bezüglich ihrer Morphologie in jeder
Hinsicht den früheren Befunden und waren zum weitaus größten Teil
große Gebilde, mit großem meist ovalem blaßgefärbtem Kern und cha-
rakteristischem wabigem oft Vakuolen zeigenden Protoplasma.

Die rechte Lunge schien im allgemeinen etwas mehr Staub zu enthalten als die linke, obwohl der Unterschied nicht groß war. Während
die durch die Staubinhalation ausgelösten Vorgänge sowohl bei verschieden intensiver Verstäubung als auch bei den verschiedenen Staubarten qualitativ dieselben waren, waren die Folgezustände in ziemlich
charakteristischer Weise voneinander verschieden.

Ein Unterschied zwischen der Wirkung der Verstäubung größerer Staubmengen und derjenigen geringerer Staubmengen bestand zunächst darin, daß die Reizwirkung unter den letzteren Bedingungen, wie sie bei den in Rede stehenden Versuchen bestanden, erwartungsgemäß viel geringer war. Die Schleimhäute der Luftwege zeigten im allgemeinen eine viel geringere katarrhalische Reaktion, die meist erst nach langer Inhalation in Erscheinung trat, und sich auf geringe entzündliche Prozesse beschränkte. Auch die sich im Lungengewebe abspielenden reaktiven Vorgänge, wie Zellproliferation, Zellauswanderung, Desquamation waren erheblich geringer. Abweichend von den Befunden bei den früheren Versuchsserien über Staubinhalation war auch die Verteilung des Staubes in den Lungen der Tiere der vorliegenden Versuchsreihen. Dieser Unterschied war jedoch bei den einzelnen Staubarten in verschiedenem Maße ausgeprägt. Er wurde meist erst nach langer Inhalation deutlich. Während nämlich in den ersteren Versuchen die Staubteilchen und -Herde ziemlich gleichmäßig über die ganze Lunge verteilt waren, nahm in den in Rede stehenden Versuchen die Menge des in der Lunge abgelagerten Staubes von der Basis nach der Spitze hin zu. Die einzelnen Gewebsschnitte zeigten vielfach eine fleckförmige Anordnung des Staubes, indem sehr stark staubhaltige Partien mit weniger staubhaltigen abwechselten. Besonders reichlich Staub fand sich im allgemeinen in der Umgebung der mittleren und größeren Bronchien und Gefäße und in der Nähe der Pleura. Diese Erscheinungen dürften im Zusammenhang stehen mit dem Entstäubungsmechanismus, speziell mit der Lymphabfuhr des Staubes.

Die Unterschiede in dem Verhalten der Lungen der mit den vier verschiedenen Staubarten behandelten Tiere waren verschiedener Art. Die eingreifendsten Veränderungen zog der Porzellanstaub I nach sich. Sie beruhten offenbar darauf, daß sich dieses Material mehr als die anderen Staubarten in der Lunge festsetzte. Offenbar erfolgte die Entstäubung der Lunge, und zwar sowohl durch die Luftwege als auch durch die Abfuhr auf dem Lymphwege, viel langsamer als bei den anderen Staubarten und blieb in quantitativer Hinsicht sicher weit hinter der täglichen Staubinvasion zurück. Dementsprechend fand sich unter allen vier Staubarten der Porzellanstaub I im selben Versuchsstadium bei weitem in der größten Menge in der Lunge vor. Besonders in den Septen und in dem Gewebe um die terminalen Gefäße und Bronchiolen, somit in den peripheren Abschnitten des Lymphdrainagesystems, sammelte sich der Staub an, während er sich in den bronchotrachealen Lymphknoten relativ langsam anzuhäufen schien. Zunehmend mit der Dauer der Staubinhalation trat eine herdartige Verdickung und Zellvermehrung der Septen von derselben Natur, wie sie früher beobachtet wurde, auf. Diese Herde verdickten Gewebes scheinen den von Gardner beschriebenen durch Granitstaub hervorgerufenen Veränderungen zu entsprechen. Bei den Tieren mit längster Inhalationsdauer fanden sich einzelne emphysematöse Partien. Außer bei den nach wenigen Inhalationstagen getöteten Tieren fanden sich in allen Fällen, und zwar um so häufiger je länger die betreffenden Tiere der Inhalation unterworfen worden waren, einzelne

Tabelle 8. Versuch Nr. 8 (M). Inhalation von Porzellanstaub I bei mäßiger Verstäubung.

Nr.	Inhalation	Exitus	Pathologisch-anatomischer Befund	Röntgenbild	Bemerkungen
42	8. 9. 25—3. 10. 25 23 mal.	4. 10. 25 Bißver-letzung.	2 große Bißwunden am Rücken. Sonst makroskopisch kein Befund. In den Alveolen wenig zahlreiche große Staubzellen. Vereinzelt Staub in den perivaskulären Lymphknötchen. An einer Stelle ist eine Gruppe von Alveolen mit Staub angefüllt. Stellenweise geringe Ver-breiterung der Septen. Geringe Hyperplasie der pulmonalen Rund-zellenherde. Bronchiallymphknoten, Leber, Milz o. B.		
70	23.11.25–16.12.25 21 mal.	16. 10. 25 spontan.	Katarrhalische Pneumonie der oberen und mittleren Lungenteile. Hier kein Staub zu finden. Die lufthaltigen Bezirke zeigen den glei-chen Befund wie bei Nr. 42. Eitrige Bronchitis. Lymphadenitis acuta der Bonchiallymphknoten.		
72	23.11.25–9.12.25 14 mal.	9. 12. 25 getötet.	In den Lungenalveolen vereinzelt freie und wandständige Staubzellen, hauptsächlich vom Typ der Histiozyten, die nur wenige Staubkörn-chen enthalten. Milz, Leber, Niere o. B.		
64	23.11.25 -28.11.25 6 mal.	29. 11. 25 spontan.	Konfluierende eitrige Bronchopneumonie hauptsächlich in den Unter-lappen. In den übrigen Lungenteilen einzelne Staubzellen und freie Staubkörnchen im Alveolarlumen. Akute Lymphadenitis der Bron-chiallymphknoten. Milz, Leber, Niere o. B.		
75	23.11.25 –15.1.25 38 mal.	15. 1. 25 getötet.	Lungenoberflächen und Schnittflächen makroskopisch o. B. In den meisten Alveolen einzelne oft sehr reichlich Staub enthaltende große Phagozyten des gewöhnlichen Typs und wenige lymphozytäre staub-haltige Zellen. Einzelne Alveolarräume meist von benachbarten Alveolen mit vorwiegend intrazellulärem Staub ausgefüllt. Stellen-weise geringe Verbreiterung der Septen, deren Zellen teilweise Staub enthalten. Staub im perivaskulären und peribronchialen Binde-gewebe und in den Rundzellenherden geringe Hyperplasie dersel-ben. Staubgehalt und geringe katarrhalische Entzündung der Bron-chien und der Luftröhre. In den Bronchiallymphknoten perifollikulär angeordnete Staubzellenherde. Leber, Milz, Nieren o. B.		

Nr.	Inhalation	Exitus	Pathologisch-anatomischer Befund	Röntgenbild	Bemerkungen
259	23.11.25–29.1.26 50 mal.	29. 1. 26 getötet.	Die Lungenoberflächen zeigen einzelne etwa stecknadelkopfgroße graubraune Knötchen. Die Alveolen enthalten Staubzellen und freie Staubkörnchen. Eine Anzahl Alveolen und Alveolengruppen sind damit ausgefüllt. Staubablagerung in den teilweise etwas verbreiterten und zellreichen Septen, im perivaskulären, peribronchialen und subpleuralen Gewebe und in den Lymphknötchen. Die Bronchiallymphknoten zeigen perifollikulär und in den Marksträngen Staubzellenherde, einzelne Staubzellen in den Sinus. Die oberen Luftwege enthalten, wie gewöhnlich, etwas Staub. Milz, Leber, Niere o. B.		
267	26. 1. 25—3. 2. 26 8 mal.	3. 2. 25 spontan.	Eitrige Bronchopneumonie beider Oberlappen. Lymphadenitis der bronchialen Lymphknoten. In vielen Alveolen einzelne Staubzellen und freie Staubkörnchen.		
90	22. 12.25—1.5.26 118 mal.	7. 5. 26 getötet.	Die Oberfläche beider Lungen zeigt zahlreiche etwa stecknadelkopfgroße bräunliche Knötchen. Die Alveolen enthalten Staubzellen und einzelne Staubkörnchen. Ziemlich viele Alveolen, meist in Gruppen zusammenstehende, sind damit ausgefüllt. Reichliche Staubablagerungen in den Septen, die an vielen Stellen verdickt und zellreich sind. An einzelnen Stellen zeigen die Septen Fibroblasten und Bindegewebsfasern. Zahlreiche perivaskuläre, peribronchiale und subpleurale Staubherde. Die pulmonalen Lymphknötchen enthalten zum großen Teil Staub und zeigen vereinzelt geringe Fibrose. Die Bronchiallymphknoten sind vergrößert und zeigen ziemlich reichliche Staubablagerung perifollikulär, in den Follikeln und in den Marksträngen. Einzelne Staubzellen in den Sinus. Milz, Leber, Niere o. B.		
88	30. 11.25—1.5.26 127 mal.	7. 5. 26 getötet.	Befund ähnlich Nr. 90. Die Staubablagerungen im allgemeinen noch beträchtlicher. Besonders charakteristisch sind herdartige Verdichtungen des Gewebes in zahlreichen Stellen, die sich teilweise als stauberfüllte Alveolen, hauptsächlich aber als Verbreiterung der Septen erweisen, die dann stets sehr dichte Staubeinlagerung zeigen. An vereinzelten Stellen Fibroblasten und Bindegewebsfasern in den Septen und in den Lymphknötchen. Stellenweise geringes Emphysem. Ein großer Teil des Lungengewebes vollständig unverändert.		

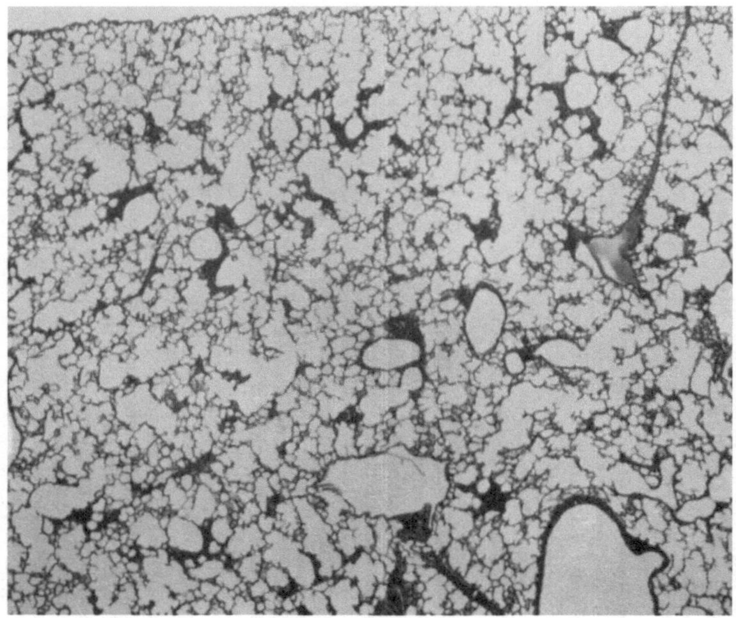

Abb. 30. Lunge (Nr. 88), nach 4½monatiger Inhalation von Porzellanstaub I bei mäßiger Verstäubung. Staubzellenansammlungen an zahlreichen Stellen. Stellenweise Emphysem. (Sehr schwache Vergrößerung.)

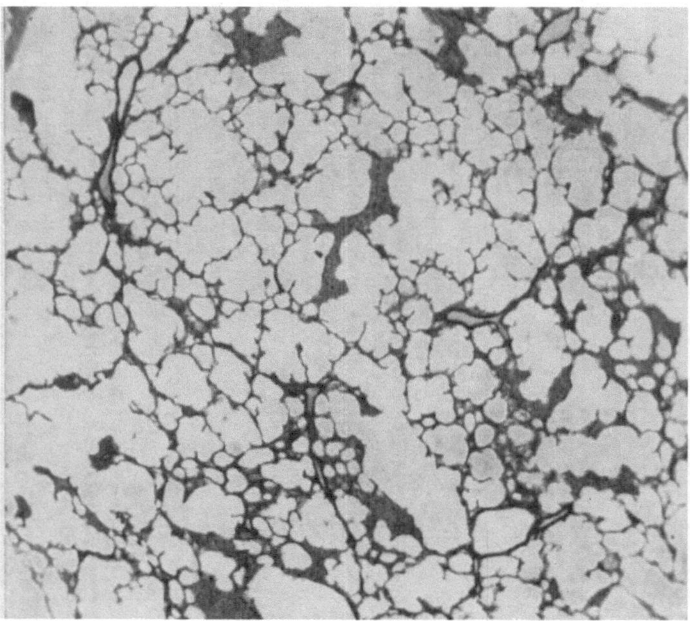

Abb. 31. Dasselbe Präparat bei etwas stärkerer Vergrößerung.

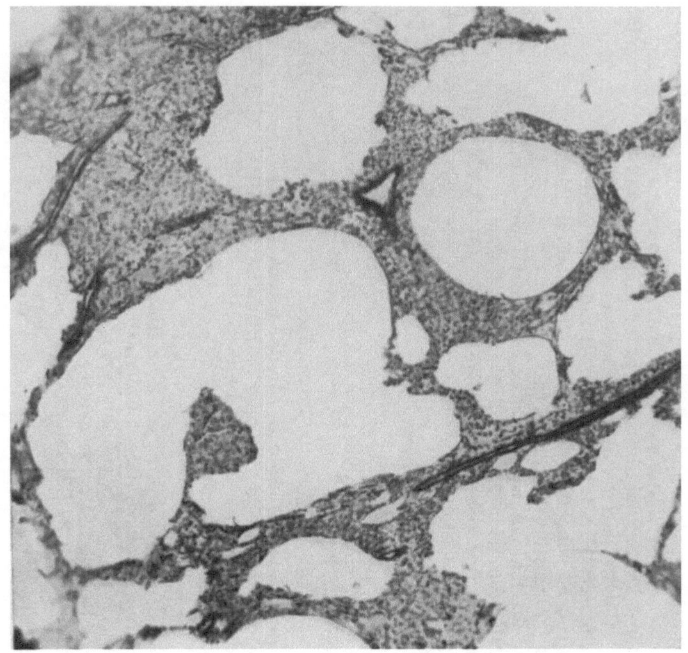

Abb. 32. Dasselbe Präparat bei mittlerer Vergrößerung.

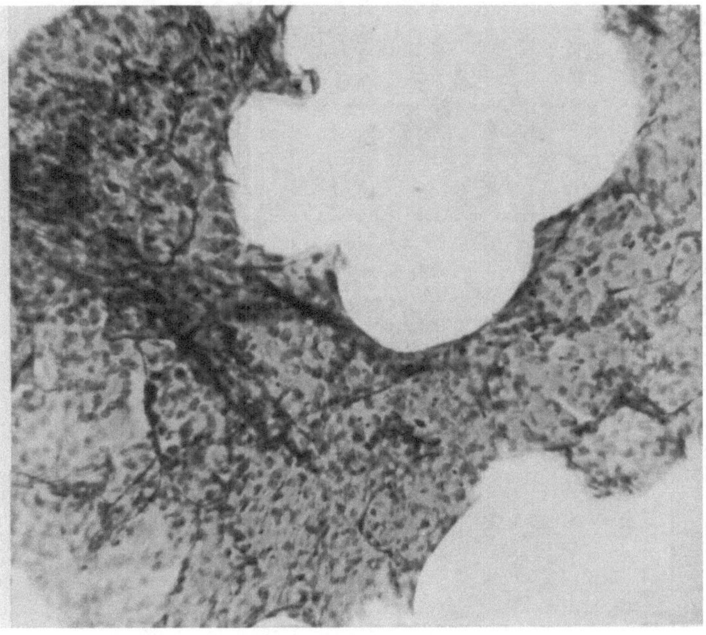

Abb. 33. Dasselbe Präparat bei starker Vergrößerung (Elasticafärbung).

Tabelle 9. Versuch Nr. 9 (M). Inhalation von Porzellanstaub II bei mäßiger Verstäubung.

Nr.	Inhalation	Röntgenbild	Exitus	Pathologisch-anatomischer Befund	Bemerkungen
307	12. 3. 26 — 1. 5. 26 43mal.		7. 5. 26 getötet.	Staubzellen und freie Staubkörnchen in vielen Alveolen, vereinzelt in den sonst kaum veränderten Septen. Kleine Staubansammlungen in dem perivaskulären und peribronchialen, sowie subpleuralen Gewebe, ferner in den Rundzellenherden, die etwas vergrößert scheinen. Einzelne Alveolen, vielfach Gruppen von solchen mit Staub angefüllt. In der Rinde der bronchialen Lymphknoten Staubzelleninseln, meist perifollikulär, einzelne Staubzellen in den Sinus. Auf der Schleimhaut der oberen Luftwege zahlreiche, meist in Schleim eingebettete Staubkörnchen. Milz, Leber, Niere o. B.	
308	12. 3. 26 — 1. 5. 26 43mal.		7. 5. 26 getötet.	Lobäre eitrige Pneumonie der Oberlappen beider Lungen. Lymphadenitis acuta der Bronchiallymphknoten. Sonstiger Befund entspricht Nr. 307.	
44	8. 9. 25 — 26. 10. 25 44mal.		29. 10. 25 spontan.	Ausgedehnte bronchopneumonische Herde der unteren Partien beider Lungen. Bakterienfärbung zeigt zahlreiche ziemlich große Diplokokken. Sonstiger Befund wie bei Nr. 308 u. 307.	
263	12. 1. 26 — 23. 3. 26 63mal.		23. 3. 26 getötet.	Eitrige Konjunktivitis, serofibrinöse Pleuritis, stellenweise wenig ausgedehnte vorzugsweise subpleurale bronchopneumonische Infiltration. Die Staubablagerung in der Lunge und den Bronchiallymphknoten ist weiter vorgeschritten und entspricht bezüglich ihrer Lokalisation den Verhältnissen bei Nr. 307. Milz, Leber o. B.	

Nr.	Inhalation	Röntgenbild	Exitus	Pathologisch-anatomischer Befund	Bemerkungen
260	4. 1. 26 — 1. 5. 26 101mal.	20. 4. 26 o. B.	7. 5. 26 getötet.	Die Oberflächen beider Lungen zeigen eine Anzahl unregelmäßig verteilter etwa stecknadelkopfgroßer grauer Knötchen. Schnittfläche o. B. Überall in den Alveolen teils freie, teils wandständige, meist reichlich Staub enthaltende große Phagozyten sowie einzelne freie Staubkörnchen. An einzelnen Stellen sind Alveolengruppen mit Staub ausgefüllt und luftleer. In den Septen stellenweise Staubeinlagerung und geringe Zellvermehrung. Es bestehen jedoch keine derartigen Verdichtungen, wie sie beim Porzellanstaub I in diesem Inhalationsstadium gefunden wurden. Im übrigen findet sich ziemlich reichlich Staub an den gewöhnlichen Ablagerungsstellen. Die pulmonalen Lymphknötchen und die bronchialen Knoten sind leicht vergrößert. Im ganzen sind die Lungen wenig verändert. Milz, Leber, Niere o. B.	
78	23. 11. 25 — 8. 4. 26 119mal.	17. 3. 26 o. B.	9. 4. 26 getötet.	Beide Lungen zeigen an der Oberfläche eine Anzahl graubrauner stecknadelkopfgroßer Knötchen. Schnittfläche o. B. Das histologische Bild entspricht im ganzen dem bei Nr. 260. Die abgelagerte Staubmenge scheint etwas beträchtlicher. Vereinzelt zeigen sich in den Septen besonders der mit Staub erfüllten Alveolen Fibroblasten. Die Bronchiallymphknoten enthalten ziemlich reichlich Staub. Im ganzen sind die Lungenveränderungen im Vergleich zu den Befunden nach entsprechend langer Inhalation von Porzellanstaub I nur geringfügig. In der Milzpulpa große mit gelben, Eisenreaktion gebenden Pigmentschollen beladene Zellen. Leber. Niere o. B.	

Tabelle 10. Versuch Nr. 20 (M). Inhalation von Kohlenstaub bei mäßiger Verstäubung.

Nr.	Inhalation	Röntgenbild	Exitus	Pathologisch-anatomischer Befund	Bemerkungen
220	23. 11. 25 bis 17. 1. 26 36 mal.		17.1.26 getötet.	Die Oberflächen beider Lungen sind schwach grau verfärbt und zeigen fleck-, strich- und netzförmige schwärzliche Zeichnung. Die Schnittfläche zeigt einzelne schwärzliche stecknadelkopfgroße Herdchen. In den Alveolarlichtungen an vielen Stellen einzelne Staubzellen und spärlich freie Staubkörnchen. Ganz vereinzelt sind Gruppen von Alveolen mit Staub ausgefüllt. In den Septen nur wenig Staub. Im perivaskulären-peribronchialen und subpleuralen Gewebe sowie in den Lymphknötchen kleine Staubherde. Ziemlich viel Staub in der Rindenzone der bronchialen Lymphknoten. Der Schleimhaut der oberen Luftwege sind an vielen Stellen Staubkörnchen und Klumpen von solchen aufgelagert. — Milz, Leber o. B.	
82	23. 11. 25 bis 1. 5. 26 134 mal.		7.5.26 getötet.	Beide Lungen sind an der Oberfläche diffus grauschwarz verfärbt, zeigen zahlreiche schwärzliche etwa stecknadelkopfgroße Knötchen, die längs der vorderen Ränder stellenweise perlschnurartig angeordnet sind, ferner strichförmige schwärzliche Zeichnung. Die Schnittfläche zeigt eine Anzahl stecknadelkopfgroßer schwärzlicher Herde. Die Schleimhaut der großen Bronchien zeigt aufgelagerten Staub und läßt zahlreiche schwärzliche Herde durchschimmern. Die meisten Alveolen führen Staub; einige, meist in Gruppen zusammenstehende, sind damit ausgefüllt. Einzelne Staubkörnchen in den sonst unveränderten Septen. Reichlich Staub in perivaskulären, peribronchialen, subpleuralen Herden und in den etwas hyperplastischen Lymphknötchen. Die Bronchiallymphknoten sind vergrößert und führen reichlich Staub, besonders in der Rinde. Sinuskatarrh. Im Vergleich zu Nr. 220 ist die Anhäufung von Staub bei weitem nicht in dem Maße fortgeschritten, wie es unter entsprechenden Bedingungen beim Porzellanstaub I der Fall war. Der Schleimhaut der oberen Luftwege sind reichlich Staubkörnchen aufgelagert. Der weitaus größte Teil des im Organismus abgelagerten Staubes ist in großen Zellen des mehrfach beschriebenen vorherrschenden Typs phagozytiert. An einzelnen Stellen, besonders in der Nähe peribronchialer Staubherde finden sich Staubansammlungen im submukösen Gewebe. Milz, Leber, Nieren o. B.	
83	23. 11. 25 bis 1. 5. 26 134 mal.		7.5.26 getötet.	Der Befund entspricht dem vorigen.	

Alveolengruppen mit Staub ausgefüllt und luftleer. Stellenweise fand sich eine geringe Fibrose der Septen. Dieser Befund stellte die einzige in diesen Versuchen beobachtete Form von Induration dar. Was die Möglichkeit einer Auflösung des Staubes im Organismus anbetrifft, so können wir nach unseren Beobachtungen uns weder dafür noch dagegen aussprechen. Jedenfalls kann es sich, falls in der Tat derartige Vorgänge im Spiele sind, nur um kleinste Bruchteile der gesamten im Respirationstraktus abgelagerten Staubmenge handeln.

Fassen wir die Gesamtwirkung der Inhalation des Porzellanstaubes I in den Versuchen mit wenig intensiver Verstäubung zusammen, so ist zu sagen, daß die hervorgerufenen Veränderungen selbst bei den Tieren mit der längsten Inhalationsdauer zwar einen gewissen pathologischen Charakter tragen, aber keine unmittelbare Schädigung des Organismus darstellen. Die Wirkung der Inhalation entspricht in vielen Dingen dem des Granitstaubes in den Gardnerschen Versuchen.

Der Porzellanstaub II rief wesentlich geringere Gewebsveränderungen hervor als das vorbesprochene Material, obwohl er in dieser Hinsicht die übrigen verwendeten Staubarten zu übertreffen schien. Dieser Unterschied trat allerdings in den Frühstadien der Staubinhalation nicht hervor, war aber sehr deutlich bei Vergleich der Fälle mit der längsten Inhalationsdauer untereinander (90, 88 einerseits und 260, 78 andererseits). Der Porzellanstaub II hatte sich in viel geringerem Maße in der Lunge angesammelt, und speziell nur in sehr geringem Umfange zu Verdichtungen des Lungengewebes durch Verstopfung der Alveolen, Einlagerung in die Septen und Verdickung derselben geführt. An den übrigen Ablagerungsstellen, speziell in den bronchotrachealen Lymphknoten fand sich ziemlich reichlich Staub. Aus diesen Befunden läßt sich im Sinne der Theorie von Mavrogordato und Haldane der Schluß ziehen, daß bei diesem Staub, der ja seiner Zusammensetzung nach den von obigen Autoren als relativ harmlos bezeichneten Staubarten (Tonstaub) nahesteht, ein viel größerer Teil der jeweils in die Lunge eingedrungenen Staubmenge wieder ausgeschieden wird als es beim Porzellanstaub I der Fall zu sein scheint.

Die Befunde an den Kohlenstaublungen zeigen, daß sich bei der fortgesetzten Inhalation dieser Staubart die Lunge in einem noch langsameren Tempo mit Staub belud, als es in den bisher besprochenen Versuchsreihen der Fall war. Im gleichen Versuchsstadium war der Kohlenstaub allem Anschein nach in noch geringerer Menge in der Lunge abgelagert als der Porzellanstaub II (s. Abb. 34). Auffälligerweise zeigten besonders die nach der längsten überhaupt angewendeten Inhalationszeit getöteten Tiere (82, 83) nur einen verhältnismäßig wenig höheren Staubgehalt als das im Frühstadium der Inhalation getötete (220). Anscheinend hält also unter unseren Versuchsbedingungen nach einer bestimmten Anzahl von Inhalationstagen die Staubausscheidung der Staubinvasion annähernd das Gleichgewicht. Die Kohlenlungen, speziell bei den Tieren 82, 83 zeigten besonders ausgesprochen die schon besprochene Erscheinung der regionären Verteilung des Staubes, und zwar war die Hauptmenge des Staubes in den oberen Lungenteilen abgelagert. Die Lungen-

Tabelle 11. Versuch Nr. 11 (M). Inhalation von Ruß bei mittelstarker Verstäubung.

Nr.	Inhalation	Exitus	Pathologisch-anatomischer Befund	Bemerkungen
287	11. 1. 26—17. 11. 26 6 mal.	17. 9. 27 spontan.	Ausgedehnte katarrhalische Pneumonie beider Lungen. Bronchitis. Reichlich Staub im Exsudat. In den lufthaltigen Partien enthalten die Alveolen einzelne Staubzellen und freien Staub, meist in Klümpchen zusammengeballt. Mäßig viel Staub in der Alveolarwand. Vereinzelt finden sich geringe Staubmengen im perivaskulären und peribronchialen Gewebe sowie in den Lymphknötchen. In den Bronchiallymphknoten wurde kein Staub gefunden.	
284	11. 1. 26—29. 2. 26 39 mal.	29. 2. 26 spontan.	Beide Lungen wenig kollabiert, zeigen an der grauschwarz verfärbten Oberfläche netzartig angeordnete schwarze Striche, die aus einzelnen schwarzen Pünktchen bestehen. Ausgedehnte katarrhalische Pneumonie besonders der oberen und hinteren Teile beider Lungen. Im pneumonischen Exsudat reichlich Staub. In den lufthaltigen Partien findet sich Staub in den Alveolarlichtungen, meist innerhalb der gewöhnlichen großen Phagozyten, ferner in den Septen, im perivaskulären, peribronchialen und subpleuralen Gewebe und in den Lymphknötchen, welche etwas vergrößert sind. Vereinzelte Alveolen sind mit Staub ausgefüllt. Im ganzen wider Erwarten wenig Staub. In den Bronchiallymphknoten perifollikuläre Staubzellenherde. Milz, Leber, Nieren o. B.	

Nr.	Inhalation	Exitus	Pathologisch-anatomischer Befund	Bemerkungen
292	16. 1. 26—13. 4. 26 70 mal.	14. 4. 26. getötet:	Beide Lungen an der Oberfläche diffus grauschwarz verfärbt, zeigen eine Anzahl etwa stecknadelkopfgroßer schwarzer Herde, von denen netzartig angeordnete schwärzliche Striche ausgehen. Histologisch zeigt sich weiter fortgeschrittene Staubablagerung an den gewöhnlichen Stellen. Außer geringer Hyperplasie der Lymphknötchen und reichlicher Auswanderung von Phagozyten keine erkennbaren reaktiven Gewebsprozesse. Die Staubanhäufung im Lungengewebe zeigt bei weitem nicht die Progression wie beim Porzellanstaub. In den Bronchiallymphknoten reichlich Staub. Milz, Leber o. B.	
291	11. 1. 26—1. 5. 26 92 mal.	1. 5. 26 getötet.	Im Vergleich zu Nr. 292 mäßige weitere Zunahme des in der Lunge abgelagerten Staubes. Im übrigen ist der Befund der gleiche. Die Bronchiallymphknoten sind vergrößert und zeigen ziemlich große Staubherde hauptsächlich in der Rindenzone, vorwiegend perifollikulär weniger in der Markzone. Geringe Vermehrung des Bindegewebes. In der Milzpulpa zahlreiche große Zellen, die gelbe Pigmentschollen enthalten. (Berliner Blaureaktion positiv.) Leber, Niere o. B.	

oberflächen zeigten bei den beiden Tieren dem Verlaufe der Rippen entsprechende Streifen stärkerer Schwarzfärbung. Die histologische Untersuchung des Gewebes zeigte im allgemeinen eine sozusagen fleckförmige Verteilung des Staubes, indem starke staubhaltige Partien, mit weniger staubhaltigen abwechselten. Die peribronchialen, perivaskulären Staubansammlungen entsprachen den Befunden bei der vorher besprochenen Versuchsreihe, die subpleuralen waren augenscheinlich beträchtlicher (falls die verschieden gute Auffindbarkeit des Porzellanstaubes einerseits und des Kohlenstaubes andererseits nicht zu Täuschungen veranlaßt hat). Die bronchotrachealen Lymphknoten waren (bei 82, 83) mi-

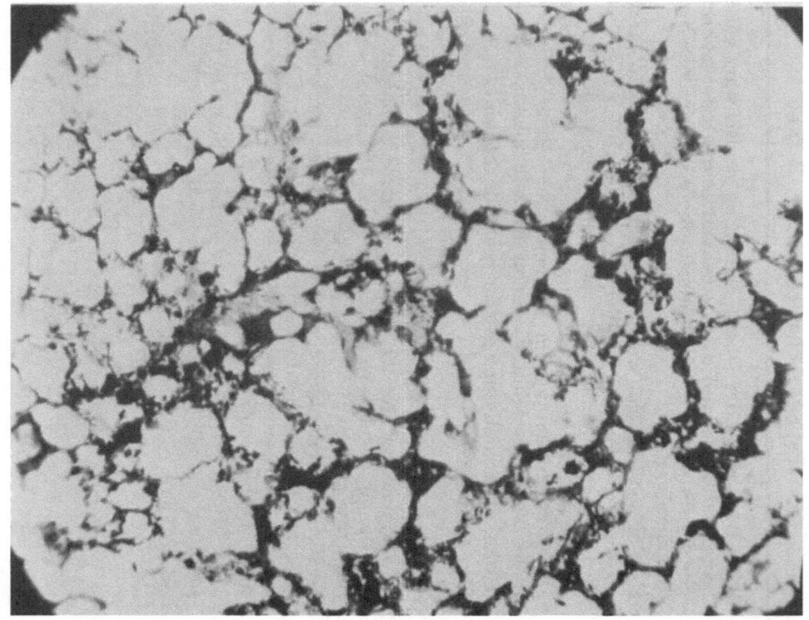

Abb. 34. Lunge (Nr. 82), nach etwa 5¹/₂ monatiger Inhalation von Kohlenstaub bei mäßiger Verstäubung. (Mittlere Vergrößerung.)

kroskopisch völlig schwarzgrau verfärbt und zeigten histologisch sehr reichliche Staubmassen hauptsächlich perifollikulär, weniger in den Follikeln selbst, in den Marksträngen und in den Sinus.

Was die der Rußinhalation unterworfene Tierserie anbetrifft, so gilt für sie etwa das gleiche, was bezüglich des Kohlenstaubes ausgeführt worden ist. Charakteristische anatomische Unterschiede zwischen den Kohlen- und den Rußlungen konnten auf Grund des vorliegenden Materials nicht sicher festgestellt werden. Ein etwaiges verschiedenartiges Verhalten der beiden Staubarten kann indessen keineswegs ausgeschlossen werden, und darf wohl in Anbetracht der morphologischen Unterschiede bei längerer Versuchsdauer in gewissem Umfange vorausgesetzt werden. So werden sich die mit den außerordentlich feinen Rußteilchen beladenen Staubzellen jedenfalls in mancher Hinsicht anders verhalten als die, welche die viel gröberen Kohlepartikel enthalten.

Die Folgen der reinen Kalkinhalation wurden nur an zwei Meerschweinchen untersucht (vgl. Tabelle Nr. 21). Diese Tiere, welche nach 42 bzw. 107tägiger Inhalation getötet wurden, zeigten, abgesehen von geringer katarrhalischer Entzündung der Schleimhäute der oberen Luftwege und der Bronchien keinen pathologischen Befund. Insbesondere wurden nur ganz spärlich Staubteilchen in der Lunge gefunden. Die reichlich eingeatmeten Staubmassen sind somit offenbar vom Organismus fast restlos aufgelöst worden. Diese Befunde ließen es als entbehrlich erscheinen, die gleichen Verhältnisse auch beim Kaninchen zu untersuchen, was sicherlich keine anderen Ergebnisse gezeitigt hätte.

Am Schlusse dieses Kapitels sei noch auf die in den vorliegenden Versuchen beobachteten akzessorischen Erkrankungen eingegangen, die im wesentlichen Entzündungen der Luftwege und Pneumonien umfassen. Von den mit Porzellanstaub I behandelten Tieren sind drei an Pneumonie eingegangen, von den mit Porzellanstaub II behandelten Tieren eins, während zwei weitere bei der Sektion pneumonische Prozesse von geringerem Umfange aufwiesen. Von den Kohletieren ist keines vorzeitig zugrunde gegangen, noch fanden sich bei ihnen irgendwelche pneumonische Prozesse. Von den Rußtieren gingen zwei durch Pneumonie verloren. Nach Kalkstaubinhalation wurden weder bei Kaninchen noch bei Meerschweinchen nennenswerte entzündliche Erkrankungen des Respirationstraktus beobachtet.

Bei allen an Pneumonie eingegangenen Tieren wurden (laut den protokollarischen Aufzeichnungen über das klinische Verhalten der Staubtiere), mehr oder weniger starke Bronchitiden beobachtet. Ein Tier (Nr. 263) zeigte außerdem eine starke eitrige Konjunktivitis. Die Pneumonien zeigten histologisch vorwiegend den Charakter der Bronchopneumonie, allerdings stellenweise ein sehr fibrinhaltiges Exsudat. Was die Genese dieser Pneumonien anbetrifft, so dürften sie wohl in allen Fällen von der zuvor bestehenden Erkrankung der Luftwege ihren Ausgang genommen haben. Bemerkenswert scheint noch, daß die meisten Todesfälle an Pneumonie in einem sehr frühen Stadium der Inhalation eintraten, und daß die Tiere mit fortschreitender Inhalation anscheinend immer weniger empfänglich für diese Erkrankung wurden. Die pneumonischen Lungen enthielten, wie besonders bei den Rußtieren beobachtet wurde, auffallend wenig Staub, der sich zum großen Teil im Exsudat innerhalb der Staubzellen fand.

V. Versuche über kombinierte Wirkung von Staubinhalation und Infektion mit Tuberkelbazillen.

a) Leipziger Versuche mit Stahlschleifstaub und Porzellanstaub.

Wie an früherer Stelle bereits ausgeführt worden ist, wurde in Leipzig damit begonnen, die Einflüsse von Solinger Stahlschleifstaub (Schmirgel) und des Porzellanstaubes I (Freiberg) auf die experimentelle Kaninchen-

tuberkulose in zwei Parallelreihen vergleichend zu untersuchen. Die
Versuchstiere wurden in 35, über einen Zeitraum von drei Monaten ver-
teilten (19. Februar 1924 bis 21. Mai 1924) Sitzungen von je halbstün-
diger Dauer einer gleichmäßigen Staubatmosphäre von konstanter und
ziemlich erheblicher Intensität ausgesetzt. Vom Porzellanstaub wurden
auf diese Weise pro die je 50 g und ebensoviel vom Stahlstaub verblasen.
Die Apparatur bestand aus Ascher - Apparat mit elektrischem Antrieb

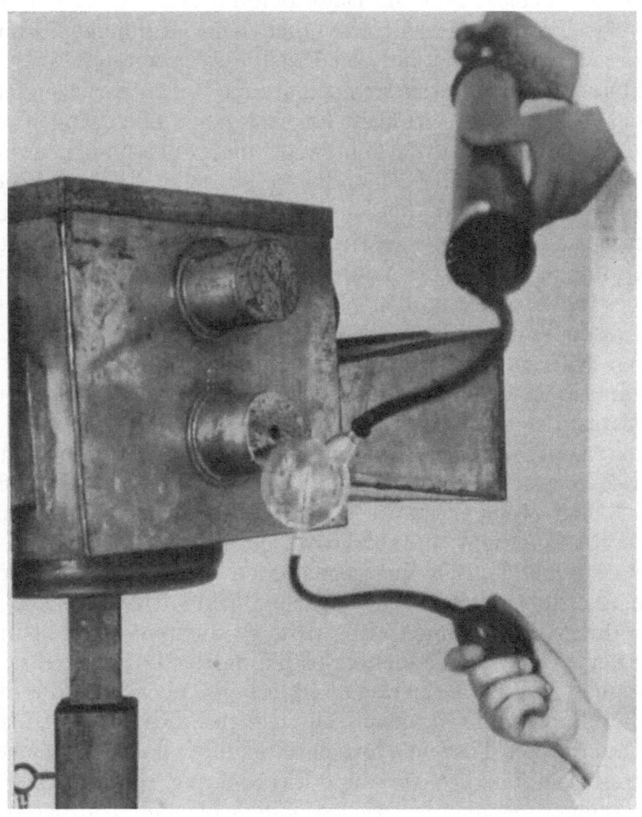

Abb. 35. Tuberkelbazillenversprühung mit „Wikö-Inhalator“ (Leipzig).

als Druckluftspender, Glasrundkolben als Verstaubungsraum und vier-
eckigem Inhalationskasten mit vier Kaninchenaufnahmekästen, die Versuchsanordnung also, die auf Abb. 12 zur Wiedergabe gebracht ist. Die
tuberkulöse Infektion wurde per inhalationem vermittels Verstäubung
mit Dr. Hentschels Wikö-Inhalator vorgenommen (siehe Abb. 35) und
zwar wurde sowohl in der früher auseinandergesetzten Weise der Modus
der allergisierenden Vorinfektion mit späterer krankmachender Infektion als auch die letztere allein angewandt. Die Konzentration der Ba-

zillenaufschwemmungen wurde so eingestellt, daß 1 ccm der zur Versprayung gelangten Suspensionen etwa 10 Milliarden Keime enthielt. Hiervon versprühte der Wikö-Inhalator in 10 Minuten ungefähr 0,5 ccm mit etwa 5 Milliarden Keimen, wenn 75 Liter Luft vermittels Handluftpumpe und Gummigebläse durch den Inhalator in den Blechkasten geblasen wurden, der selbst 15 Liter Luft faßte. Der zur krankmachenden Infektion durchwegs verwendete Tuberkelbazillenstamm war ein Typ. hum. M. 1393, der uns von Prof. Eber-Leipzig als kaninchenvirulent überlassen war. Zur allergisierenden Vorinfektion diente ein anderer Typ. hum. M. 1349, der wenig kaninchenvirulent war und in der oben beschriebenen Dosierung nur eine ganz geringe abheilende Lungentuberkulose setzte. Die mit den beiden Staubarten behandelten Tiere wurden sowohl hinsichtlich der Staubinhalation als auch der tuberkulösen Infektion gleichen Verhältnissen unterworfen. Um die Schwere der bei der pathologisch-anatomischen Untersuchung gefundenen tuberkulösen Veränderungen einigermaßen anschaulich zu machen, haben wir in unseren Tabellen 12—15 neben der kurzen Beschreibung der Befunde eine besondere Rubrik eingefügt, worin der Grad der tuberkulösen Prozesse durch Zeichen angedeutet wird ($-$, $\pm$, $+$, $++$, $+++$, $++++$). Das Gesagte und die an anderer Stelle auseinandergesetzten technischen Einzelheiten dürften für das Verständnis der im folgenden in tabellarischer Anordnung zusammengestellten Versuchsangaben genügen.

Besprechung der Versuche.

Der auf Tabelle 12 verzeichnete Versuch Nr. 1 umfaßt drei Stahlschleifstaubtiere und zwei Porzellanstaubtiere (I), die gleichen quantitativen Bedingungen unterworfen worden sind. Die vier nur mit Tuberkelbazillen behandelten Kontrolltiere sind für beide Versuche die gleichen. Die Tiere sind zum größten Teil an den experimentell gesetzten Schädigungen spontan eingegangen. Ein Teil der Tiere wurde getötet, teils nachdem sie die Versuche lange überlebt hatten (22), teils um die gesetzten Veränderungen in einem Frühstadium zu untersuchen. Die meisten Tiere zeigten tuberkulöse Veränderungen von vorwiegend exsudativem Charakter; nämlich käsige Pneumonien in verschiedener Ausbreitung. Die extrapulmonalen Veränderungen wurden nicht systematisch untersucht.

Die Ergebnisse des Versuches Nr. 1 zeigen einwandfrei den ungünstigen Einfluß des Stahlschleifstaubes auf den Verlauf der Tuberkulose. Die Staubtiere gingen innerhalb 3—4 Monaten nach der Infektion, also durchschnittlich 1—2 Monate früher als die Kontrollen, an ihrer Tuberkulose zugrunde und zeigten zu diesem verhältnismäßig viel früheren Zeitpunkte bereits die schwersten Veränderungen, die in mehr oder weniger vollständiger käsig-pneumonischer Infiltration aller Lungenabschnitte bestanden. Die beiden 3 bzw. $4^{1}/_{2}$ Monate nach der Infektion getöteten Kontrollen wiesen gleichartige Veränderungen, aber in erheblich geringerem Umfange auf.

Die Ergebnisse des Versuches sind hinsichtlich des Porzellanstaubes nicht eindeutig. Das eine Porzellanstaubtier (23) ist noch früher als die

Tabelle 12. Versuch Nr. 1 (L). Vergleichender Versuch über Inhalation von Stahlschleifstaub und Porzellanstaub I und Infektion mit Tuberkelbazillen.

Nr.	Staubinhalation	Infektion	Exitus	Tuberkulinimpfung Datum	Ergebnis	Pathologisch-anatomischer Befund	Tbc.
				A. Inhalation von Stahlschleifstaub.			
26	19.2.24—21.5.24 35 Sitzungen zu je 30 Minuten.	2.—3. 6. 24 10 Minuten Inhalation.	27. 9. 24 spontan.	20. 11. 23 27. 3. 24 22. 5. 24 14. 8. 24	— — — —	Käsige Bronchopneumonie stärkster Ausdehnung mit ausgebreiteter Verkäsung, Erweichung, Gewebszerfall.	++++
27	wie Nr. 26.	wie Nr. 26.	23. 8. 24 spontan.	20. 11. 23 27. 3. 24 22. 5. 24 14. 8. 24	— — — —	Befund ähnlich Nr. 26.	++++
30	wie Nr. 26.	wie Nr. 26.	25. 8. 24 spontan.	20. 11. 23 27. 3. 24 22. 5. 24 14. 8. 24	— — (+) —	Befund ähnlich Nr. 26. Außerdem Tuberkel in beiden Nieren.	++++
				B. Inhalation von Porzellanstaub I.			
22	18.2.24—20.5.24 35 Sitzungen zu je 30 Minuten.	3. 6. 24	16. 7. 25 getötet.	20. 11. 23 27. 3. 24 22. 5. 24 14. 8. 24	— — (+) (+)	Beide Lungen, besonders die Spitzen durchsetzt von fibrösen Tuberkeln. Pleuritis fibrinosa.	+ +

Nr.	Staubinhalation	Infektion	Exitus	Tuberkulinimpfung Datum	Ergebnis	Pathologisch-anatomischer Befund	Tbc.
23	18.2.24—20.5.24 35 Sitzungen zu je 30 Minuten.	3. 6. 24	11. 8. 24 spontan.	20. 11. 23 27. 3. 24 22. 5. 24 14. 8. 24	— — — schon am 11. 8. 24 ($\pm$)	Ausgedehnte käsige Pneumonie beider Lungen. Stellenweise Verkäsung.	+++

C. Kontrolltiere.

Nr.	Staubinhalation	Infektion	Exitus	Tuberkulinimpfung Datum	Ergebnis	Pathologisch-anatomischer Befund	Tbc.
35		2.—3. 6. 24 10 Minuten Inhalation.	29. 11. 24 spontan.			Sehr ausgedehnte käsige Pneumonie. Kavernöse Erweichung. Stellenw. Karnifikation. Kleine und größere Nierentuberkel bds.	++++
36		wie Nr. 23.	1. 9. 24 getötet.			Miliare und größere käsig-pneumonische Herde mit gelatinöser Infiltration und stellenweise Verkäsung. Miliare Tuberkel.	++
37		wie Nr. 23.	16. 10. 24 getötet.			Über den überwiegenden Teil des Lungengewebes ausgedehnte käsige Pneumonie mit stellenweise geringer Erweichung.	+++
38		wie Nr. 23.	26. 10. 24 spontan.			Befund wie bei Nr. 35.	++++

Schleifstaubtiere eingegangen. Die Lungenveränderungen waren jedoch geringer als die der letzteren, sodaß für dieses Tier eine individuelle geringe Widerstandsfähigkeit angenommen werden kann, die seinen Tod bereits herbeiführte, bevor die Tuberkulose ihre größte Ausdehnung erreicht hatte. Das andere Porzellantier (22) hat sogar sämtliche Kontrollen lange überlebt. Wir haben bereits bemerkt, daß mit derartigen individuellen Schwankungen von vornherein gerechnet werden mußte, die bei einer geringen Zahl von Tieren leider die Deutung der Versuchsergebnisse beeinträchtigen.

Der Versuch Nr. 2 (Tabelle 13) sollte den Einfluß der Staubinhalation bei einer zur Ausheilung neigenden und mit bindegewebiger Umwandlung der tuberkulösen Herde einhergehenden Form der Lungentuberkulose zeigen. Die Tiere wurden zu diesem Zwecke durch Inhalation wenig kaninchenvirulenter Bazillen (M. 1349) sensibilisiert und 5 Monate später mit einer wirksamen Dosis eines anderen Stammes (M. 1393) reinfiziert. Bei den Kontrolltieren (33, 34) lief die Erkrankung in der beabsichtigten Weise ab. Das eine (33) wurde 3 Monate nach der letzten Infektion getötet und zeigte bei der Sektion in beiden Lungen vereinzelte stecknadelkopfgroße und wenige größere fibröse Tuberkel. Das andere (34) wurde nach weiteren 7 Monaten getötet und zeigte überhaupt keinen pathologischen Befund. Beide Tiere ließen also infolge der zu Beginn der Versuche gesetzten blanden Vorinfektion einen bemerkenswerten Grad von Immunität erkennen. Die Tiere der Schleifstaubreihe (28, 8) dagegen gingen 7 bzw. 8 $^3/_4$ Monate nach der letzten Infektion an schwerer ulzerierender Tuberkulose ein. Die Lungen zeigten neben käsigpneumonischen Herden reichlich produktive Prozesse und waren von Kavernen durchsetzt.

Von den beiden für diese Versuchsreihe vorgesehenen Porzellantieren ging leider das eine noch vor der Infektion interkurrent ein. Das andere (4) wurde wegen einer Bißverletzung frühzeitig getötet. Es zeigte ähnliche, aber vielmehr ausgedehnte Veränderungen als das etwa 2 Monate später getötete Kontrolltier. Die Kontrolltiere Nr. 13 und 32 zeigen die geringe Virulenz der ersten Infektion (31. März bzw. 1. April), die von diesen unvorbehandelten Tieren ohne weitere Schädigung überwunden wurde.

Der Versuch Nr. 3 (Tabelle 14) wurde in ähnlicher Weise vorgenommen wie Nr. 2, nur war die Dosis der Reinfektion bedeutend geringer, indem die Tiere der Inhalation des infektiösen Sprays statt 10 Minuten nur 1 Minute ausgesetzt wurden. Es muß bemerkt werden, daß die beiden staubfreien Tiere in diesem Versuch (besonders Nr. 12) nicht die beabsichtigte blande Form der Tuberkulose akquirierten, obwohl die Menge der inhalierten virulenten Bazillen sicher noch geringer war als bei den Tieren der Versuche 3 und 4. Dennoch ist eine Beeinflussung der Tuberkulose im ungünstigen Sinne durch den Stahlschleifstaub unverkennbar. Von den Porzellanstaubtieren zeigte nur das eine eine mäßig schwere progressive Tuberkulose, während das andere 10 Monate nach der letzten Infektion keine tuberkulösen Veränderungen mehr aufwies.

Versuch Nr. 4 (Tabelle 15) umfaßt nur drei Tiere. Das Ergebnis ist für eine schädigende Wirkung des Porzellanstaubes zu verwerten. Wir sehen, daß die schwache Infektion vom 31. März, welche von den Normaltieren glatt überwunden wurde, bei dem Staubtier Boden gefaßt hat, allerdings auch nur in geringem Maße.

In diesem wie in den anderen Versuchen ist vor, während und nach den Staubinhalationen und Infektionen die Tuberkulinimpfung mit Alt-Tuberkulin-Koch in der früher beschriebenen Weise am Kaninchenohr angestellt worden. Ein Blick auf die Tabellen lehrt, daß eine positive Tuberkulinreaktion niemals gesehen wurde, trotzdem diese in einzelnen Fällen wie z. B. bei den Kaninchen 27, 30 und besonders 26 hätte erwartet werden müssen, sofern diese Probe sich überhaupt zur Feststellung des Auftretens und Fortschreitens tuberkulöser Prozesse beim Kaninchen eignen soll. Andererseits waren leicht positive Reaktionen bei einigen Tieren festzustellen, bevor sie überhaupt mit Tuberkelbazillen infiziert waren, so z. B. bei den Kaninchen Nr. 30, 22 und 4. Bemerkenswerterweise wurde bei Nr. 30 die Reaktion bei der nächsten Prüfung wieder negativ, obwohl in der Zwischenzeit eine starke Infektion mit Tuberkelbazillen stattgefunden hatte, die den Tod des Kaninchens 11 Tage nach Anstellung der negativ abgelaufenen Probe zur Folge hatte.

Auf Grund dieser wenig befriedigenden Ergebnisse haben wir von der Anstellung der Tuberkulinimpfung in dieser Form fürderhin abgesehen.

Insgesamt zeigen die besprochenen Versuche einwandfrei, daß erwartungsgemäß der Stahlschleifstaub im Tierversuch die Ansiedlung bzw. Ausbreitung der primären und der sekundären Tuberkulose befördert. Sie bilden somit ein bestätigendes Argument für die Richtigkeit der vorherrschenden Ansicht von der Gefährdung der Schleifer durch die berufliche Staubeinatmung.

Der Charakter des Porzellanstaubes wird durch die bisherigen Versuchsergebnisse noch nicht sicher entschieden. Obwohl sich in vier Fällen eine deutliche Beschleunigung und Beförderung durch den Porzellanstaub zeigte (Tier Nr. 23, 4, 3, 21), ist in zwei Fällen im Gegensatz hierzu ein verlangsamter bzw. gutartigerer Verlauf der Tuberkulose eingetreten als bei den Kontrollen (Tier Nr. 20, 22). Hervorzuheben ist noch, daß bereits eine verhältnismäßig sehr kurze Gesamtdauer der Staubinhalation genügte, um einen ungünstigen Einfluß des Schleifstaubes deutlich zu machen, während offenbar die gleiche Zeit nicht ausreichte, einen bestimmten Einfluß des Porzellanstaubes auf den Verlauf der Tuberkulose eindeutig in Erscheinung treten zu lassen.

Im Verlaufe der Staubinhalation gingen einige Tiere sowohl der Stahlstaubserie als auch der Porzellanstaubserie interkurrent ein, und zwar von beiden Kategorien je drei Tiere. Alle zeigten bei der pathologisch-anatomischen Untersuchung mehr oder weniger ausgebreitete Bronchopneumonien, Bronchitiden, und teilweise serofibrinöse und eitrige Pleuritiden. Bemerkenswerterweise kamen fünf von diesen sechs Tieren

Tabelle 13. Versuch Nr. 2 (L). Vergleichender Versuch über Inhalation von Stahlschleifstaub und Porzellanstaub I und zweizeitige Infektion mit Tuberkelbazillen.

Nr.	Staubinhalation	Infektion	Exitus	Tuberkulinimpfung Datum	Ergebnis	Pathologisch-anatomischer Befund	Tbc.
				A. Inhalation von Stahlschleifstaub.			
8	19.2.24–21.5.24 35 Sitzungen zu je 30 Min.	I. 1. 4. 24 10 Min. Inhalation abgeschw. II. 3. 9. 24 10 Min. Inhalation virulent.	26. 5. 25 spontan.	20. 11. 23 27. 3. 24 22. 5. 24 14. 8. 24	— — — (+) leichte Rötung und Schwellung.	Schwere fibrös-käsige Tuberkulose beider Lungen. Ausgedehnte Ulzeration. Kavernen. Nierentuberkel beiderseits.	++++
28	wie Nr. 8.	wie Nr. 8.	2. 4. 25 spontan.	20. 11. 23 27. 3. 24 22. 5. 24 14. 8. 24	— — — (+) leichte Rötung und Schwellung.	Schwerste ulzerierende Tuberkulose, Kavernen beider Lungen. Fortgeschrittene bindegewebige Organisation besonders in der rechten Lunge. Pleuritische Verwachsungen. Nierentuberkel.	++++

Nr.	Staubinhalation	Infektion	Exitus	Tuberkulinimpfung Datum	Ergebnis	Pathologisch-anatomischer Befund	Tbc.
				B. Inhalation von Porzellanstaub I.			
4	18.2.24—20.5.24 35 Sitzungen zu je 30 Min.	I. 31. 3. 24 10 Min. abgeschw. II. 3. 9. 24 10 Min. Inhalation virulent	16. 10. 24 getötet.	20. 11. 23 27. 3. 24 22. 5. 24 14. 8. 24 22. 5. 24 14. 8. 24	— (±) leicht gerötet. (+) kleines Knötchen. ± Rötung u. Schwellung.	Mäßig zahlreiche Tuberkel in beiden Lungen.	+ +
				C. Zweizeitig infizierte staubfreie Tiere. (Kontrolle I).			
33	—	wie Nr. 4.	8. 12. 24 getötet.	20. 11. 23 27. 3. 24 22. 5. 24 14. 8. 24	— — — —	Vereinzelte stecknadelkopfgroße und wenige größere fibröse Tuberkel beider Lungen.	+
34	—	wie Nr. 4.	16. 7. 25 getötet.	wie Nr. 33.		Keinerlei Anzeichen von Tuberkulose.	—
				D. Einzeitig infizierte Tiere. (Kontrolle II).			
13	—	nur I: 1. 4. 24 10 Min. abgeschw.	1. 9. 24 getötet.	20. 11. 23 27. 3. 24 22. 5. 24 14. 8. 24	— — — ± leichte Rötung.	Keinerlei Anzeichen von Tuberkulose in allen Organen.	—
32	—	wie Nr. 13.	28. 6. 24 getötet	20. 11. 23 27. 3. 24 22. 5. 24	— — —	Keinerlei Anzeichen von Tuberkulose in allen Organen.	—

Tabelle 14. Versuch Nr. 3 (L). Vergleichender Versuch über Inhalation von Stahlschleifstaub und Porzellanstaub I und zweizeitige Infektion mit Tuberkelbazillen.

Nr.	Staubinhalation	Infektion	Exitus	Tuberkulinimpfung		Pathologisch-anatomischer Befund	Tbc.
				Datum	Ergebnis		
				A. Inhalation von Stahlschleifstaub.			
5	19.2.24 – 21.5.24 35 Sitzungen zu je 30 Min.	I. 1. 4. 24 10 Min. abgeschw. II. 3. 9. 24 1 Min. virulent.	6. 7. 25 getötet.	20. 11. 23 27. 3. 24 22. 5. 24 14. 8. 24	— — — —	Fibrös-käsige Tuberkulose beider Lungen. Nierentuberkel beiderseits.	+++
24	wie Nr. 5.	wie Nr. 5.	2. 12. 24 spontan.	20. 11. 23 27. 3. 24 22. 5. 24 14. 8. 24	— — — (±) leichte Rötung.	Mäßig zahlreiche knotige Herde tuberkulösen Granulationsgewebes mit zentraler Verkäsung. Konfluierende käsig-pneumonische Herde.	+++

Nr.	Staubinhalation	Infektion	Exitus	Tuberkulinimpfung Datum	Ergebnis	Pathologisch-anatomischer Befund	Tbc.
				B. Inhalation von Porzellanstaub I.			
3	18.2.24—20.5.24 38 Sitzungen zu je 30 Min.	I. 31. 3. 24 10 Min. Inhalation abgeschw. II. 3. 9. 24 1 Min. Inhalation vierulent.	24. 12. 24 spontan.	20. 11. 22 27. 3. 24 22. 5. 24 14. 8. 24	— — — (±) leichte Rötung.	Verkäsende Herde tuberkulösen Granulationsgewebes in beiden Lungen, die im rechten Unterlappen zu größeren konfluieren. Pleuritis fibrinosa.	+++
20	wie Nr. 3	wie Nr. 3.	16. 7. 25 getötet.	20. 11. 23 27. 3. 24 22. 5. 24 14. 8. 24	— — — ± leichte Rötung.	Keine tuberkulösen Veränderungen.	—
				C. Kontrolltiere.			
12	—	wie Nr. 3.	29. 6. 25 spontan.	20. 11. 23 27. 3. 24 22. 5. 24 14. 8. 24	— . — — —	Knotige tuberkulöse Herde beider Lungen.	++
31	—	wie Nr. 3.	27. 12. 24 getötet.	20. 11. 23 27. 3. 24 22. 5. 24 14. 8. 24	— — — –	Vernarbende kleine Tuberkel in beiden Lungen. Im linken Oberlappen ein etwas größerer Herd.	+

Tabelle 15. Versuch Nr. 4 (L). Inhalation von Porzellanstaub I und Tröpfcheninfektion mit Tuberkelbazillen.

Nr.	Staubinhalation	Infektion	Exitus	Tuberkulinimpfung Datum	Ergebnis	Pathologisch-anatomischer Befund	Tbc.
				A. Staubtier.	.		
21	18.2.24—20.5.24 35 Sitzungen zu je 30 Min.	31. 3. 24 10 Min. abgeschw.	19. 6. 24 spontan.	20. 11. 23 27. 3. 24 22. 5. 24 14. 8. 24	— — — schon am 19.6.24 ($\mp$)	In beiden Lungen vereinzelte miliare Tuberkel.	$\pm$
				B. Kontrolltiere.			
32	—	wie Nr. 21.	28. 6. 24 getötet.	27. 3. 24 22. 5. 24 14. 8. 24	— — schon am 28.6.24 ($\pm$)	Keinerlei Anzeichen von Tuberkulose.	—
13	—	wie Nr. 21.	1. 9. 24 getötet.	20. 11. 23 27. 3. 24 22. 5. 24 14. 8. 24	— — — ($\pm$) leichte Rötung.	Keinerlei Anzeichen von Tuberkulose.	—

innerhalb der ersten Hälfte der Inhalationsdauer ad exitum, die Mehrzahl in den ersten Inhalationstagen.

Jedenfalls sprechen diese Ergebnisse, soweit bei der verhältnismäßig geringen Zahl von Versuchstieren überhaupt etwas gesagt werden kann, dafür, daß der Porzellanstaub in dieser Zusammensetzung nicht so regelmäßig eine schädliche Wirkung entfaltet wie der Stahlschleifstaub, und demnach günstiger beurteilt werden muß.

Um den Einfluß des Porzellanstaubes weiter aufzuklären, war somit die Fortsetzung der Versuche mit demselben Material erforderlich.

b) Leipziger Versuche mit Kalkstaub.
(Siehe Tabelle 16 und 17.)

Die Staubinhalation wurde in diesen Versuchen in der gleichen Weise bewerkstelligt wie bei den vorhergehenden. Die Infektion mit Tuberkelbazillen war eine einmalige und erfolgte ebenfalls durch Tröpfcheninhalation. Es wurden zwei verschieden große Infektionsdosen angewendet, indem die Tiere dem infektiösen Tröpfchennebel verschieden lange Zeit ausgesetzt wurden. Zur Infektion wurde wieder der Tuberkelbazillenstamm Typ. hum. M. 1393 verwendet.

In beiden Versuchsreihen zeigten sowohl die der Bestäubung unterworfenen Tiere als auch die staubfreien Tiere bei der pathologisch-anatomischen Untersuchung die verschiedensten Grade tuberkulöser Erkrankung. Sowohl unter den Staubtieren wie unter den Kontrollen haben einige Tiere die Infektion glatt überwunden. Die verschiedene Dosierung hat keine verschiedene Schwere der Erkrankungen in den beiden Versuchsserien zur Folge gehabt. Ein gradueller Unterschied zwischen den Erkrankungen der Kalktiere und der infizierten Normaltiere ist in dem Versuch mit schwächerer Infektion im Ganzen überhaupt nicht erkennbar. In dem zweiten Versuch haben dagegen die Kalktiere im Ganzen geringere tuberkulöse Erkrankungen davongetragen als die letzteren. Anatomisch unterschieden sich die Lungenveränderungen der Kalktiere von denen der nicht bestäubten Tiere insofern, als die ersteren mehr oder weniger eine deutliche Verkalkung erkennen ließen.

Im ganzen genommen sprechen unsere Versuche nicht unbedingt für einen günstigen Einfluß der Kalkinhalation auf die experimentelle Lungentuberkulose, indessen ist es nach den Ergebnissen nicht unwahrscheinlich, daß dieser Nachweis durch weiter fortgesetzte Versuche erbracht werden kann. Einstweilen ist festzustellen, daß der Kalkstaub in den besprochenen Experimenten im Gegensatz zu Stahlschleifstaub und Porzellanstaub mindestens keine Beförderung der Tuberkulose bewirkt hat.

c) In Münster vorgenommene Einzelversuche über Staubinhalation und Tuberkelbazilleninfektion bei verschiedenen Staubarten.

Die folgenden Versuche wurden mit Ausnahme der Kalkversuche im Hygienischen Institut Münster zu einer Zeit vorgenommen, als erst

Tabelle 16.　Versuch Nr. 5 (L).　Inhalation von Kalkstaub und Tröpfcheninfektion mit Tuberkelbazillen. (Schwächere Dosis.)

Nr.	Staubinhalation	Infektion	Exitus	Pathologisch-anatomischer Befund	Tbc.
				A. Infizierte Staubtiere.	
39	1.9.24—8.12.24	3. 9. 24 1 Min. Inhalation.	27. 2. 25 getötet.	Kein pathologischer Befund.	—
40	1.9.24—8.12.24	3. 9. 24 1 Min. Inhalation.	27. 6. 25 spontan.	In beiden Lungen hauptsächlich unter der Pleura einzelne fibröse, miliare Tuberkel mit geringer Verkalkung.	+
45	1.9.24—8.12.24	3. 9. 24 1 Min. Inhalation.	21. 9. 25 getötet.	Im Unterlappen der linken Lunge ein haselnußgroßer scharf abgesetzter verkäster, stellenweise kalkiger Herd. Im übrigen Lungengewebe beiderseits vereinzelte miliare Tuberkel. Fibröse Pleuritis über dem linken Unterlappen.	++
57	1.9.24—8.12.24	3. 9. 24 1 Min. Inhalation.	27. 2. 25 getötet.	In beiden Unterlappen vereinzelte bis stecknadelkopfgroße graugelbe Knötchen.	+
58	1.9.24—8.12.24	3. 9. 24 1 Min. Inhalation.	21. 9. 25 getötet.	Kein pathologischer Befund.	—
61	1.9.24—8.12.24	3. 9. 24 1 Min. Inhalation.	27. 12. 24 spontan.	Der Unterlappen der rechten Lunge fast völlig von käsigen Herden durchsetzt. Im übrigen Lungengewebe beiderseits vereinzelte kleine graugelbliche Herde.	+++

Nr.	Staubinhalation	Infektion	Exitus	Pathologisch-anatomischer Befund	Tbc.
				B. Infizierte Normaltiere. (Kontrollen.)	
44	—	3. 9. 24 1 Min. Inhalation.	21. 9. 25 getötet.	In beiden Lungen, besonders in den Unterlappen, zahlreiche größere und kleinere grauweißliche Herde. Stellenweise Kavernenbildung.	+ +
48	—	3. 9. 24 1 Min. Inhalation.	12. 3. 25 spontan.	Die rechte Lunge und der Unterlappen der linken Lunge durchsetzt von ausgedehnten graugelben, teilweise konfluierenden Herden. Die übrigen Organe o. B.	+ + +
59	—	3. 9. 24 1 Min. Inhalation.	7. 6. 25 spontan.	Ausgedehnte hämorrhagische Pneumonie der rechten Lunge. Keine tuberkulösen Veränderungen.	—
60	—	3. 9. 24 1 Min. Inhalation.	5. 1. 25 spontan.	Schwere Bißverletzung am Rücken. Im Unterlappen der rechten Lunge ein linsengroßer verkäster Herd. Im übrigen Lungengewebe beiderseits vereinzelte hirsekorngroße Tuberkel.	+
62	—	3. 9. 24 1 Min. Inhalation.	21. 9. 25 getötet.	Kein pathologischer Befund.	—

Tabelle 17. Versuch Nr. 6 (L.). Inhalation von Kalkstaub und Tröpfcheninfektion mit Tuberkelbazillen. (Stärkere Dosis.)

Nr.	Staubinhalation	Infektion	Exitus	Pathologisch-anatomischer Befund	Tbc.
				A. Infizierte Staubtiere.	
41	1.9.24—8.12.24	3. 9. 24 10 Min. Inhalation.	21. 9. 25 getötet.	Kein krankhafter Befund.	—
46	1.9.24—8.12.24	3. 9. 24 10 Min. Inhalation.	3. 12. 25 getötet.	wie Nr. 41.	—
52	1.9.24—8.12.24	3. 9. 24 10 Min. Inhalation.	21. 9. 25 getötet.	Alte Pleuraschwarte rechts, Lungengewebe und sonstige Organe nicht verändert.	±
56	1.9.24—8.12.24	3. 9. 24 10 Min Inhalation.	25. 11. 35 spontan.	Im Unterlappen der rechten Lunge vereinzelte miliare fibrös-kalkige Tuberkel, sonst kein pathologischer Befund.	+
				B. Infizierte Normaltiere. (Kontrollen.)	
43	—	3. 9. 24 10 Min. Inhalation.	16. 10. 24 getötet.	In beiden Lungen, besonders der rechten, bis erbsengroße, teilweise verkäste Knötchen.	++
49	—	3. 9. 24 10 Min. Inhalation.	29. 9. 24	In beiden Lungen, besonders peribronchial größere verkäsende tuberkulose Herde. Miliare Tuberkel beider Nieren.	++
53	—	3. 9. 24 10 Min. Inhalation.	9. 5. 25 spontan.	Schwerste verkäsende Tuberkulose beider Lungen. Zahlreichere größere und kleinere Kavernen.	++++
54	—	3. 9. 24 10 Min. Inhalation.	6. 7. 25 spontan.	In Lungen und übrigen Organen kein pathologischer Befund.	—
55	—	3. 9. 24 10 Min. Inhalation.	21. 9. 25 getötet.	wie Nr. 54.	—

eine kleine Apparatur zur Verfügung stand (siehe Abb. 13), und konnten daher nur mit wenigen Tieren unternommen werden. Die Apparatur und die Versuchsbedingungen der Staubinhalation waren die gleichen wie in den Versuchen über experimentelle Pneumonokoniosen. Ein Teil der hier zu besprechenden Tiere sind die aus diesen Versuchen überlebenden. Die Tröpfcheninfektion wurde in derselben Weise vorgenommen wie in den früher beschriebenen Infektionsversuchen (Tabelle 1,

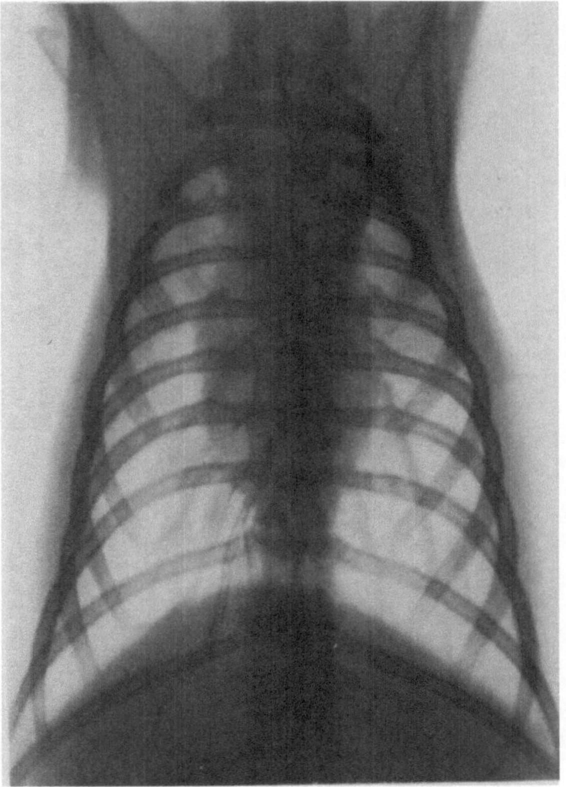

Abb. 36. Röntgenaufnahme einer normalen Kaninchenlunge (Nr. 35).

Nr. 1). Neben dem humanen Bazillenstamm Schröder-Mietzsch wurde noch ein boviner Stamm T. 30 zur Infektion verwendet. Bei den Kalkversuchen diente ein viereckiger Kasten (40:30:25 cm) als Inhalationsraum, welcher alle Meerschweinchen gleichzeitig aufnahm. Die Staubaufwirbelung war intensiv und erfolgte mittels der Staubröhrenapparatur. Zur Infektion wurde der gleiche Inhalationsraum verwandt. Die Zerstäubung der Bazillenaufschwemmung geschah durch den Elektro-atmos-Apparat Typ. E. A. III (siehe Abb. 15).

Die Versuchsanordnung und Ergebnisse sind in den Tabellen 18—21 zusammengestellt.

Tabelle 18. Versuch Nr. 12 (M.). Inhalation von Porzellanstaub I, intensive und gemäßigte Verstäubung. Tröpfcheninfektion mit Tuberkelbazillen, Stamm Schröder-Mietzsch. Konzentration der Aufschwemmung: 5 mg pro 1 ccm.

Nr.	Staubinhalation	Infektion	Röntgenbild	Exitus	Pathologisch-anatomischer Befund	Tbc.
					A. Infizierte Staubtiere.	
3	22.6.25—31.7.27 (intensive Verstäubung). 32mal. 8.9.25—14.11.25 (mäßige Verstäubung).	20.10.25 Dauer 45 Minuten. Vernebelt 3,5 ccm.	25.11.25 Über beide Lungenfelder gleichmäßig verstreute zahlreiche harte Fleckschatten. (+++)	14.12.25 spontan.	Vollkommene Hepatisation beider Lungen. Käsige Pneumonie mit ausgedehnter Verkäsung. An vereinzelten Stellen tuberkulöse Granulation. Der Staub in der Lunge ist schwer auffindbar. Die tracheobronchialen Lymphknoten sind vergrößert und zeigen akute Entzündung aber keine spezifisch tuberkulösen Veränderungen. Sie enthalten mäßig viel Staub. Walnußgroßes Paket verkäster submentaler Lymphnoten. Eitrige Bronchitis. Miliartuberkel beider Nieren.	++++
9	wie Nr. 3.	—	25.11.25 Befund wie bei Nr. 3. (+++)	7.1.25 spontan.	Der Lungenbefund entspricht dem von Nr. 3. Es finden sich noch einige lufthaltige Partien. Die produktiven Prozesse sind etwas stärker entwickelt. Die tracheobronchialen Lymphknoten sind stark vergrößert, zeigen Sinuskatarrh und einzelne Epitheloidzellentuberkel, stellenweise geringe Verkäsung. Tuberkulose der submentalen Lymphknoten. Eitrige Bronchitis. An der Außenfläche des Coecums finden sich einzelne bohnengroße verkäste Knoten, denen auf der Innenseite Geschwüre entsprechen.	++++

Nr.	Staubinhalation	Infektion	Röntgenbild	Exitus	Pathologisch-anatomischer Befund	Tbc.
					B. Infizierte Normaltiere (Kontrollen).	
57	—	20. 10. 25 Dauer 45 Minuten. Vernebelt 3,5 ccm.	25. 11. 25 Einzelne schwache Fleckschatten beiderseits. (++)	29.3.26	Guter Ernährungszustand. Beide Lungen zeigen, besonders subpleural, weniger im Lungengewebe, hier vorwiegend in der Umgebung der Gefäße und Bronchien eine kleine Anzahl bis kirschkerngroßer Herde verkäsenden tuberkulösen Granulationsgewebes und fibrös-käsiger miliarer Tuberkel. Stellenweise käsige Pneumonie. Einzelne subpleurale und peribronchiale, trübe Flüssigkeit enthaltende Bläschen, stellenweise Emphysem. Ausgedehnte verkäsende Tuberkulose der tracheobronchialen Lymphknoten. Tuberkulose der submentalen Lymphknoten. Rechtsseitige Iristuberkulose.	++
58	—	wie Nr. 57.	25. 11. 25 Einzelne schwache Fleckschatten beiderseits. (+)	29.3.26	Lungen und Lymphknoten zeigen ähnliche im ganzen etwas geringere Veränderungen wie bei Nr. 59.	++

Tabelle 19.

Versuch Nr. 13 (M). Inhalation von Porzellanstaub II, nach intensiver und gemäßigter Verstäubung. Tröpfchen-infektion mit Tuberkelbazillen, Typus bovinus, St. T. 30. Konzentration der Aufschwemmung: 1 mg pro 1 ccm.

Nr.	Staubinhalation	Infektion	Röntgenbild	Exitus	Pathologisch-anatomischer Befund	Tbc.
			A. Infiziertes Staubtier.			
15	22. 6. 25 — 31. 8. 25 (s. Tabelle X) 56 mal. 5. 9. 25 — 14. 11. 25 62 mal.	2. 9. 25 Dauer: 30 Min. Vernebelt: 3,5 ccm.	25. 11. 25 Über beide Lungenfelder gleichmäßig verstreute zahlreich dichtstehende kleinfleckige Schatten. (+++)	27. 11. 25 getötet.	Beide Lungen zeigen, besonders unter der Pleura, zahlreiche durchschnittlich senfkorngroße, grauglasige und weißgelbliche Herde, die stellenweise konfluieren. Zwischen rechts und links kein quantitativer Unterschied. Tracheobronchiale Lymphknoten etwas vergrößert. Niere, Leber, Milz makroskopisch o. B. (Histologisch nicht untersucht.) (Vgl. die Photographie.)	++
			B. Infiziertes Normaltier (Kontrolle).			
38	—	wie Nr. 15.	25. 11. 25 In der Umgebung des Lungenhilus beiderseits vereinzelte unscharfe Fleckschatten, rechts stärker als links. (+)	27. 11. 25 getötet.	Beide Lungen, die rechte mehr als die linke, zeigen, hauptsächlich unter der Pleura, vereinzelte etwa senfkorngroße, weißgelbliche Herde. Tracheobronchiale Lymphknoten etwas vergrößert. Niere, Leber, Milz makroskopisch o. B. (Histologisch nicht untersucht.) (Vgl. die Photographie.)	±

Tabelle 20.   Versuch Nr. 14 (M).   Inhalation von Porzellanstaub I bei intensiver und gemäßigter Verstäubung. Hämatogene Infektion mit Tuberkelbazillen.   ($^1/_4$ mg Stamm Schr.-M.)

Nr.	Staubinhalation	Infektion	Exitus	Pathologisch-anatomischer Befund	Tbc.
				A. Infizierte Staubtiere.	
14	2. 7. 25 — 31. 7. 25 intensive Verstäubung. 24 mal. 5. 9. 25 — 14. 11. 25 mäßige Verstäubung. 58 mal.	24. 10. 25	15. 11. 25 spontan.	Oberfläche beider Lungen grobhöckerig durch zahlreiche vielfach konfluierende prominente weißgelbe Herde. Ausgedehnte Hepatisation beider Lungen. Histologisch käsige Pneumonie. Eitrige Bronchitis. Bronchotracheale Lymphknoten sind etwas vergrößert, zeigen histologisch Sinuskatarrh, dagegen keine spezifisch tuberkulösen Veränderungen. Miliare Tuberkel der Nieren.	+ + + +
43	5. 9. 25 — 14. 11. 25 58 mal.	wie Nr. 14.	21. 11. 25 spontan.	Lungenbefund wie bei Nr. 14. Die bronchotrachealen Lymphknoten zeigen einzelne kleine Epitheloidzellenherde und unspezifische Entzündung. Zahlreiche miliare Tuberkel beider Nieren.	+ + + +
				B. Infizierte Normaltiere. (Kontrollen.)	
12	—	wie Nr. 14.	16. 11. 25 getötet.	Die Oberfläche beider Lungen übersät mit zahlreichen stecknadelkopf- bis senfkorngroßen, teils glasigen, teils grauweißen Knötchen. Die Schnittfläche zeigt ähnliche Herde, vorwiegend in der Umgebung der Bronchien und Gefäße, sowie größere hepatisierte Herde. Histologisch perivaskuläre, peribronchiale und subpleurale Tuberkel und käsige Pneumonien mit Alveolarverfettung und beginnender Verkäsung. Verkäsende Tuberkulose der tracheobronchialen Lymphknoten. Miliare Tuberkel beider Nieren.	+ +
11	—	wie Nr. 14.	20. 11. getötet.	Befund im allgemeinen ähnlich dem bei Nr. 12, nur haben sich die tuberkulösen Prozesse weiter ausgebreitet, die Verkäsung etwas ausgedehnter. Die Außenfläche des Herzbeutels zeigt eine Anzahl miliarer Tuberkel.	+ + +

Tabelle 21. Versuch Nr. 15 (M). Inhalation von Kalkstaub (intensive Verstäubung), Tröpfcheninfektion mit Tuberkelbazillen, typ. hum. 1368. Konzentration der Aufschwemmung 0,5 mg : 1 ccm.

Nr.	Staubinhalation	Infektion	Exitus	Pathologisch-anatomischer Befund	Umfang der tuberkul. Veränderungen
				A. Nicht infizierte Staubtiere.	
8	18.2.26—8.4.26 39 mal.	—	8. 4. 26 spontan.	Hyperämie der Lungen, vereinzelte kleine Blutungen; in den Septen und den Alveolarlichtungen an einzelnen Stellen Histiozyten, die zum Teil gelbe Pigmentschollen, zum Teil kleine farblose Staubkörnchen enthalten. Geringe Bronchitis.	
7	18.2.26—1.5.26 60 mal.	—	28. 6. 26 getötet.	Keine krankhaften Veränderungen.	
				B. Infizierte Staubtiere.	
1	18. 2. 26 bis 30. 3. 26 39 mal.	11. 3. 26 Dauer der Inhalation 5 Min. Vernebelt 0,5 ccm	30. 3. 26 spontan.	Hyperplasie der pulmonalen Lymphocytenherde. Vereinzelte Staubzellen wie bei Nr. 8. Stellenweise geringe Verdickung der Septen.	—
2	18. 2. 26 bis 6. 4. 26 39 mal.	wie Nr. 1.	7. 4. 26 spontan.	Serofibrinöse Peritonitis. Bronchitis. Lunge wie bei Nr. 1.	—

Nr.	Staubinhalation	Infektion	Exitus	Pathologisch-anatomischer Befund.	Umfang der tuberkul.Ver-änderungen
4	18. 2. 26 bis 23. 4. 26 52 mal.	11. 3. 26 Dauer der Inhalation 5 Min. Vernebelt 0,5 ccm.	23. 4. 26 spontan.	Ziemlich starke Hyperplasie der lymphatischen Herde der Lunge. Eitrige Bronchitis. An einzelnen Stellen unter der Pleura Gruppen von mit großen mononukleären Zellen erfüllten Alveolen. Darüber kleinzellige Infiltration der Pleura. Bazillen wurden nicht gefunden.	±
3	18. 2. 26 bis 1. 5. 26 60 mal.	wie Nr. 4.	28. 6. 26 getötet.	Ohne Befund.	—
6	18. 2. 26 bis 1. 5. 26 60 mal.	wie Nr. 4.	28. 6. 26 getötet.	Ohne Befund.	—
5	18. 2. 26 bis 1. 5. 26 60 mal.	wie Nr. 4.	28. 6. 26 getötet.	Im rechten Lungenunterlappen ein etwa erbsengroßer gelber Herd unterhalb der Pleura. Histologisch peribronchialer Herd von tuberkulösem Granulationsgewebe mit kleinen Verkäsungszentren und Verkalkung. Hyperplasie der Bifurkationslymphknoten. Die Milz ist vergrößert und von mehreren bis erbsengroßen gelblichen Knoten durchsetzt.	+
				C. Infizierte Normaltiere (Kontrollen).	
9	—	wie Nr. 4.	26. 3. 26 spontan.	Graugelbe Hepatisation der oberen Abschnitte der rechten Lunge; kleinere gelbliche Herde in dem übrigen Lungengewebe. In den Alveolen finden sich an diesen Stellen reichlich Exsudatzellen, stellenweise vermischt mit zahlreichen Leukozyten. Eitrige Bronchitis. Im Karbolfuchsinpräparat vereinzelte Bazillen. In den Lymphknoten an der Luftröhrenteilungsstelle einzelne Epitheloidzellenherde.	+ +

Tabelle 21. (Fortsetzung.)

Nr.	Staubinhalation	Infektion	Exitus	Pathologisch-anatomischer Befund	Umfang der tuberkul. Ver-änderungen
12	—	11. 3. 26 Dauer der Inhalation 5 Min. Vernebelt 0,5 ccm	27. 3. 26 spontan.	Makroskopisch nichts Besonderes. Mikroskopisch in der Lunge Verdickung der Septen, Hyperplasie der Lymphzellenherde. Bazillen wurden nicht gefunden.	—
11	—	wie Nr. 12.	29. 4. 26 spontan.	An der Oberfläche beider Lungen vereinzelte bis erbsengroße gelbe Knötchen. Vereinzelte ähnliche Herde auf der Schnittfläche, die in der Hilusgegend zu größeren Herden konfluieren. Histologisch käsige Pneumonien, von Granulationsgewebe umsäumt mit zentraler Verkäsung. Die Lymphknoten an den Luftröhrenteilungsstellen sind vergrößert und von großen Epitheloidzellentuberkeln durchsetzt. Stellenweise geringe Verkäsung.	+ +
10	—	wie Nr. 12.	28. 6. 26 spontan.	Beide Lungen durchsetzt von einer Anzahl bis pfefferkorngroßer gelber Herde. Histologisch käsige Pneumonien mit peripherem Wall von Granulationsgewebe. Ausgedehnte peribronchiale kleinzellige Infiltration. Bifurkationslymphknoten vergrößert und von verkäsenden Tuberkeln durchsetzt. An der Oberfläche der Milz einzelne stecknadelkopfgroße gelbe Knötchen.	+ +

Die beiden Staubtiere des Versuchs Nr. 12 in Tabelle 18 sind innerhalb von $2^1/_2$ Monaten nach der Infektion an schwerster Lungentuberkulose eingegangen; die beiden staubfreien Tiere zeigten nach über 5 Monaten post infectionem erst verhältnismäßig wenig ausgedehnte tuberkulöse Veränderungen und hätten wohl, am Leben gelassen, noch längere Zeit gelebt. In Einklang damit steht der 5 Wochen nach der Infektion erhobene Röntgenbefund (siehe Abb. 37, 38, 39 u. 40). Die Beförderung der Tuberkulose durch die Staubinhalation ist somit unzweifelhaft. Ein Bild über die durch den Staub bewirkten Alterationen in der Lunge, welche die Ansiedlung und Ausbreitung der Tuberkulose befördert haben, kann man sich auf Grund des Versuches Nr. 5 (Tabelle 5) machen. Man hätte denken können, daß die proliferativen Vorgänge in den Septen durch Endothelaktivierung im Sinne Töppichs in ähnlicher Weise wie bei Reinfektionen die Infektion eher hemmen als begünstigen würden. Der Versuch zeigt dagegen, daß die Widerstandsfähigkeit des Organismus gegen die tuberkulöse Erkrankung durch die Staubeinatmung beträchtlich herabgesetzt worden ist. Die Ursache dieser Schädigung dürfte nicht ganz einheitlich sein. Entzündliche Veränderungen der Schleimhäute der oberen Luftwege, die nach den einen eine aerogene Infektion begünstigen, nach den anderen dagegen eher im gegenteiligen Sinne wirken, dürften wohl nur eine geringe Rolle bei der Erhöhung der Empfänglichkeit der bestäubten Tiere gegen die Tuberkulose spielen. Zur Erklärung dieser Erscheinung dürfte jedoch die Fränkelsche Annahme von der Blokkierung der Lymphgefäße durch den Staub heranzuziehen sein. Jedenfalls kann angenommen werden, daß die durch die Porzellanstaubinhalation in unseren Versuchen hervorgerufenen Lungenveränderungen mit einer Störung der Säftezirkulation verbunden sind, welche die Abfuhr der Tuberkelbazillen auf dem Lymphwege beeinträchtigt. Hierfür spricht auch das Verhalten der Bronchiallymphknoten, welche in unserm Versuch bei den Staubtieren trotz der viel schwereren Lungenveränderungen derselben viel weniger tuberkulös erkrankt sind als die der staubfreien Tiere. Daneben dürfte die Verletzung des Lungengewebes durch die eingeatmeten Staubteilchen das Eindringen der Krankheitserreger begünstigt haben.

Die beiden Tiere 15 und 38 des Versuches Nr. 13 (Tabelle 19) wurden gleichzeitig mit den Tieren Nr. 32, 33, 18, 37 und 39 des Versuches Nr. 20 (Tabelle 26) durch Inhalation wenig virulenter boviner Bazillen, von denen 0,03 mg beim Meerschweinchen, subkutan injiziert, nach 4 Wochen nicht zu tuberkulöser Erkrankung der Organe geführt hatten, infiziert. Nachdem beide Tiere annähernd 3 Monate nach der Infektion getötet worden waren, zeigte das keinem Staub ausgesetzte Tier Nr. 38 sehr geringe tuberkulöse Veränderungen, die allem Anscheine nach keine Neigung zu weiterer Ausbreitung besaßen (siehe Abb. 42). Die Infektion durch den bovinen, jedoch wenig virulenten Bazillenstamm war bei der verhältnismäßig schwachen Dosierung offenbar an sich eine sehr blande. Dieselbe Infektion hatte bei dem Staubtier einen sehr viel ungünstigeren Verlauf genommen (siehe Abb. 41). In diesem Versuch hat somit auch

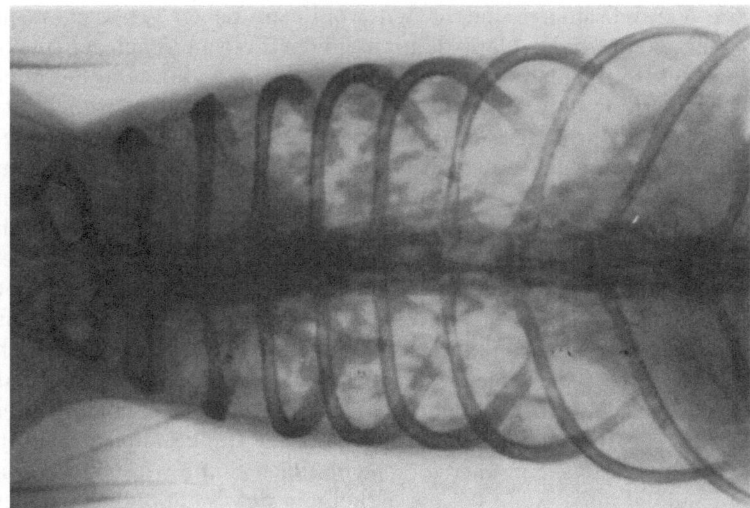

Abb. 38. Kaninchen Nr. 9 (Porz. I).

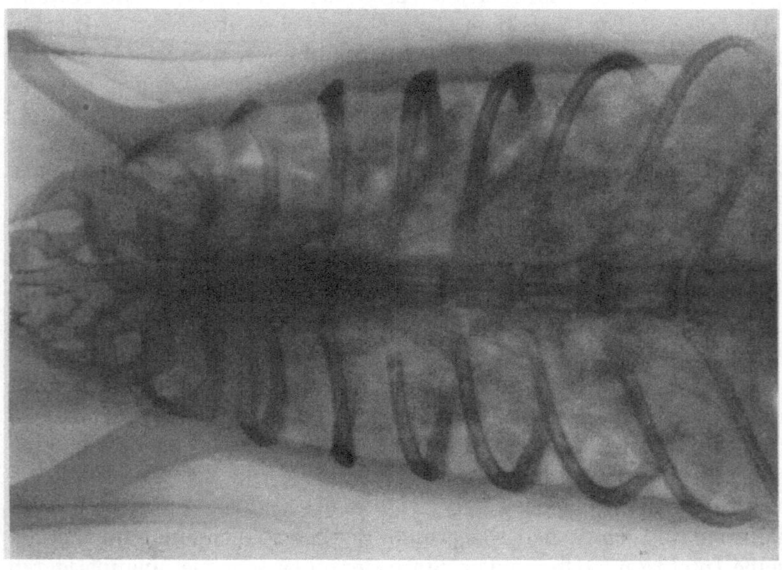

Abb. 37. Kaninchen Nr. 3 (Porz. I).

12a

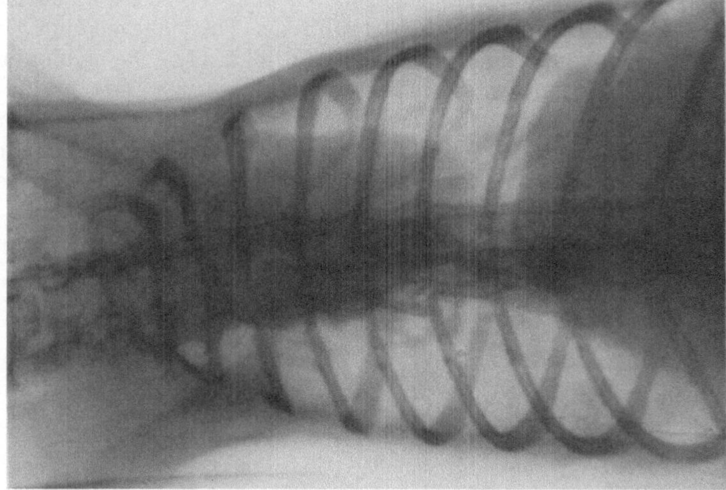

Abb. 40. Kaninchen Nr. 58 (Kontrolle).

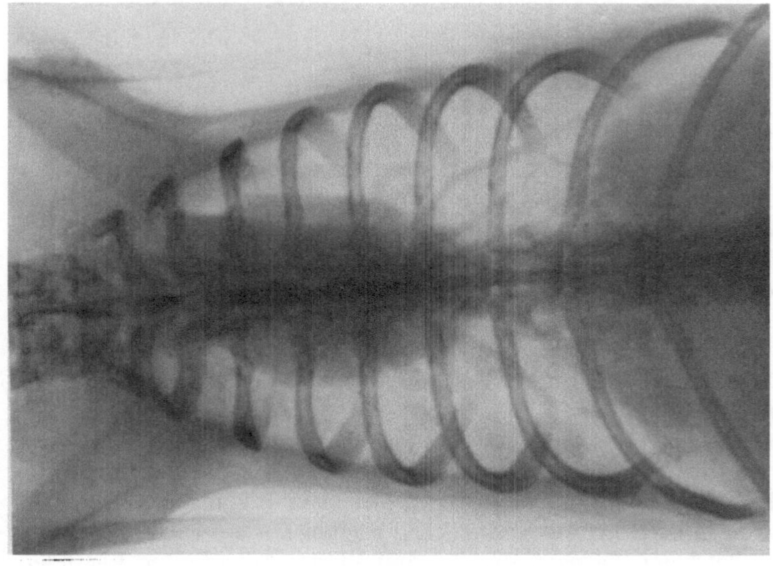

Abb. 39. Kaninchen Nr. 57 (Kontrolle).

der Porzellanstaub II eine befördernde Wirkung auf die Tuberkulose ausgeübt.

Klinisch hatten beide Tiere keinerlei krankhafte Erscheinungen gezeigt. Das Röntgenbild zeigte dagegen bei dem Staubtier einen sehr deutlichen Lungenbefund, bei dem staubfreien Tier dagegen nur ganz geringe Anzeichen von Erkrankung (siehe Abb. 43 u. 44). Die bald darauf vorgenommene Sektion bestätigte diesen Befund.

Die Infektionsdosis in dem Versuch Nr. 14 (Tabelle 20) von $^1/_4$ mg (intravenös) war, wie das Ergebnis zeigt, reichlich stark bemessen. Schon innerhalb eines Monats nach der Infektion sind die bestäubten Tiere an

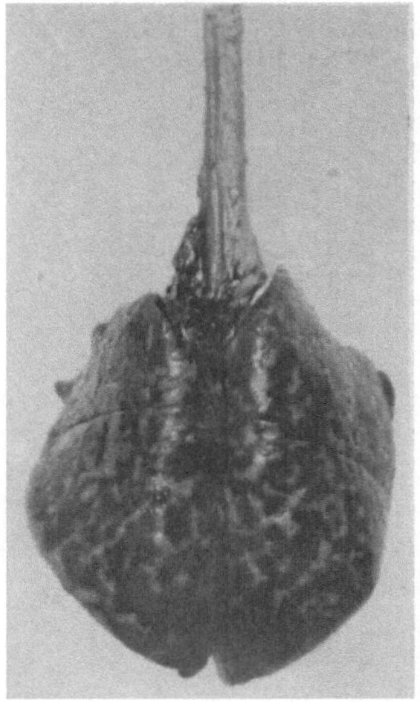 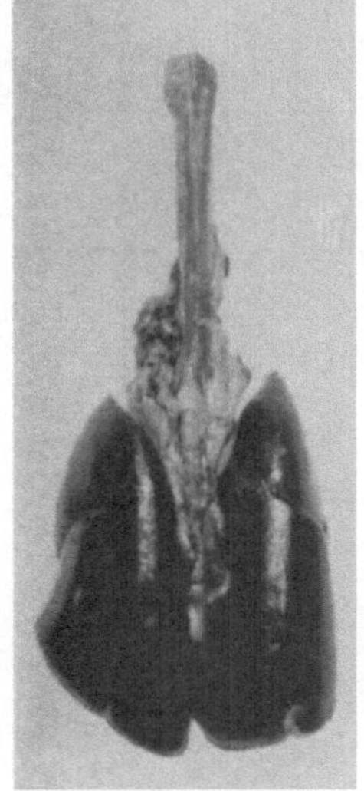

Abb. 41. Kaninchen Nr. 15.   Abb. 42. Kaninchen Nr. 38 (Kontrolle).

schwerer exsudativer Lungentuberkulose eingegangen. Von den beiden Kontrollen wurde je eins nach dem exitus eines Staubtieres getötet. Beide zeigten ebenfalls ziemlich schwere, aber weniger weit vorgeschrittene tuberkulöse Lungenveränderungen. Die Staubinhalation hat somit eine Beschleunigung des Ablaufs der tuberkulösen Erkrankung zur Folge gehabt. Die Bronchiallymphknoten haben sich wieder gewissermaßen umgekehrt wie die Lungen verhalten, indem die Staubtiere stärkere Lungenveränderungen, aber geringere Veränderungen an den Lymphknoten als die Kontrolltiere zeigten.

Die Ergebnisse des Kalkversuches (Versuch Nr. 15, Tabelle 21) fallen zugunsten einer antituberkulösen Wirkung der Kalkinhalation in die Wagschale. Von den sechs gemeinsam in einer Sitzung mit den vier Kontrollen infizierten Meerschweinchen zeigten nur zwei = ein Drittel, von den letzteren dagegen drei = drei Viertel tuberkulöse Veränderungen, die bei den Kontrollen zudem merklich schwerer waren.

12*

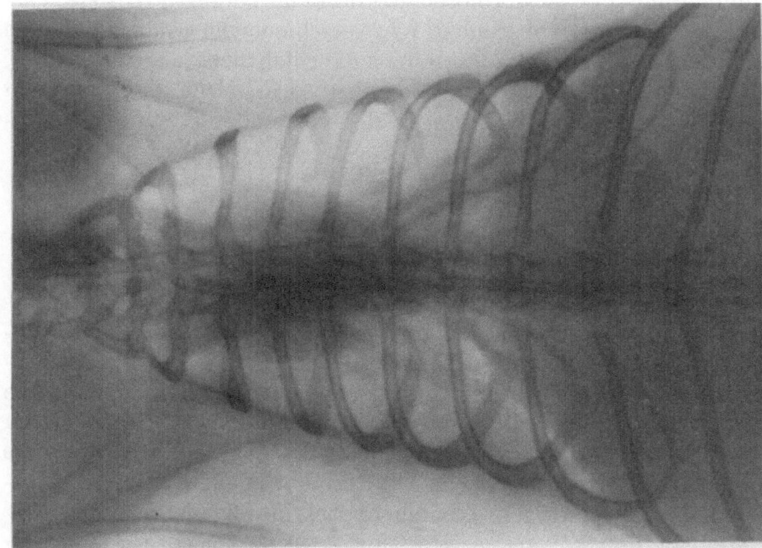

Abb. 44. Kaninchen Nr. 38 (Kontrolle).

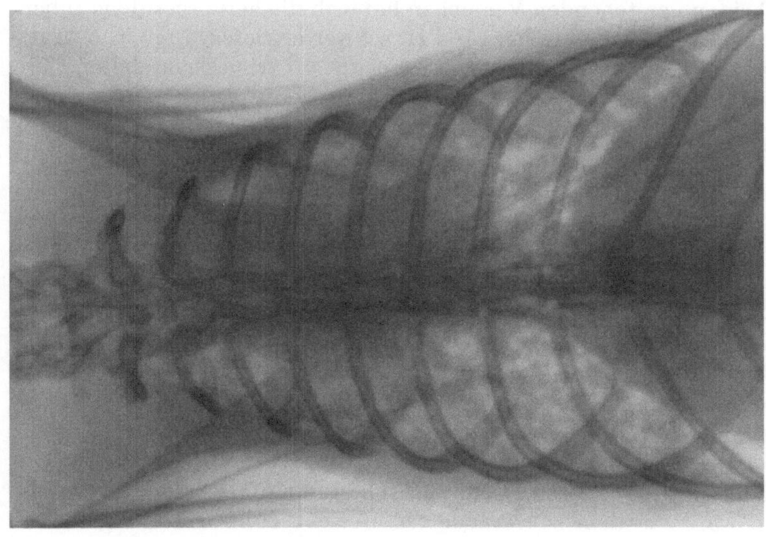

Abb. 43. Kaninchen Nr. 15 (Porz. II).

Innerhalb dieser Serie von Versuchen hat somit der Kalkhydratstaub sich hinsichtlich des Einflusses auf die Tuberkulose umgekehrt verhalten wie die beiden Porzellanstaubsorten. Die letzteren haben beide zu einer Verschlimmerung der tuberkulösen Erkrankung geführt. Unsere Versuche besagen nichts darüber, ob dies in verschiedenem Grade geschehen ist, und welche der beiden Staubarten als die gefährlichere anzusehen ist. Die nächsten Versuche sind demgegenüber so angelegt, daß sie einen Vergleich der biologischen Wirkungen der verwendeten Staubarten ermöglichen.

d) In Münster vorgenommene vergleichende Versuche über Staubinhalation (Porzellanstaub I und II und Kohlenstaub) und Tuberkelbazilleninfektion.

Die folgenden Versuche wurden, um das Verhalten der einzelnen Staubarten miteinander zu vergleichen, nach den im Kapitel über Versuchstechnik besprochenen Richtlinien vorgenommen, die die quantitative Dosierung der Staubinhalation und gleichmäßige Infektion bezweckten (siehe Staubapparatur Abb. 12, Infektionsapparatur Abb. 16). Letztere wurde im Versuch Nr. 16 (Tabelle 22) durch einmalige gleichlange Inhalation des bazillenhaltigen Tröpfchennebels durch mehrere den verschiedenen Staubsorten ausgesetzte Tiere jeweils gleichzeitig in einem Inhalationsraum angestrebt, im Versuch Nr. 17 (Tabelle 23) durch einmalige gleichzeitige Injektion gleicher Mengen der Bazillenaufschwemmung. Der verwendete Bazillenstamm war stets der humane Stamm Schröder-Mietzsch-Baumgarten. Bei allen Tieren wurde der spontane Tod abgewartet.

In beiden vorstehenden Versuchen hat sich die hervorgerufene tuberkulöse Erkrankung der Lungen als zu schwer erwiesen, um ein charakteristisches Verhalten der mit den einzelnen Staubarten behandelten Tiere in Erscheinung treten zu lassen. Eine etwaige Verschiedenheit der durch die verschiedenen Staubarten erzeugten Empfänglichkeit der Lungen für die Tuberkulose, ist hinter der Schwere der Infektion vollständig zurückgetreten. Dagegen tritt in beiden Versuchsreihen eine Beschleunigung des Ablaufs der Erkrankung bei allen drei Staubarten im Vergleich zu den staubfreien Tieren deutlich in Erscheinung, obwohl der Unterschied nicht so groß ist, wie in früheren Versuchen. Die nicht bestäubten Tiere überlebten die Infektion fast alle länger als die Staubtiere. Es bestätigt sich somit auch an diesen Versuchen eine ungünstige Wirkung der Porzellanstaubinhalation. Als neues Ergebnis ist auch eine ebensolche des Steinkohlenstaubes zu verzeichnen.

Die Tiere der Inhalations- und die der Injektionsserie zeigten ungefähr die gleichen Lungenveränderungen, die fast in allen Fällen in sehr ausgedehnten tuberkulösen Pneumonien bestanden. Die Porzellanstaubteilchen waren in dem so veränderten Gewebe etwas schwierig aufzufinden, während das Schicksal des Staubes in den tuberkulösen Kohlenlungen wesentlich besser verfolgt werden konnte. Der Staub fand sich hauptsächlich im Exsudat innerhalb der gewöhnlichen großen Staubzellen, und in den verkästen Partien als diffus verstreute freie Körnchen. Der Staubgehalt der Lungen schien mit der Dauer der tuberkulösen Erkrankung merklich abzunehmen. Es fand sich bei den innerhalb von 10 Tagen nacheinander eingegangenen Kohlenstaubtieren von Fall zu Fall eine weitere auffällige Verminderung des Staubgehaltes. Im Verein mit ähnlichen früheren Erfahrungen bei an Pneumonien erkrankten Staublungen deutet diese Beobachtung darauf hin, daß diese akuten Entzündungszustände der Lunge eine beschleunigte Entstäubung mit sich bringen.

Die bronchialen Lymphknoten zeigten bezüglich ihrer Mitbeteiligung an der tuberkulösen Lungenerkrankung das früher beschriebene Verhalten. Bei den staubfreien Tieren waren sie frühzeitig und meist ausgedehnt miterkrankt, bei den Staubtieren waren die Veränderungen zu dem gleichen Zeitpunkte nach der Infektion im allgemeinen im Gegensatz zu der Ausdehnung der Lungentuberkulose wesentlich geringer. Besonders die bronchialen Lymphknoten der Serie, welche Porzellanstaub I inhaliert hatten, zeigten verhältnismäßig geringe, zum Teil sogar überhaupt keine spezifisch tuberkulösen Veränderungen, dagegen mehr oder weniger die früher beschriebenen ödematösen Erscheinungen.

e) Weitere vergleichende Versuche über Staubinhalation (Porzellanstaub I und II, Steinkohlenstaub, Ruß und Kalkstaub) und Tuberkelbazilleninfektion.

Die folgenden Versuche wurden mit der gleichen Apparatur und in derselben Weise bewerkstelligt wie die in den vorhergehenden Versuchen beschriebenen. Auf Grund der bei den letzteren gemachten Erfahrungen wurden die Infektionsdosen weiter herabgesetzt. Wiederum wurden von den den verschiedenen Staubarten ausgesetzten Tieren ein Teil durch Inhalation und ein Teil durch intravenöse Injektion infiziert. In diesen Versuchen haben wir nicht den spontanen Tod aller Tiere abgewartet sondern die nach Ablauf von $3^1/_2$ Monaten nach der Infektion noch lebenden Tiere gleichzeitig getötet. Zur Veranschaulichung der Versuchsergebnisse sind den Tabellen 24 und 25 die 6 Wochen nach der Infektion gemachten Röntgenaufnahmen und die Photographien der Lungen beigegeben.

In den Versuchen Nr. 18 und 19 haben nicht nur die Staubtiere im Vergleich zu den staubfreien Kontrollen sondern auch die den einzelnen Staubarten ausgesetzten Tiere untereinander ein ziemlich charakteristisches verschiedenens Verhalten gezeigt.

Ein deutlich verschiedener Einfluß der einzelnen Staubarten auf den Ablauf der Infektion läßt sich besonders bei den aerogen infizierten Tieren erkennen. Schon der Röntgenbefund ergab etwa 6 Wochen nach der Infektion eine verschieden schwere Erkrankung der einzelnen Tiergruppen. Den stärksten röntgenologischen Befund zeigten die Tiere, welche den Porzellanstaub I inhaliert hatten, und unter diesen wiederum

Tabelle 22. Versuch Nr. 16 (M). Vergleichender Versuch über Inhalation von Porzellanstaub I, Porzellanstaub II und Kohlenstaub (mäßige Verstäubung) und Tröpfcheninfektion mit Tuberkelbazillen (Stamm Schr.-M.). Konzentration der Aufschwemmung: 7,3 mg pro ccm.

Nr.	Staubinhalation	Infektion	Exitus	Pathologisch-anatomischer Befund	Tbc.
				A. Inhalation von Porzellanstaub I.	
54	15. 10. 25 bis 31. 1. 26 75 mal.	23. 12. 25 Dauer: 1 Stde. Vernebelt 7,5 cm.	15. 1. 26 spontan.	Lungen: An der Oberfläche beider Lungen zahlreiche dichtstehende, stellenweise konfluierende prominente, weißgelbe Herde von verschiedenster Größe. Völlige Hepatisation beider Lungen. Käsige Pneumonie mit großzelligem Exsudat, stellenweise geringes tuberkulöses Granulationsgewebe. Staub schwer auffindbar. Bazillenfärbung zeigt massenhaft Bazillen, zum Teil innerhalb großer Exsudatzellen. Eitrige Bronchitis. Die bronchialen Lymphknoten sind beträchtlich vergrößert und zeigen eine eigenartige hochgradige Erweiterung der Sinus, die mit einem zellarmen Exsudat erfüllt sind, dagegen keine tuberkulösen Veränderungen. Tuberkulose Lymphadenitis der submentalen Lymphknoten.	+ + + +
202	9. 10. 25 bis 13. 1. 26 79 mal.	wie Nr. 54.	15. 1. 26 spontan.	Befund im allgemeinen wie bei Nr. 54. Die bronchialen Lymphknoten sind beträchtlich vergrößert, zeigen starke Sinuserweiterung und einzelne Epitheloidzellentuberkel, ohne Verkäsung.	+ + + +
65	23. 11. 25 bis 13. 1. 26 40 mal.	wie Nr. 54.	17. 1. 26 spontan.	Befund an Lungen, Lymphknoten und übrigen Organen wie bei Nr. 54.	+ + + +
66	23. 11. 25 bis 13. 1. 26 40 mal.	wie Nr. 54.	21. 1. 26 spontan.	Befund an Lungen, Lymphknoten und übrigen Organen wir bei Nr. 54, nur ausgedehntere Verkäsung.	+ + + +

Nr.	Staubinhalation	Infektion	Exitus	Pathologisch-anatomischer Befund	Tbc.
				B. Inhalation von Porzellanstaub II.	
45	8. 9. 25 bis 9. 1. 26 95 mal.	23. 12. 25 Dauer: 1 Stde. Vernebelt 7,5 ccm.	10. 1. 25 spontan.	In beiden Lungen sind fast alle Alveolen mit großzelligem Exsudat erfüllt. Beginnende Verkäsung. Die bronchialen Lymphknoten zeigen Sinuskatarrh mit starker Erweiterung der Sinus, dagegen keine Tuberkulose. Sonstiger Befund wie bei Nr. 54.	+++
206	30. 10. 25 bis 5. 1. 25 46 mal.	wie Nr. 45.	6. 1. 25 spontan.	Lungen: Großzellige Pneumonie, stellenweise Ödem, geringe lufthaltige Abschnitte. Bronchiale Lymphknoten: Sinuskatarrh, Hyperämie, einzelne Epitheloidzellentuberkel ohne Verkäsung. Sonstiger Befund wie bei Nr. 54.	+++
76	23. 11. 25 bis 13. 1. 26 40 mal.	wie Nr. 45.	14. 1. 26 spontan.	Lungen: Befund wie bei Nr. 54. Bronchiale Lymphknoten: Sinuskatarrh, Erweiterung der Sinus, Blutungen. Einzelne Tuberkel mit geringer zentraler Verkäsung.	+++
77	23. 11. 25 bis 13. 1. 26; 40 mal.	wie Nr. 45.	11. 1. 26 spontan.	Lungen: Befund wie bei Nr. 45. Bronchiale Lymphknoten: Sinuskatarrh, einzelne Epitheloidzellentuberkel ohne Verkäsung.	+++
				C. Inhalation von Kohlenstaub.	
49	18. 9. 25 bis 8. 1. 26 92 mal.	wie Nr. 45.	8. 1. 26 spontan.	Beide Lungen sind wenig kollabiert, an der Oberfläche gleichmäßig grauschwarz verfärbt, ziemlich glatt und spiegelnd. Sie zeigen eine Anzahl stecknadelkopfgroßer schwärzlicher Herde. Ebensolche in großer Anzahl auf der Schnittfläche. Histologisch ziemlich zahlreiche, vorwiegend perivaskuläre, peribronchiale und subpleurale Tuberkel; die Alveolen enthalten großzelliges Exsudat und stellenweise ödematöse Flüssigkeit. Keine Verkäsung. Staub besonders reichlich in den Tuberkeln, ferner in dem Exsudat, spärlich im Alveolargerüst. In den Tuberkeln, auch innerhalb der Staubanhäufungen reichlich Bazillen. Verschiedentlich anscheinend Staub und Bazillen in einer Zelle. Die bronchialen Lymphknoten sind vergrößert, zeigen histologisch Sinuskatarrh, einzelne Epitheloidzellentuberkel hauptsächlich in der Rinde, darin stellenweise Staubablagerungen. Eitrige Bronchitis. Staubzellen im Exsudat. Tuberkulöse Lymphadenitis der submentalen Lymphknoten.	+++

Tabelle 22. (Fortsetzung.)

Nr.	Staubinhalation	Infektion	Exitus	Pathologisch-anatomischer Befund	Tbc.
50	18. 9. 25 bis 13. 1. 26 96 mal.	23. 12. 25 Dauer: 1 Stde. Vernebelt 7,5 ccm.	14. 1. 26 spontan.	Lungen kaum kollabiert, zeigen an den Oberflächen sehr zahlreiche dichtstehende etwa senfkorngroße grauschwarze Knötchen. Schnittfläche zeigt ähnliche Herde. In fast allen Alveolen großzelliges Exsudat. Stellenweise tuberkulöses Granulationsgewebe. Staub in ähnlicher Anordnung wie bei Nr. 49, jedoch in geringerer Menge erkennbar. Sonstiger Befund wie bei Nr. 49.	+ + + +
52	18. 9. 25 bis 31. 1. 26 96 mal.	wie Nr. 50.	15. 1. 26 spontan.	Befund wie bei Nr. 50.	+ + + +
51	19. 9. 25 bis 13. 1. 26 96 mal.	wie Nr. 50.	18. 9. 26 spontan.	Befund im allgemeinen wie bei vorigen. Geringe Verkäsung. Auffällig wenig Staub erkennbar.	+ + + +

D. Kontrolltiere.

Nr.	Staubinhalation	Infektion	Exitus	Pathologisch-anatomischer Befund	Tbc.
92	—	wie Nr. 50.	15. 1. 26 spontan.	Lungen mäßig kollabiert, zeigen an der Oberfläche zahlreiche stecknadelkopfgroße und größere graue bis gelbliche Knötchen. Die meisten Alveolen enthalten großzelliges Exsudat; stellenweise Ödem; stellenweise tuberkulöses Granulationsgewebe. Keine Verkäsung. Geringe lufthaltige Abschnitte. Reichlich Bazillen. Bronchitis. Bronchiale Lymphknoten vergrößert, zeigen Sinuskatarrh und große verkäsende Tuberkel. Submentale Lymphknoten geschwollen.	+ + +
93	—	wie Nr. 50.	15. 1. 26 spontan.	Befund wie bei Nr. 92.	+ + +

Nr.	Staubinhalation	Infektion	Exitus	Pathologisch-anatomischer Befund	Tbc.
91	—	23. 12. 25 Dauer: 1 Stde. Vernebelt 7,5 ccm.	21. 1. 26 spontan.	Befund im allgemeinen wie bei den vorigen. Beginnende Verkäsung. Kaum noch lufthaltige Alveolen. Ausgedehnte verkäsende Tuberkulose der bronchialen Lymphknoten.	+ + + +
98	—	wie Nr. 91.	23. 1. 26 spontan.	Käsige Pneumonie beider Lungen. Bronchiale Lymphknoten beträchtlich vergrößert, sind durchsetzt von großen Tuberkeln mit ausgedehnter Verkäsung. Stellenweise Sinuskatarrh mit Erweiterung der Sinus. Eitrige Bronchitis. Sonstiger Befund wie bei den vorigen.	+ + + +
99	—	wie Nr. 91.	4. 2. 26 spontan.	Käsige Pneumonie beider Lungen mit ausgedehnter Verkäsung. Stellenweise tuberkulöses Granulationsgewebe. Sonstiger Befund wie bei Nr. 98.	+ + + +
100	—	wie Nr. 91.	13. 2. 26 spontan.	Befund im allgemeinen wie bei Nr. 98 und 99. Bronchiale Lymphknoten beträchtlich vergrößert, zeigen histologisch verkäsende Tuberkel und starke Erweiterung der Sinus, die mit zellarmem Exsudat erfüllt sind.	+ + + +

Tabelle 23. Versuch Nr. 17 (M). Vergleichender Versuch über Inhalation von Porzellanstaub I und II (mäßige Verstäubung) und hämatogene Infektion mit Tuberkelbazillen ($^1/_8$ mg, Stamm Schr.-M.).

Nr.	Staubinhalation	Infektion	Exitus	Pathologisch-anatomischer Befund	Tbc.
				A. Inhalation von Porzellanstaub I.	
67	23.11.25—7.1.26 34 mal.	24.12.25 Dosis: $^1/_8$ mg.	8.1.26 spontan.	Beide Lungen mäßig kollabiert, zeigen an der Oberfläche, weniger auf der Schnittfläche, zahlreiche stecknadelkopfgroße graue und weißgelbe Knötchen. Histologisch kleine vorwiegend perivaskuläre, peribronchiale und subpleurale Tuberkel; in zahlreichen Alveolen großzelliges Exsudat; stellenweise Ödem. Die bronchialen Lymphknoten sind stark vergrößert und zeigen histologisch enorme Erweiterung der Sinus, die mit zellarmem Exsudat erfüllt sind, dagegen keine tuberkulösen Veränderungen. Staub sowohl in der Lunge wie in den tracheobronchialen Lymphknoten schwer auffindbar. Über seine Verteilung im Gewebe daher nichts Näheres zu sagen. Eitrige Bronchitis. Geringe serofibrinöse Pleuritis. Einzelne kleine Tuberkel der Nieren. Milz stark vergrößert.	+++
71	23.11.25—12.1.26 38 mal.	wie Nr. 67.	13.1.26 spontan.	Beide Lungen wenig kollabiert, zeigen an den Oberflächen zahlreiche teilweise konfluierende bis pfefferkorngroße, weißgelbe Knötchen. Ausgedehnte Hepatisation. Histologisch hauptsächlich käsige Pneumonie; reichlich Bazillen. Die bronchialen Lymphknoten zeigen das gleiche Bild wie bei Nr. 67, außerdem einige kleine Epitheloidzelleninseln. Sonstiger Befund wie bei Nr. 67.	++++
69	23.11.25—13.1.26 39 mal.	wie Nr. 67.	14.1.26 spontan.	Lungenveränderungen ähnlich wie bei Nr. 71. Zahlreiche miliare Tuberkel der Niere, einzelne Tuberkel in Leber und Milz. Die bronchialen Lymphknoten zeigen das gleiche Bild wie bei Nr. 67. Starke eitrige Bronchitis.	++++
74	23.11.25—13.1.26 39 mal.	wie Nr. 67.	16.1.26 spontan.	Im allgemeinen die gleichen Veränderungen wie bei Nr. 69. Außerdem nußgroße, gelbe, breiige Massen enthaltende Knoten in der Submentalgegend, sowie ein ebensolcher Knoten in der linken Orbita, der zu Exophthalmus geführt hat. Einzelne Iristuberkel.	++++

Nr.	Staubinhalation	Infektion	Exitus	Pathologisch-anatomischer Befund	Tbc.
				B. Inhalation von Porzellanstaub II.	
81	23.11.25—11.1.26 37 mal.	24. 12. 25 Dosis: $^1/_8$ mg.	11. 1. 26 spontan.	Lungen ziemlich gut kollabiert; an der Oberfläche, weniger zahlreich an der Schnittfläche, stecknadelkopfgroße grauweiße Herde. Histologisch zahlreiche vorwiegend perivaskuläre, peribronchiale und subpleurale Tuberkel sowie miliare käsige Pneumonien. Sinuskatarrh der bronchialen Lymphknoten. Staub sowohl in der Lunge als auch in den tracheobronchialen Lymhpknoten schwer erkennbar, daher über seine Verteilung nichts Näheres zu sagen. Einzelne miliare Tuberkel der Nieren.	+ +
79	23.11.25—13.1.26 39 mal.	wie Nr. 81.	20. 1. 26 spontan.	Käsige Pneumonie beider Lungen mit ausgedehnter Verkäsung. Stellenweise tuberkulöses Granulationsgewebe. In der Rinde der bronchialen Lymphknoten einzelne verkäsende Tuberkel. Staub schlecht erkennbar. Miliare Tuberkel in Niere, Leber und Milz.	+ + + +
80	23.11.25—13.1.26 39 mal.	wie Nr. 81.	23. 1. 26 spontan.	Besonders zahlreiche miliare Tuberkel beider Nieren. Der sonstige Befund ist etwa der gleiche wie bei Nr. 79. Milz o. B.	+ + + +
				C. Kontrollen.	
255	—	wie Nr. 81.	14. 1. 26 spontan.	Lungenbefund wie bei Nr. 81. Die bronchialen Lymphknoten sind vergrößert und völlig von konfluierenden in großer Ausdehnung verkästen Tuberkeln durchsetzt. Zahlreiche miliare Tuberkel beider Nieren.	+ +
258	—	wie Nr. 81.	1. 2. 26 spontan.	Sehr ausgebreitete käsige Pneumonie mit starker Verkäsung. Eitrige Bronchitis. Die bronchialen Lymphknoten sind fast völlig verkäst. Miliare Tuberkel in beiden Nieren und der Leber.	+ + + +
257	—	wie Nr. 81.	3. 3. 26 spontan.	In beiden Lungen, besonders in den oberen Teilen der Oberlappen größere Herde von käsiger Pneumonie. Eine Anzahl, vorwiegend in der Umgebung von Bronchien und Gefäßen sowie unter der Pleura gelegener zentral verkäster Tuberkel. Die bronchialen Lymphknoten sind in großer Ausdehnung verkäst. Miliare Tuberkel in Nieren, Leber und ganz vereinzelt in der Milz.	+ + +

Tabelle 24. Versuch Nr. 18 (M). Vergleichender Versuch über Inhalation von Porzellanstaub I und II, Kohlenstaub, Ruß und Kalkstaub (mäßige Verstäubung) und Tröpfcheninfektion mit Tuberkelbazillen (typ. hum. Schr.-M., Konzentration der Aufschwemmung. 3,3 mg : 1 ccm).

Nr.	Staub-inhalation	Infektion	Röntgenbild	Exitus	Pathologisch-anatomischer Befund	Umfang der tuberkul. Veränderungen
			I. Inhalation von Porzellanstaub I.			
89	9. 12. 25 bis 1. 5. 26 118 mal.	19. 3. 26 Dauer der Inhalation 15 Min. Vernebelt 4 ccm.	20. 2. 26 Schwache kleinfleckige, netzförmige Verschattung in beiden Lungenfeldern. 17. 3. 26 Ähnliche, noch etwas deutlichere Zeichnung. 15. 4. 26 Deutliche kleinfleckige und strangförmige Verschattung in der Umgebung des Herzschattens beiderseits. (++). 29. 4. 26 Diffuse grobfleckige Verschattung beider Lungenfelder. (++++).	13.5.26 spontan.	Starke Abmagerung. Starke eitrige Konjunktivitis rechts. Die Lungen sind wenig kollabiert. Die Ober- und Schnittfläche beider Lungen zeigt sehr zahlreiche, flächenhaft konfluierende gelbe Herde. Histologisch sehr ausgedehnte käsige Pneumonie mit beträchtlicher Verkäsung; an einzelnen Stellen tuberkulöses Granulationsgewebe; stellenweise Ödem; Staubkörnchen schwierig aufzufinden, finden sich u. a. im Exsudat innerhalb von Histiozyten. Eitrige Bronchitis. Tracheobronchiale Lymphknoten stark vergrößert; histologisch starke Erweiterung der Sinus, die teils mit Blut, teils mit eiweißreichem, zellarmem Exsudat erfüllt sind. Ein einzelner verkäster Tuberkel am Rande. In der Submentalgegend einige stark vergrößerte Lymphknoten.	++++
205	29. 1. 25 bis 1. 5. 26 74 mal.	wie Nr. 89.	29. 4. 26 Zahlreiche große Fleckschatten in beiden Lungenfeldern. (+++).	17.5.26 spontan.	Die Lungen zeigen ähnliche, jedoch nicht ganz so ausgedehnte Veränderungen wie bei Nr. 89. In der Randpartie eines bronchialen Lymphknotens ein kleinerer Tuberkel mit beginnender Verkäsung; das übrige Gewebe zeigt unspezifische entzündliche Veränderungen. Submentale Lymphknoten geschwollen.	+++

Nr.	Staub-inhalation	Infektion	Röntgenbild	Exitus	Pathologisch-anatomischer Befund	Umfang der tuberkul.Veränderungen
270	26. 1. 25 bis 1. 5. 26 77 mal.	17	29. 4. 26 Ähnliches Bild wie bei Nr. 89. (++++).	21.5.26 spontan.	Der Befund entspricht dem bei Nr. 89.	++++
281	26. 1. 26 bis 1. 5. 26 77 mal.	19. 3. 26 Dauer der Inhalation 15 Min. Vernebelt 4 ccm.	29. 4. 26 Große und kleine Fleckschatten in beiden Lungenfeldern. (++).	7. 6. 26 spontan.	Beide Lungen durchsetzt von sehr zahlreichen bis nußkerngroßen gelblichen Herden. Histologisch vorwiegend käsig-pneumonische Prozesse in der gewöhnlichen Lokalisation. Die bronchialen Lymphknoten sind mäßig vergrößert; mikroskopisch Lymphadenitis; keine tuberkulösen Veränderungen.	+++

II. Inhalation von Porzellanstaub II.

Nr.	Staub-inhalation	Infektion	Röntgenbild	Exitus	Pathologisch-anatomischer Befund	Umfang der tuberkul.Veränderungen
261	12. 1. 26 bis 1. 5. 26 89 mal.	wie Nr. 281.	17. 3. 26 o. B. 15. 4. 26 o. B. 29. 4. 26 Diffuse fleckige Verschattung beiderseits. (+++).	28.5.26 spontan.	Befund entspricht im ganzen den bei Nr. 281. Tracheobronchiale Lymphknoten vergrößert, starke Erweiterung der Sinus, die mit eiweißreichem Exsudat gefüllt sind, darin große mononukleäre Zellen. Nahe der Oberfläche einzelne kleine verkäsende Tuberkel. Starke Kokzidiose.	+++
273	26. 1. 26 bis 1. 5. 26 77 mal.	wie Nr. 281.	29. 4. 24 Mäßige fleckige Verschattung beiderseits. (++).	30.6.26 spontan.	Beide Lungen durchsetzt von zahlreichen, nußkerngroßen, gelblichen Herden, die sich unter dem Mikroskop hauptsächlich als käsige Pneumonien erweisen. Mäßig ausgebreitete Tuberkulose der bronchialen Lymphknoten. Beide Nieren zeigen sehr zahlreiche weißgelbe Knötchen in der Rinde.	+++
274	26. 1. 26 bis 1. 5. 26 77 mal.	wie Nr. 281.	29. 4. 26 Schwache fleckige Verschattung beider Lungenfelder. (++).	7. 7. 26 getötet.	Beide Lungen mäßig kollabiert und von zahlreichen, dicht stehenden, vielfach konfluierenden gelben Herden, besonders an der Oberfläche durchsetzt. Der sonstige Befund entspricht dem bei Nr. 273.	+++

Tabelle 24. (Fortsetzung.)

Nr.	Staub-inhalation	Infektion	Röntgenbild	Exitus	Pathologisch-anatomischer Befund	Umfang der tuberkul.Ver-änderungen
				III. Inhalation von Kohlenstaub.		
84	23. 11. 25 bis 1. 5. 26 131 mal.	19. 3. 26 Dauer der Inhalation 15 Min. Vernebelt 4 ccm.	15. 4. 26 Beide Lungenfelder un-gleichmäßig verschlei-ert. (±). 29. 4. 26 Schwache kleine Fleck-schatten beiderseits. (+).	7. 7. 26 getötet.	Beide Lungen sind ziemlich vollständig kollabiert und zeigen, besonders in den oberen Teilen und unter der Pleura, ziemlich zahlreiche bis erbsengroße Knöt-chen, von denen die kleineren schwärzliche, die größeren schwarzgraue bis gelbliche Färbung zeigen. Daneben finden sich nichtprominente stecknadel-kopfgroße schwarze Herde, besonders längs der vorde-ren und unteren Ränder der Lunge. Histologisch finden sich ziemlich zahlreiche, vorwiegend subpleural und peribronchial gelegene, zentral ver-käsende Tuberkel, die meist reichlich Kohlenstaub enthalten. Letzterer ist oft in den Randpartien der Tuberkel in zirkulärer Anordnung abgelagert, oft aber auch unregelmäßig über den ganzen Bereich derselben verstreut. In der Umgebung der Tuberkel hepatisierte Alveolen. In dem übrigen Gewebe finden sich fleckförmige Staubablagerungen an den gewöhn-lichen Prädilektionsstellen, während große Bezirke fast staubfrei sind. Die bronchialen Lymphknoten sind etwas vergrößert und zeigen histologisch zahlreiche Staubzellenherde und Sinuskatarrh, dagegen keinerlei tuberkulöse Ver-änderungen. In der rechten Niere einzelne subkapsuläre weißgelbe Knötchen.	+ +

Nr.	Staub-inhalation	Infektion	Röntgenbild	Exitus	Pathologisch-anatomischer Befund	Umfang der tuberkul. Ver-änderungen
264	12. 1. 26 bis 1. 5. 26 89 mal.	19. 3. 26 Dauer der Inhalation 15 Min. Vernebelt 4 ccm.	29. 4. 26 Zahlreiche große Fleck-schatten beiderseits. (+ + +).	5. 7. 26 spontan.	Die linke Lunge mäßig, die rechte wenig kollabiert. Beide Lungen, besonders die rechte, durchsetzt von zahlreichen bis nußgroßen, teilweise zentral erweichenden Herden, die vorwiegend subpleural gelegen sind und teils schwarze, teils schwarzgraue bis gelbliche Färbung zeigen. Die kleineren, bis senfkorngroßen oberflächlichen Knötchen zeigen meist ein schwärzliches Zentrum mit gelbem Randsaum, während die kleinsten Körnchen völlig schwarz sind. Stellenweise starkes Emphysem. Histologisch finden sich mäßig ausgebreitete, käsige Pneumonien sowie die gleichen Veränderungen wie bei Nr. 84. Die bronchialen Lymphknoten zeigen mäßig ausgedehnte verkäsende Tuberkulose und zahlreiche Staubherde. In beiden Nieren, besonders in der Rinde, zahlreiche bis erbsengroße weißgelbe Knötchen.	+ + +
279	26. 1. 26 bis 1. 5. 26 77 mal.	wie Nr. 264.	29. 1. 26 Mäßige groß- und klein-fleckige Verschattung. (+ +).	6. 7. 26 getötet.	Die Lungen zeigen ähnliche, jedoch nicht ganz so schwere Veränderungen wie bei Nr. 264. Stellenweise bullöses Emphysem. Bronchiale Lymphknoten wie bei Nr. 264.	+ + +

Tabelle 24. (Fortsetzung.)

Nr.	Staub-inhalation	Infektion	Röntgenbild	Exitus	Pathologisch-anatomischer Befund	Umfang der tuberkul. Ver-änderungen
				IV. Inhalation von Ruß.		
285	11. 1. 26 bis 1. 5. 26 90 mal.	19. 3. 26 Dauer der Inhalation 15 Min. Vernebelt 4 ccm.	29. 1. 26 Einzelne flache Fleck-schatten in beiden Lungenfeldern. (+).	7. 7. 26 getötet.	Beide Lungen, die rechte mehr als die linke, besonders an der Oberfläche durchsetzt von mäßig zahlreichen bis bohnengroßen, gelblichen Herden, die eine schwarzgraue fleckige Verfärbung, stellenweise einen schwarzgrauen Randsaum zeigen. In dem übrigen Lungengewebe geringe fleckige schwärzliche Verfärbung, sowie stecknadelkopfgroße, tiefschwarze Herde. Histologisch ähnlicher Befund wie bei Nr. 84. Die bronchialen Lymphknoten sind wenig vergrößert, schwärzlich verfärbt und zeigen neben reichlicher Staubeinlagerung einzelne Tuberkel mit geringer Verkäsung. Submentale Lymphknoten vergrößert. Einzelne miliare, weißgelbe Knötchen beider Nieren. Rechts und links je ein abgeheilter Aderhautherd an der Papille.	+ +
286	11. 1. 26 bis 1. 5. 26 90 mal.	wie Nr. 285.	29. 1. 26 Gleiches Bild wie bei Nr. 285. (+).	7. 7. 26 getötet.	In beiden Lungen gleich starke Veränderungen, die im ganzen etwas ausgedehnter sind als bei Nr. 285. Sonst in allen Stücken gleicher Befund.	+ +
288	11. 1. 26 bis 1. 5. 26 90 mal.	wie Nr. 285.	29. 1. 26 Etwas stärkereVerschattung als bei Nr. 285 und 286. (+ +).	7. 7. 26 getötet.	Der Befund entspricht vollkommen dem von Nr. 286.	+ +

Nr.	Staub-inhalation	Infektion	Röntgenbild	Exitus	Pathologisch-anatomischer Befund	Umfang der tuberkul. Veränderungen
					V. Inhalation von Kalkstaub.	
306	18. 2. 26 bis 1. 5. 26 60 mal.	19. 3. 26 Dauer der Inhalation 15 Min. Vernebelt 4 ccm.	29. 4. 26 o. B. (—).	7. 7. 26 getötet.	Beide Lungen sind vollständig kollabiert und zeigen vereinzelte oberfläche- bis erbsengroße flache weißliche Herde. Histologisch vereinzelte, subpleurale und peribronchiale zentral verkäste Tuberkel, die mehr oder weniger ausgedehnte Verkalkung zeigen. Bronchiale Lymphknoten etwas hyperplastisch, sonst o. B. Submentale Lymphknoten vergrößert. Guter Ernährungszustand.	+
293	18. 2. 26 bis 1. 5. 26 60 mal.	wie Nr. 306.	29. 4. 26 o. B. (—).	7. 7. 26 getötet.	Ähnlicher Befund wie bei Nr. 306, im ganzen noch etwas geringer.	+
					VI. Staubfreie Tiere (Kontrollen).	
310	—	wie Nr. 306.	29. 4. 26 Schwache fleckige Verschleierung. (±).	6. 7. 26 getötet.	Guter Ernährungszustand. Lungen kollabiert. An der Oberfläche, weniger zahlreich auf der Schnittfläche, in beiden Lungen einzelne bis pfefferkorngroße weißgelbliche Herde. Histologisch finden sich verkäsende Tuberkel mit großzelliger Hepatisation der angrenzenden Alveolen; sie sind vorwiegend subpleural und an größeren Bronchien gelegen; ferner finden sich käsig pneumonische Herde mit erhaltenem elastischen Netz und Granulationssaum. Die bronchialen Lymphknoten sind wenig vergrößert und zeigen einzelne kleine Epitheloidzellentuberkel.	+

Tabelle 24. (Fortsetzung.)

Nr.	Staub-inhalation	Infektion	Röntgenbild	Exitus	Pathologisch-anatomischer Befund	Umfang der tuberkul. Ver-änderungen
312	—	19. 3. 26 Dauer der Inhalation 15 Min. Vernebelt 4 ccm.	29. 4. 26 Schwache Fleckschatten in der Umgebung des Hilus. (+).	7. 7. 26 getötet.	Ähnlicher Befund wie bei Nr. 310.	+
313	—	wie Nr. 312.	wie bei Nr. 312.	6. 7. 26 getötet.	Ähnlicher Befund wie bei Nr. 310.	+
314	—	wie Nr. 312.	wie bei Nr. 312.	6. 7. 26 getötet.	Ähnlicher Befund wie bei Nr. 310.	+
311	—	wie Nr. 312.	29. 4. 26 Geringe fleckige Ver-schattung. (+).	7. 7. 26 getötet.	Zahlreichere und stellenweise größere tuberkulöse Herde als bei Nr. 310.	++
309	—	wie Nr. 312.	29. 4. 26 In beiden Lungenfeldern einzelne große und kleine schwache Schat-ten. (++).	7. 7. 26 getötet.	Noch schwerere Lungenveränderungen als bei Nr. 311, die im übrigen denselben Charakter zeigen wie bei Nr. 310. Iritis tuberculosa beiderseits.	+++

Tabelle 25. Versuch Nr. 19 (M). Vergleichender Versuch über Inhalation von Porzellanstaub I und II, Kohlenstaub, Ruß und Kalkstaub und hämatogene Infektion mit Tuberkelbazillen ($1/_{12}$ mg typ. human. Stamm Schr.-M.).

Nr.	Staub-inhalation	Infektion	Röntgenbild	Exitus	Pathologisch-anatomische Untersuchung	Grad der tuberkulösen Veränderung
				I. Inhalation von Porzellanstaub I.		
265	13. 1. 26 bis 1. 5. 26 88 mal.	20. 3. 26	29. 4. 26 Diffuse fleckige Verschattung beider Lungenfelder. (+++).	19. 5. 26 spontan.	Beide Lungen durchsetzt von zahlreichen bis bohnengroßen tuberkulösen Herden. Histologisch hauptsächlich käsige Pneumonien mit geringer Verkäsung. Stellenweise gering entwickeltes tuberkulöses Granulationsgewebe. Bronchiale Lymphknoten mäßig vergrößert, zeigen histologisch Sinuskatarrh mit Erweiterung der Sinus; keine spezifisch tuberkulösen Veränderungen. Staub ist schwer zu erkennen. An der Oberfläche beider Nieren einige miliare weißliche Knötchen. In der Dünn- und Dickdarmwand an vereinzelten Stellen nußgroße, gelbe, auf dem Schnitt breiige Knoten. Mesenterialdrüsen etwas vergrößert.	++++
268	26. 1. 26 bis 1. 5. 26 77 mal.	20. 3. 26	29. 4. 26 Befund wie bei Nr. 265. (+++).	11. 6. 26 spontan.	Beide Lungen durchsetzt von zahlreichen bis bohnengroßen, gelben Herden. Im rechten Unterlappen unter der Oberfläche eine glattwandige mit käsigem Brei erfüllte etwa nußgroße Kaverne. Histologisch käsige Pneumonien und stellenweise Granulationsgewebe. Bronchiale Lymphknoten etwas vergrößert, zeigen Sinuskatarrh, stellenweise in den Sinus reichlich rote Blutkörperchen. Wenig Staub erkennbar. In beiden Nieren an der Oberfläche einige miliare und submiliare weißliche Knötchen.	+++

13*

Tabelle 25. (Fortsetzung.)

Nr.	Staub-inhalation	Infektion	Röntgenbild	Exitus	Pathologisch-anatomische Untersuchung	Grad der tuberkulösen Veränderung
269	26. 1. 26 bis 1. 5. 26 77 mal.	20. 3. 26	29. 4. 26 Befund wie bei Nr. 265. (+++).	15. 6. 26 spontan.	Beide Lungen durchsetzt von sehr zahlreichen, ziemlich dicht stehenden, senf- bis pfefferkorngroßen gelblichen Herden. Histologisch hauptsächlich käsig pneumonische Prozesse. Stellenweise Emphysem. In den tracheobronchialen Lymphknoten einzelne verkäsende Tuberkel. Zahlreiche miliare Tuberkel beider Nieren. Milz stark geschwollen, zeigt histologisch einzelne miliare Tuberkel. Schwere doppelseitige tuberkulöse Iritis.	+++
272	26. 1. 26 bis 1. 5. 26 77 mal.	20. 3. 26	29. 4. 26 Schwache fleck- und strangförmige Verschatttung beiderseits. (++).	28. 6. 26 spontan.	Beide Lungen völlig durchsetzt von sehr zahlreichen, vielfach konfluierenden gelben Herden. Histologisch azinöse und sublobuläre käsige Pneumonien. Stellenweise geringe proliferative Veränderungen. Bronchiale Lymphknoten etwas vergrößert; histologisch Lymphadenitis acuta. In beiden Nieren vereinzelte miliare weißliche Knötchen. Milz etwas geschwollen.	++++

II. Inhalation von Porzellanstaub II.

Nr.	Staub-inhalation	Infektion	Röntgenbild	Exitus	Pathologisch-anatomische Untersuchung	Grad der tuberkulösen Veränderung
275	26. 1. 26 bis 1. 5. 26 77 mal.	20. 3. 26	29. 4. 26 Schwache fleck- und strangförmige Verschattung beider Lungenfelder. (++).	25. 6. 26 spontan.	Lungenbefund wie bei Nr. 272. Die bronchialen Lymphknoten sind mäßig vergrößert und zeigen stellenweise großzellige Hyperplasie. Beide Nieren enthalten eine Anzahl miliarer weißlicher Knötchen, besonders in der Rinde.	++++

Nr.	Staub-inhalation	Infektion	Röntgenbild	Exitus	Pathologisch-anatomische Untersuchung	Grad der tuberkulösen Veränderung
276	26. 1. 26 bis 1. 5. 26 77 mal.	20. 3. 26	29. 4. 26 Ähnliches Bild wie bei Nr. 275. (++).	5. 7. 26 spontan.	Lungenveränderungen nicht so ausgebreitet wie bei Nr. 275; sie bestehen zum Teil in tuberkulösem Granulationsgewebe, zum Teil in pneumonischer Infiltration. Emphysematöse Partien. Iristuberkel beiderseits. Sonstiger Befund wie bei Nr. 275.	+++
262	12. 1. 26 bis 1. 5. 26 89 mal.	20. 3. 26	29. 4. 26 Einzelne schwache Fleckschatten in den medialen Partien. (+).	6. 7. 26 spontan.	Beide Lungen, besonders die rechte, durchsetzt von zahlreichen bis bohnengroßen, gelben Herden. Histologisch lobuläre und sublobuläre käsige Pneumonien, mit mäßiger Verkäsung. Stellenweise granulierende Prozesse. Bronchiale Lymphknoten vergrößert und teilweise verkäst. Submentale Lymphknoten geschwollen.	+++

III. Inhalation von Kohlenstaub.

Nr.	Staub-inhalation	Infektion	Röntgenbild	Exitus	Pathologisch-anatomische Untersuchung	Grad der tuberkulösen Veränderung
280	26. 1. 26 bis 26. 4. 26 72 mal.	20. 3. 26	—	26. 4. 26 spontan.	Beide Lungen wenig kollabiert, wenig lufthaltig. Auf dem Schnitte ausgebreitete konfluierende gelbliche Herde. Ober- und Schnittfläche zeigen sehr zahlreiche, ziemlich dichtstehende etwa stecknadelkopfgroße schwarze Herde. Histologisch konfluierende eitrige Bronchopneumonie und eitrige Bronchitis. Im Exsudat zahlreiche Staubzellenansammlungen. Vereinzelte miliare Tuberkel, die Staub enthalten. Die tracheobronchialen Lymphknoten sind vergrößert, zeigen Lymphadenitis acuta und mäßigen Staubgehalt. Milz vergrößert.	+

Tabelle 25. (Fortsetzung.)

Nr.	Staub-inhalation	Infektion	Röntgenbild	Exitus	Pathologisch-anatomische Untersuchung	Grad der tuberkulösen Veränderung
278	26. 1. 26 bis 1. 5. 26 77 mal.	20. 3. 26	29. 4. 26 Mäßige fleck- u. strang-förmige Verschattung beider Lungenfelder. (++).	18. 6. 26 getötet wegen Läh-mung der un-teren Extre-mitäten.	Beide Lungen durchsetzt von mäßig zahlreichen teils konfluierenden vorwiegend subpleural gelege-nen gelben Herden mit schwarzen Einlagerungen. Außerdem subpleurale und peribronchiale schwarze Herde. Histologisch finden sich Staubablagerungen an den gewöhnlichen Prädilektionsstellen sowie mehr oder weniger Staub enthaltende miliare und größere Tu-berkel in ähnlicher Lokalisation. Knotige, wenig verkäste Herde tuberkulöser Pneumonie, die mit sehr zahlreichen Staubkörnchen durchsetzt sind. Stellen-weise Emphysem. Miliare Tuberkel und reichlicher Staubgehalt der tracheobronchialen Lymphknoten. In beiden Nieren oberflächlich gelegene miliare Knôt-chen. Starke Kokzidiose.	++
277	26. 1. 26 bis 1. 5. 26 77 mal.	20. 3. 26	29. 4. 26 Vereinzelte Fleckschat-ten beiderseits. (+).	6. 7. 26 getötet.	In beiden Lungen sehr zahlreiche, häufig kon-fluierende bis bohnengroße käsige Knoten, mit schwarzen Einlagerungen. Die kleineren tuberkulösen Herde, besonders die subpleuralen sind meist völlig schwarz. In den lufthaltigen Teilen wenig oder kein Staub. Stellenweise Emphysem. Lymphadenitis und Tuberkulose der bronchialen Kno-ten, die mäßig viel Staub enthalten. Beide Nieren stark von miliaren und größeren weiß-gelben Knoten besonders in der Rinde durchsetzt. Milz, Leber zeigen vereinzelte miliare Knötchen.	+++

Nr.	Staub-inhalation	Infektion	Röntgenbild	Exitus	Pathologisch-anatomische Untersuchung	Grad der tuberkulösen Veränderung
				IV. Inhalation von Ruß.		
283	11. 2. 26 bis 1. 5. 26 90 mal.	20. 3. 26	29. 4. 26 Ziemlich starke fleckige Verschattung beiderseits. (+++).	29. 6. 26 spontan.	Beide Lungen wenig kollabiert und durchsetzt von ausgebreiteten konfluierenden käsigen Herden, die an vielen Stellen, besonders an der Lungenoberfläche schwärzliche Einlagerungen zeigen. Nur wenig lufthaltiges Parenchym. Histologisch konfluierende käsige Pneumonie mit beträchtlicher Verkäsung neben miliaren Tuberkeln, die Ruß enthalten. Im Exsudat zahlreiche Staubzellen. Tracheobronchiale Lymphknoten vergrößert, zum Teil verkäst, staubhaltig. Beide Nieren zeigen in der Rinde eine Anzahl miliarer Knötchen.	++++
289	11. 2. 26 bis 1. 5. 26 90 mal.	20. 3. 26	29. 4. 26 Einzelne schwache Schatten in beiden Lungenfeldern. (+).	18. 6. 26 spontan.	Lungenbefund ähnlich wie bei Nr. 278, jedoch nicht so viel Staub. Die Tuberkel sind stellenweise schwarz umsäumt. Durch die Schleimhaut der großen Bronchien schimmern schwarze Herde durch. Lymphknoten wie bei Nr. 278. Starke miliare Tuberkulose der rechten Niere. Einzelne miliare Tuberkel der linken Niere. In der Leber einzelne miliare Knötchen.	++

Tabelle 25. (Fortsetzung.)

Nr.	Staub-inhalation	Infektion	Röntgenbild	Exitus	Pathologisch-anatomische Untersuchung	Grad der tuberkulösen Veränderung
290	11. 2. 26 bis 1. 5. 26 90 mal.	20. 3. 26.	29. 4. 26	7. 6. 26 getötet.	Beide Lungen zeigen an der Oberfläche und auf dem Schnitt eine Anzahl stecknadelkopfgroßer, gelblicher meist schwärzliche Einlagerungen enthaltender, teil- weise völlig schwarzer Herde. Histologisch miliare verkäsende Tuberkel, die vor- wiegend subpleural und peribronchial gelegen sind und wechselnde Mengen Staub enthalten. In einigen Alveolengruppen großzelliger Inhalt, darunter Staub- zellen. Zahlreiche Staubzellenherde an den gewöhn- lichen Ansammlungsstellen; große Bezirke des luft- haltigen Parenchyms ziemlich frei von Staub. Die bronchialen Lymphknoten sind wenig vergrößert, zeigen stellenweise kleine Herde epitheloider Zellen und enthalten eine Anzahl Staubzellenherde. Einzelne miliare Knötchen beider Nieren.	+

V. Inhalation von Kalkstaub.

Nr.	Staub-inhalation	Infektion	Röntgenbild	Exitus	Pathologisch-anatomische Untersuchung	Grad der tuberkulösen Veränderung
294	18. 2. 26 bis 1. 5. 26 60 mal.	20. 3. 26	20. 4. 26 o. B. (—).	6. 7. 26 getötet.	Beide Lungen sind völlig kollabiert und zeigen an der Oberfläche eine Anzahl ziemlich derber, prominenter weißgelblicher Herde. Histologisch kalkige Tuberkel, hauptsächlich unter der Pleura und an größeren Bron- chien und Gefäßen gelegen. Vereinzelt in den Alveo- len großzelliger Inhalt. Tracheobronchiale Lymph- knoten etwa linsengroß. Histologisch Sinuskatarrh.	+
295	18. 2. 26 bis 1. 5. 26 60 mal.	20. 3. 26	29. 4. 26 o. B. (—).	6. 7. 26 getötet.	Linke Lunge makroskopisch ohne pathologischen Be- fund, die rechte zeigt ähnliche, jedoch weniger ausge- breitete Veränderungen wie bei Nr. 294. Der mikro- skopische Lungenbefund entspricht dem von Nr. 294. Bronchiale Lymphknoten etwas hyperplastisch, frei von tuberkulösen Veränderungen. Einzelne miliare Tuberkel der Nierenrinde beiderseits.	+

Nr.	Staub-inhalation	Infektion	Röntgenbild	Exitus	Pathologisch-anatomische Untersuchung	Grad der tuberkulösen Veränderung
				VI. Staubfreie Tiere (Kontrollen).		
315	—	20. 3. 26	29. 4. 26 Diffus verteilte kleine Fleckschatten beiderseits. (++).	3. 6. 26 spontan.	Beide Lungen zeigen mäßig zahlreiche miliare Tuberkel und azinöse zum Teil käsige pneumonische Herde. In den fast bohnengroßen bronchialen Lymphknoten zentral verkäsende Konglomerattuberkel. Zahlreiche miliare Tuberkel der Nieren, vereinzelte der Leber. Tuberkel der linken Iris.	++
316	—	20. 3. 26	29. 4. 26 Schwache fleckige Verschleierung der medialen Partien beider Lungenfelder. (±).	6. 6. 26 spontan.	In beiden Lungen eine Anzahl vorwiegend subpleural und an großen Bronchien und Gefäßen gelegener miliarer Tuberkel, die teilweise zentrale Verkäsung zeigen. In einzelnen Alveolen großzelliger Inhalt. Stellenweise Verdickung der Septen. In den erbsengroßen tracheobronchialen Lymphknoten einzelne Epitheloidzellentuberkel, teilweise mit geringer zentraler Verkäsung. Milz etwas vergrößert. Kokzidiose.	+
317	—	20. 3. 26	29. 4. 26 Verwaschene schwache Fleckschatten in der Umgebung des Hilus. (+).	6. 7. 26 getötet.	An der Oberfläche, weniger zahlreich auf der Schnittfläche beider Lungen eine Anzahl bis senfkorngroßer grauer bis gelblicher Herde. Histologisch verkäste tuberkulöse Herde mit peripherem Granulationswall. Stellenweise zellige Infiltration der Septen. An einigen Teilungsstellen von Bronchien große Rundzellenherde. Lymphknoten wie bei Nr. 316. In der rechten Niere einzelne miliare Tuberkel.	+
318	—	20. 3. 26	29. 4. 26 Befund wie bei Nr. 316. (±).	6. 7. 26 getötet.	Miliare Tuberkel beider Nieren. Sonstiger Befund wie bei Nr. 317.	+

wies das der Staubeinwirkung am längsten ausgesetzte Tier die hoch-
gradigsten Veränderungen auf (s. Abb. 45—66). Die mit dem Porzellanstaub II behandelten Tiere ließen, im ganzen genommen, röntgenologisch
deutlich einen geringeren Grad von Lungenerkrankung erkennen. Von
den drei Kohletieren verhielten sich zwei wie die vorigen, das dritte aber,
und zwar bemerkenswerterweise dasjenige, welches bei weitem am längsten
Staub inhaliert hatte, hatte einen viel geringeren Röntgenbefund. Die Rußtiere hatten, nach den Röntgenbildern zu urteilen, von den bisher aufgeführten Tieren die Infektion am besten überstanden, während endlich
die Röntgenbilder der beiden Kalktiere sich von denen normaler Tiere
nicht unterschieden. Der Gesamtröntgenbefund der Kontrollen hielt sich
graduell ganz unverkennbar unter dem der Staubtiere mit Ausnahme der
Kalktiere. Der weitere Ablauf der Erkrankung bei den genannten Tieren
steht in voller Übereinstimmung mit dem Ergebnis der Röntgenuntersuchung. Als erstes Tier ging das mit dem schwersten Röntgenbefund,
welches, wie bemerkt, dem Porzellanstaub I am längsten ausgesetzt
worden war, ein und zeigte bei der Sektion schwerste tuberkulöse Lungenveränderungen (s. Abb. 67—87). Weitere Tiere gingen ungefähr in der
Reihenfolge des Grades ihrer röntgenologischen Befunde ein und zeigten
bei der Sektion entsprechende Veränderungen. Die überlebenden Tiere
wurden getötet, als von den vier Tieren der Porzellanstaub I-Serie alle, von
den drei Porzellanstaub II-Tieren zwei, von den Kohletieren eins eingegangen waren. Der Sektionsbefund entsprach den auf die Röntgenuntersuchung gegründeten Erwartungen. Von den Kontrollen zeigten nur zwei
eine etwas schwerere Lungentuberkulose, die übrigen vier hatten nur wenig
zahlreiche, kleine Lungenherde. Die Infektion war somit an sich nur
eine mäßig schwere, die bei normalen Tieren wohl erst nach ziemlich
langer Zeit zum Tode geführt hätte. Die Inhalation der beiden Porzellanstaubarten und von Steinkohlenstaub hat wie schon in früheren Versuchen einen wesentlich schwereren Ablauf dieser Infektion bewirkt.
Aber auch der morphologisch anscheinend so harmlose Ruß hat einen
nachteiligen Einfluß auf die Tuberkulose geoffenbart. Das Verhalten
der beiden Kalktiere dagegen zeigt, daß, wie in früheren Versuchen,
zum mindesten die Empfänglichkeit für die Tuberkulose durch die
Kalkstaubinhalation nicht erhöht worden ist. Die Versuchsergebnisse
dürften dagegen eher für eine gewisse antituberkulöse Wirkung des
Kalks als für seine biologische Indifferenz sprechen, obwohl sie für sich
allein eine sichere derartige Folgerung nicht gestatten.

Die Ergebnisse der Versuchsreihen mit hämatogener Infektion stimmen mit den vorstehenden durchaus überein, obwohl die Miterkrankung
anderer Organe sich teilweise störend bemerkbar gemacht hat. So sind
beispielsweise bei den beiden spontan eingegangenen staubfreien Tieren
die Lungenveränderungen offenbar nicht als Haupttodesursache anzusprechen. Von den drei Kohlestaubtieren ist eins vorzeitig an Bronchopneumonie eingegangen, ein weiteres mußte wegen einer Paraplegie der
hinteren Extremitäten unklarer Entstehung früher als beabsichtigt getötet werden. Alle noch lebenden Tiere des Versuches wurden zum glei-

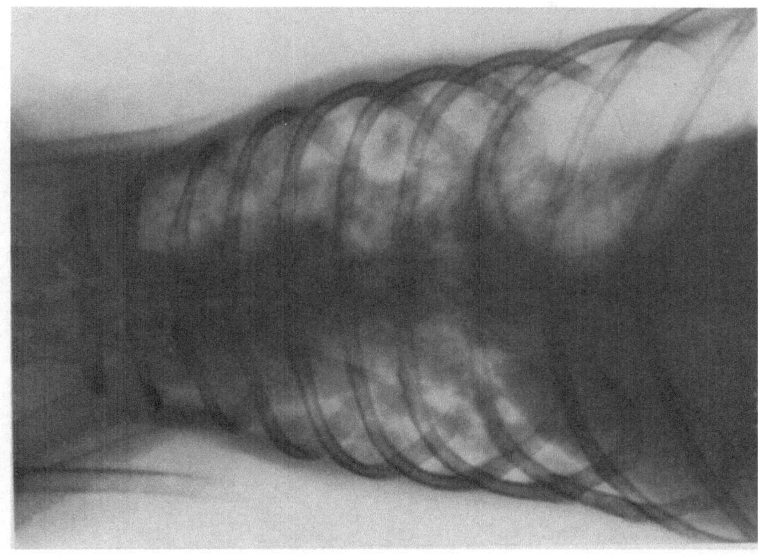

Abb. 46. Kaninchen Nr. 89 (Porz. I).

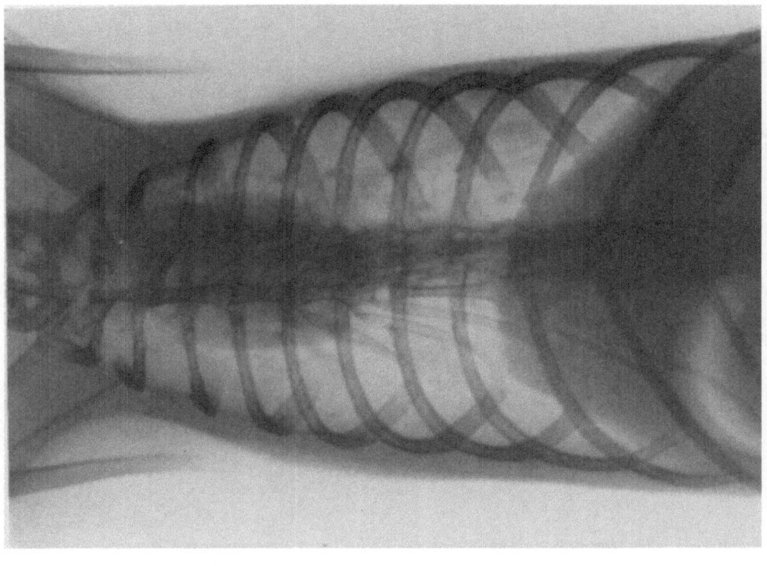

Abb. 45. Kaninchen Nr. 34. Normal.

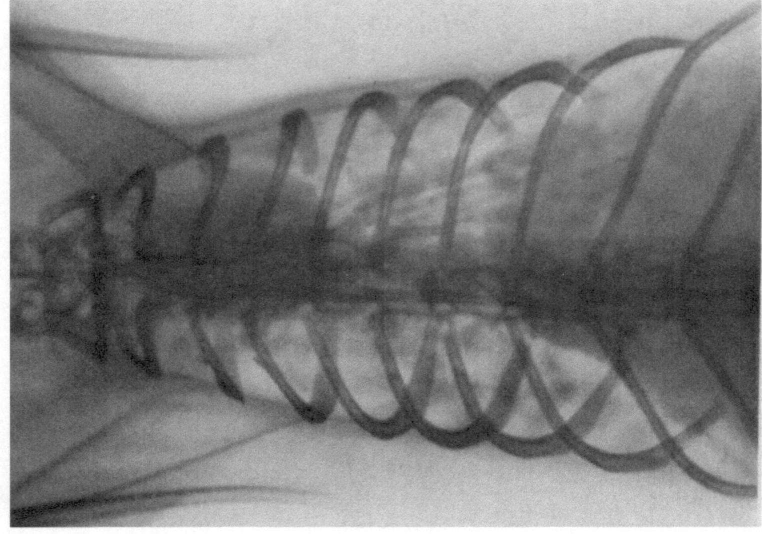

Abb. 48. Kaninchen Nr. 270 (Porz. I).

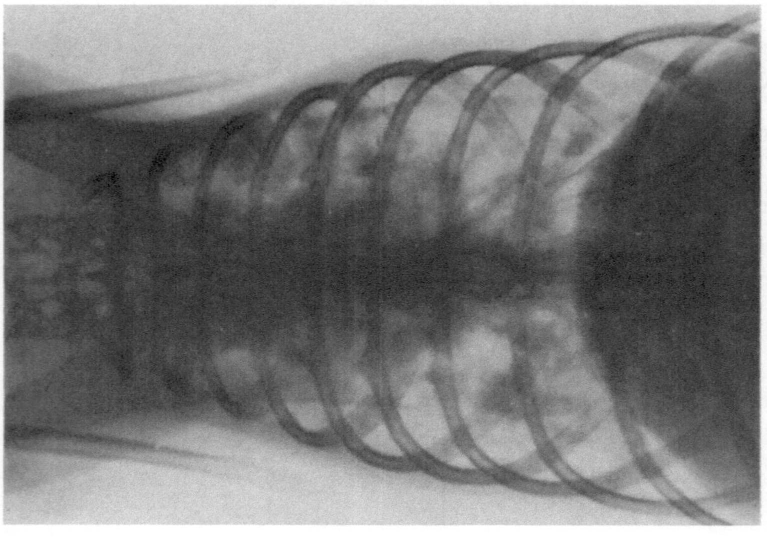

Abb. 47. Kaninchen Nr. 205 (Porz. I).

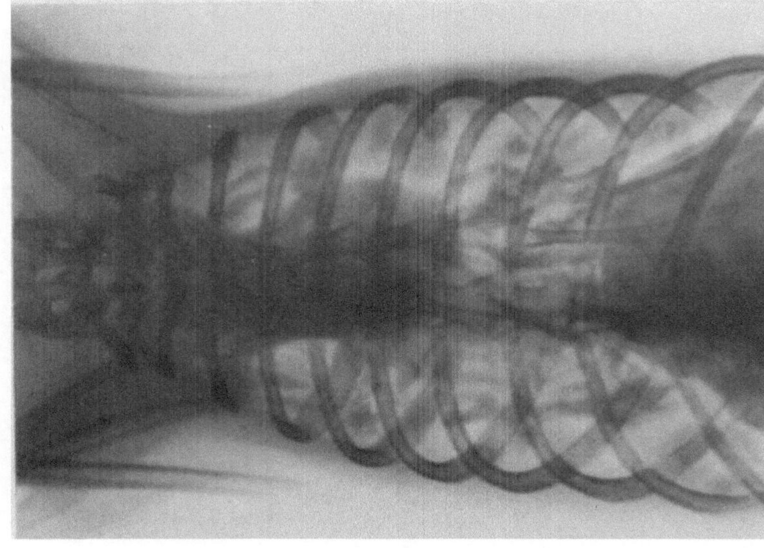

Abb. 50. Kaninchen Nr. 261 (Porz. II).

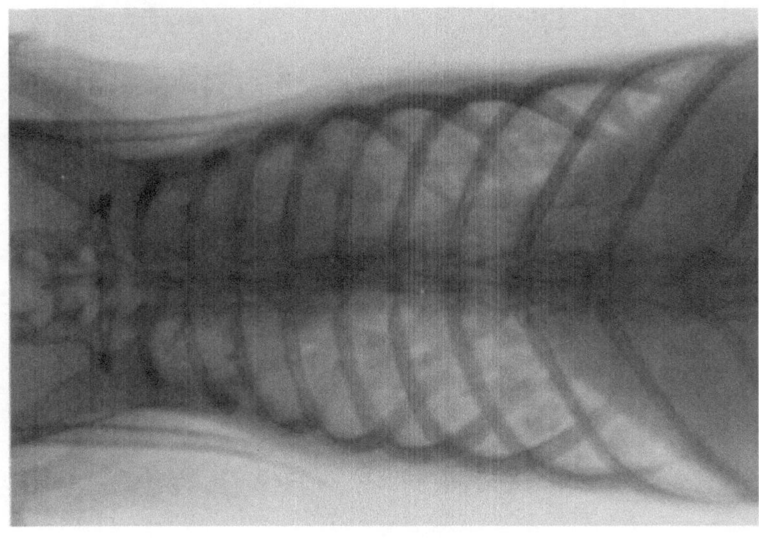

Abb. 49. Kaninchen Nr. 281 (Porz. I).

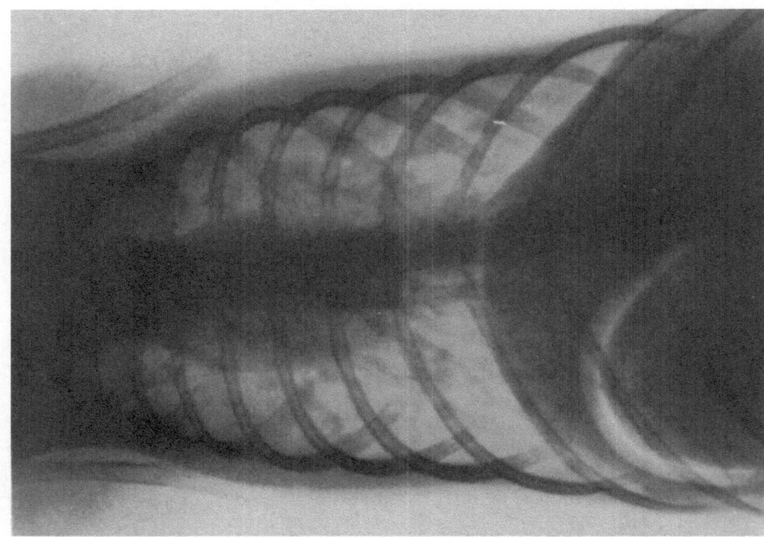

Abb. 52. Kaninchen Nr. 273 (Porz. II).

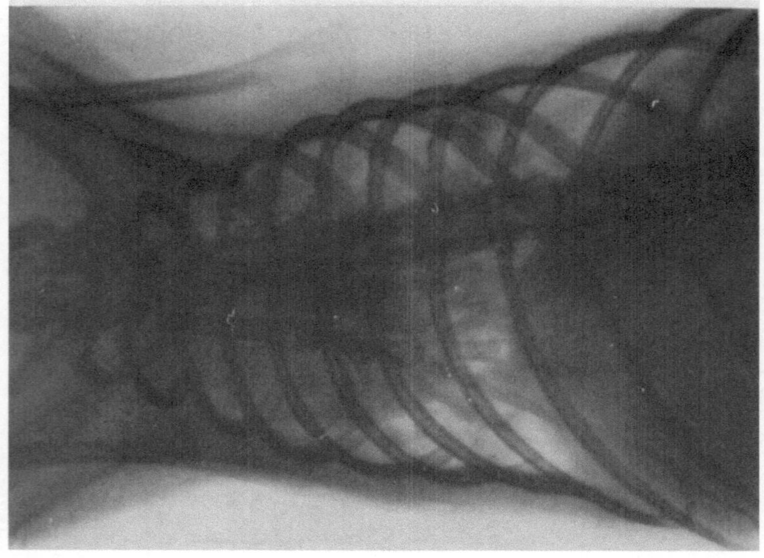

Abb. 51. Kaninchen Nr. 274 (Porz. II).

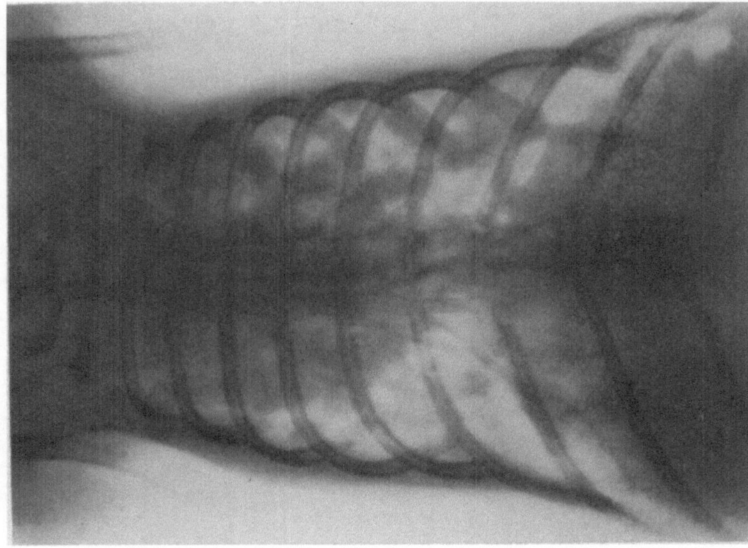

Abb. 54. Kaninchen Nr. 264 (Kohle).

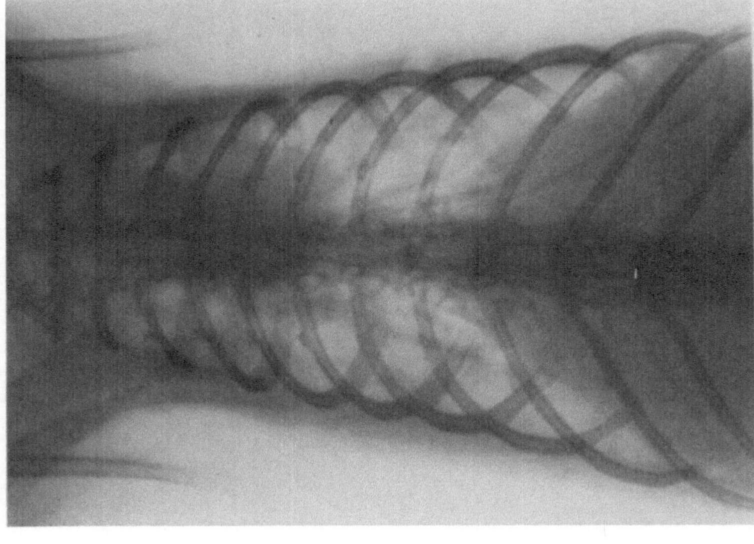

Abb. 53. Kaninchen Nr. 84 (Kohle).

Experimenteller Teil.

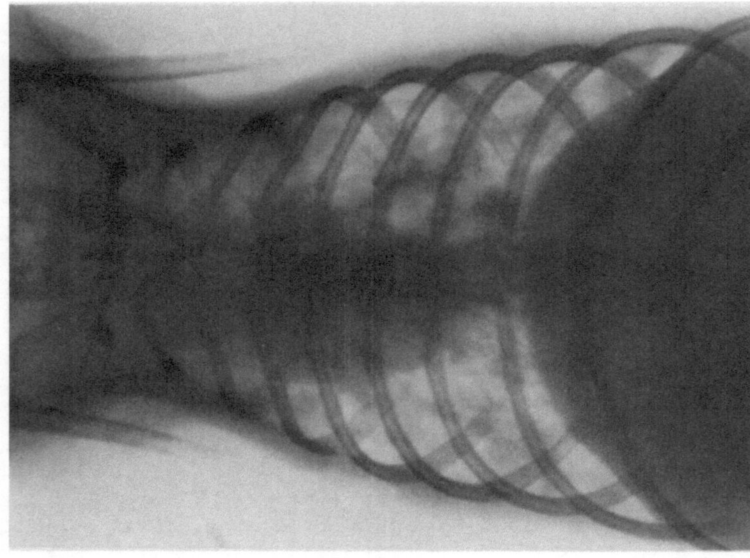

Abb. 56. Kaninchen Nr. 285 (Ruß).

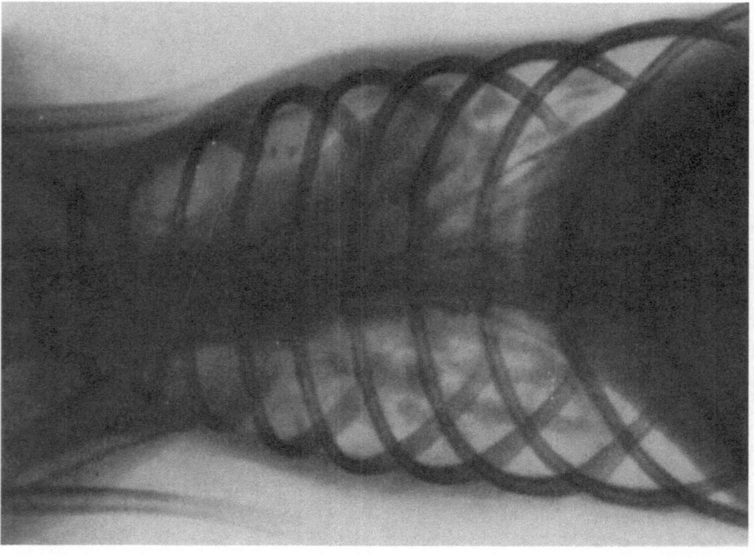

Abb. 55. Kaninchen Nr. 279 (Kohle).

Jötten-Arnoldi, Gewerbestaub.   14

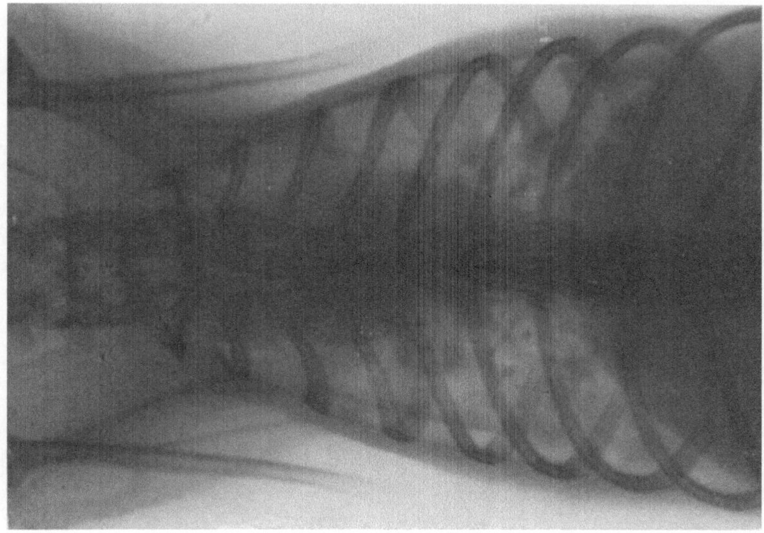

Abb. 58. Kaninchen Nr. 288 (Ruß).

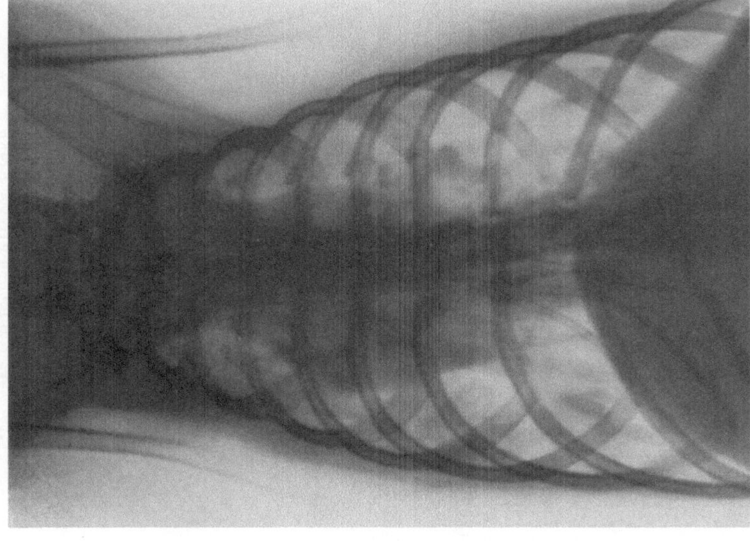

Abb. 57. Kaninchen Nr. 286 (Ruß).

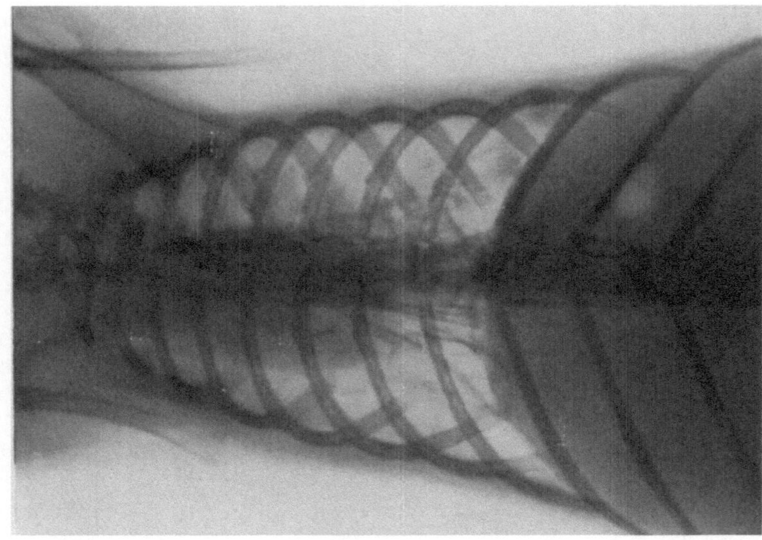

Abb. 60. Kaninchen Nr. 293 (Kalk).

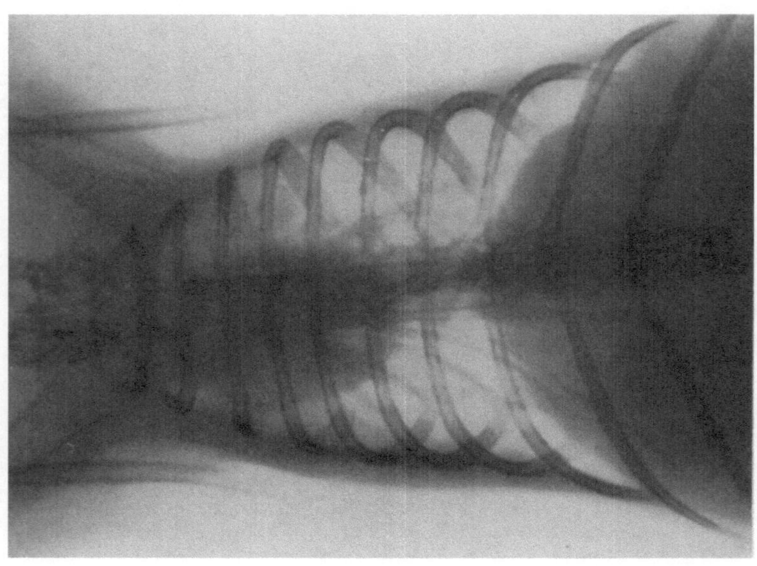

Abb. 59. Kaninchen Nr. 306 (Kalk).

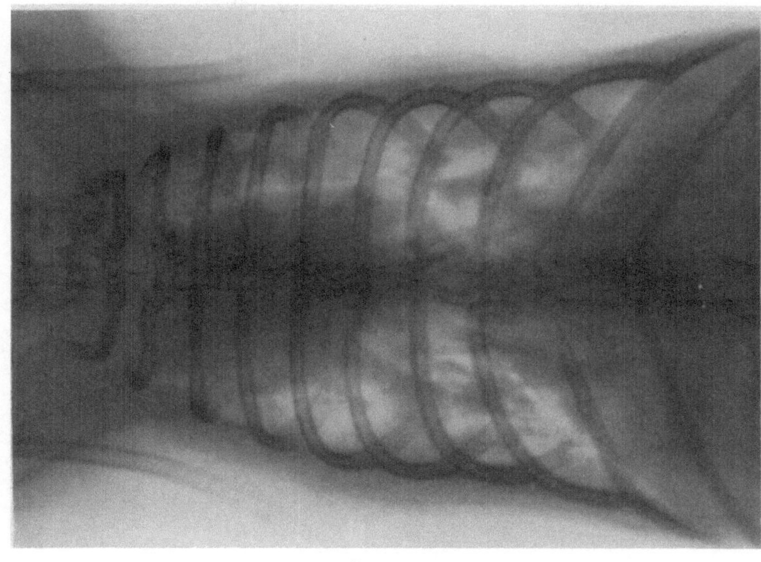

Abb. 62. Kaninchen Nr. 309 (Kontrolle).

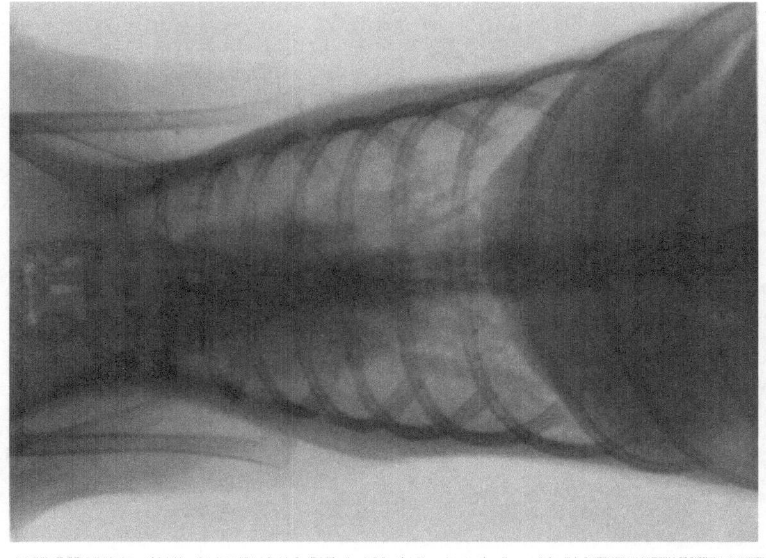

Abb. 61. Kaninchen Nr. 314 (Staubfreie Kontrolle).

14*

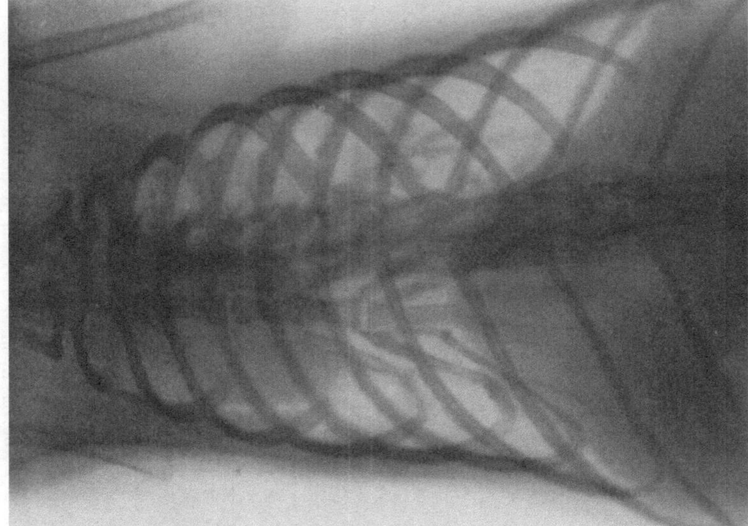

Abb. 64. Kaninchen Nr. 310 (Kontrolle).

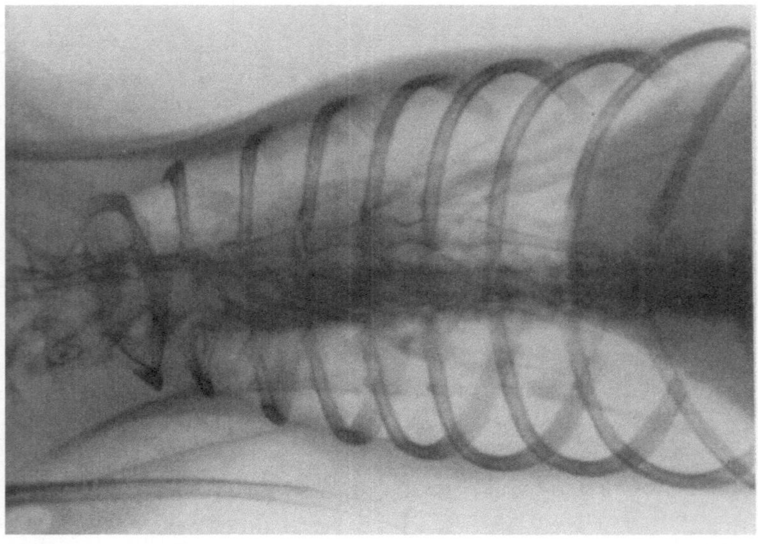

Abb. 63. Kaninchen Nr. 311 (Kontrolle).

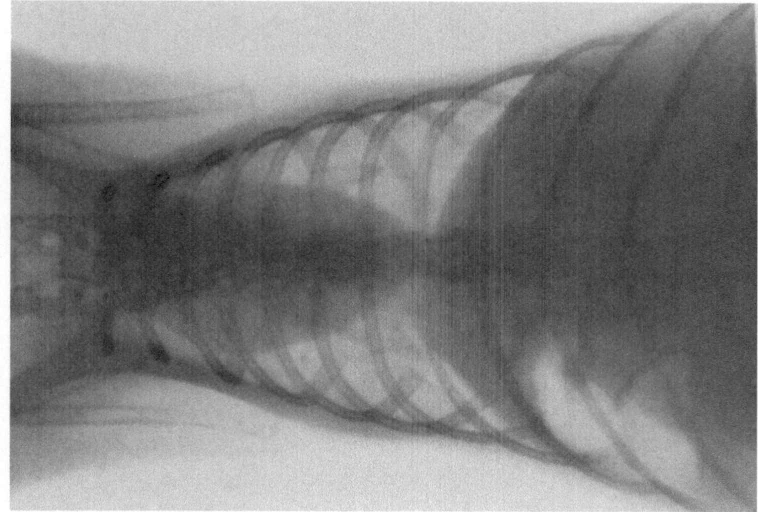

Abb. 66 Kaninchen Nr. 313 (Kontrolle).

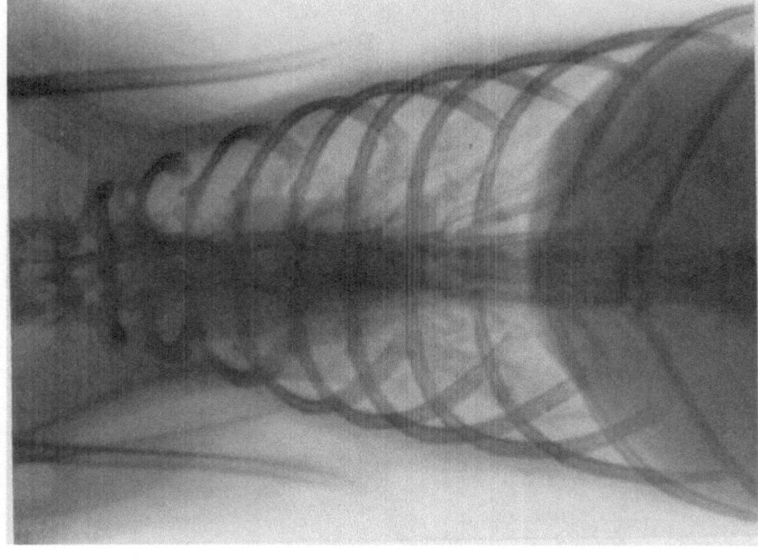

Abb. 65. Kaninchen Nr. 312 (Kontrolle).

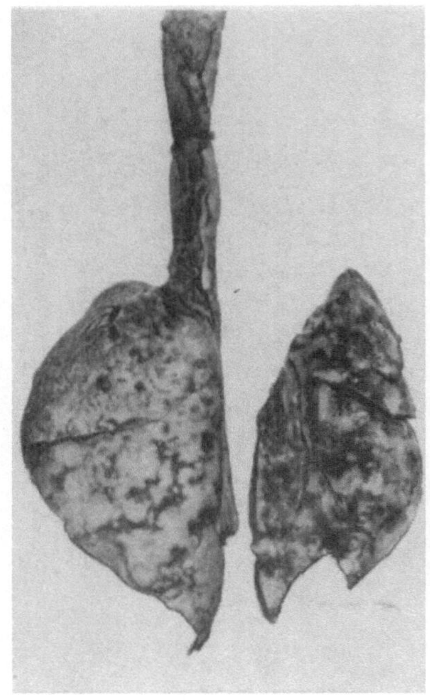

Abb. 67. Kaninchen Nr. 89 (Porz. I).

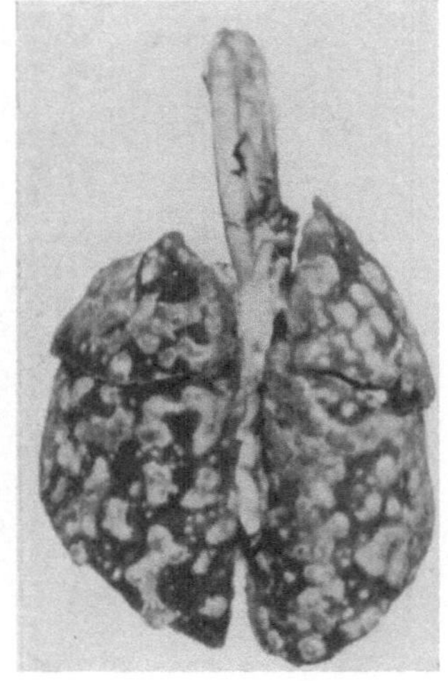

Abb. 68. Kaninchen Nr. 205 (Porz I).

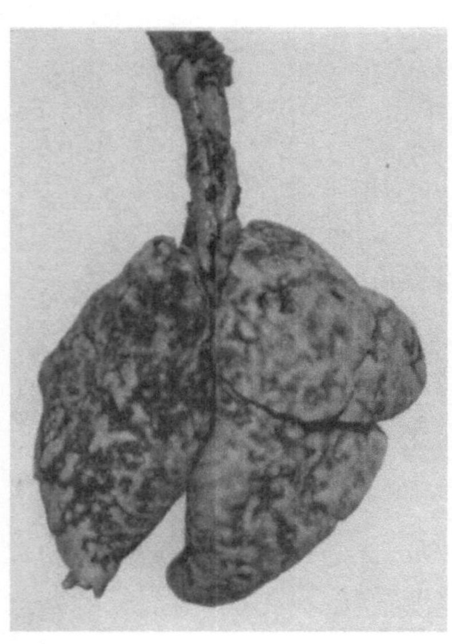

Abb. 69. Kaninchen Nr. 270 (Porz. I).

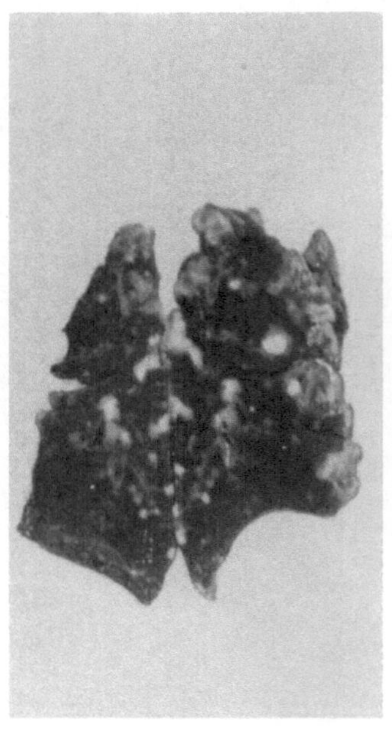

Abb. 70. Kaninchen Nr. 281 (Porz. I).

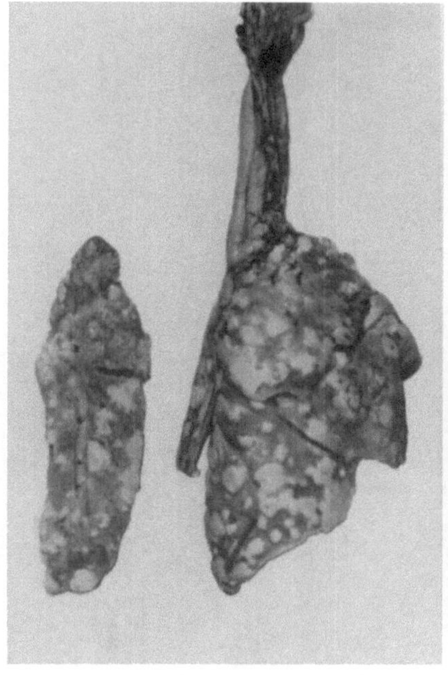

Abb. 71. Kaninchen Nr. 261 (Porz. II).

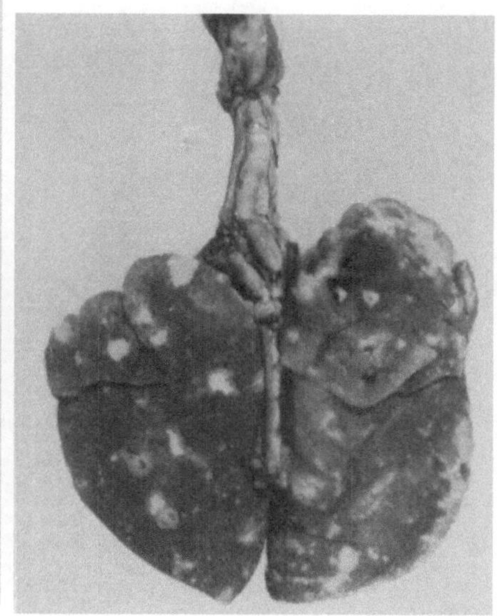

Abb. 72. Kaninchen Nr. 273 (Porz. II).

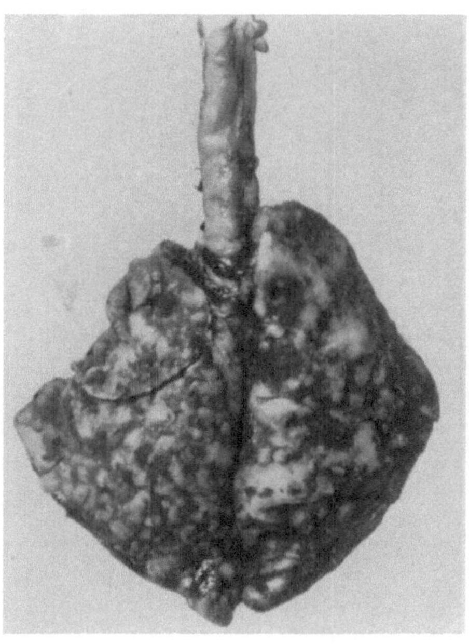

Abb. 73. Kaninchen Nr. 274 (Porz. II).

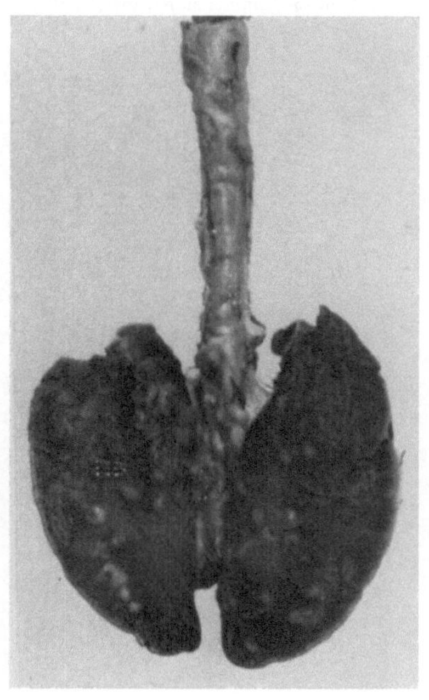

Abb. 74. Kaninchen Nr. 84 (Kohle).

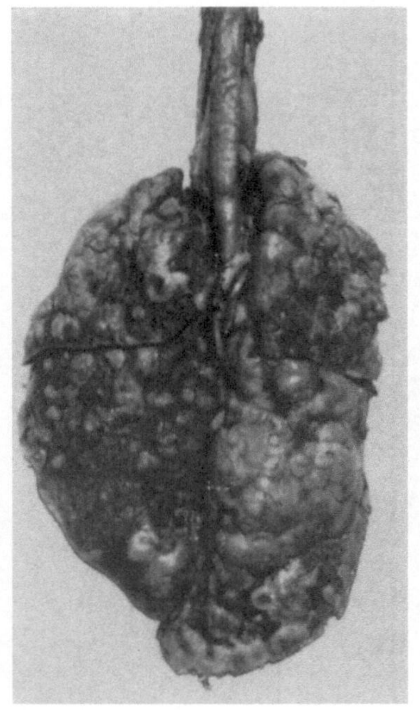

Abb. 75. Kaninchen Nr. 264 (Kohle).

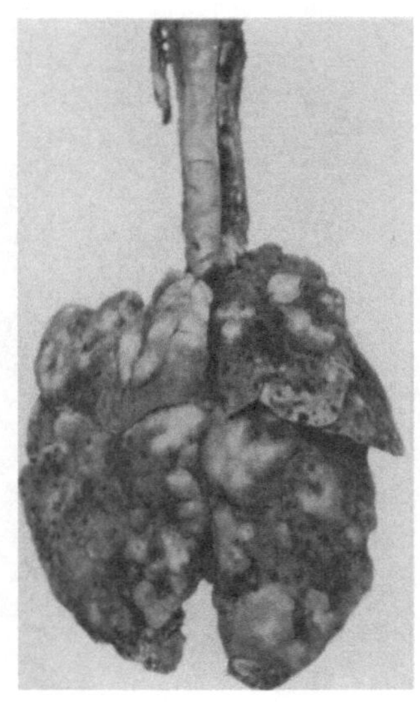

Abb. 76. Kaninchen Nr. 279 (Kohle).

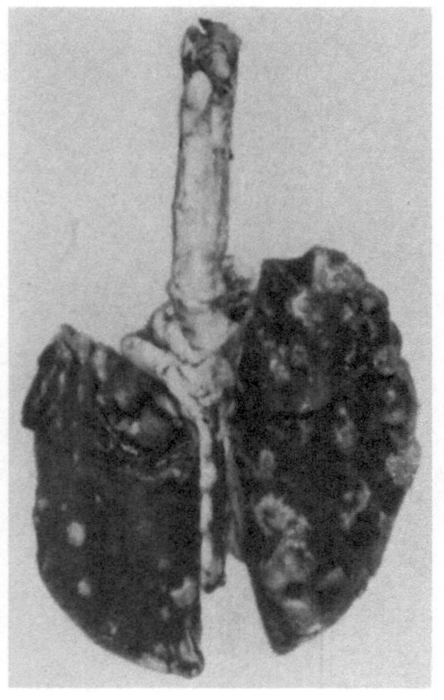

Abb. 77. Kaninchen Nr. 285 (Ruß).

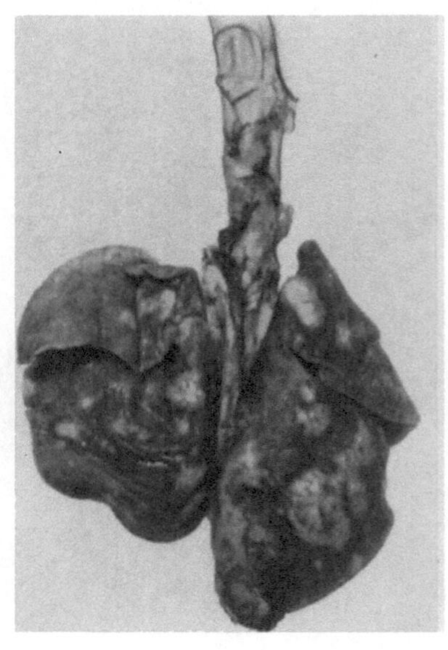

Abb. 78. Kaninchen Nr. 288 (Ruß).

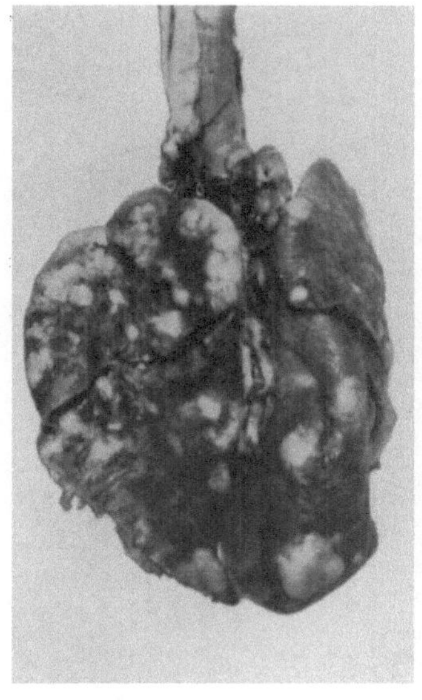

Abb. 79. Kaninchen Nr. 286 (Ruß).

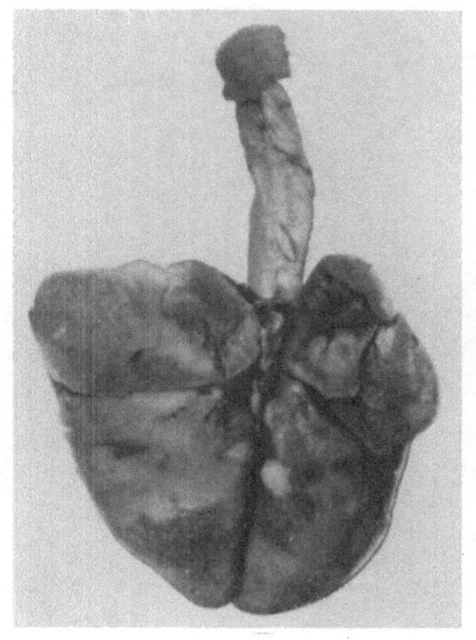

Abb. 80. Kaninchen Nr. 306 (Kalk).

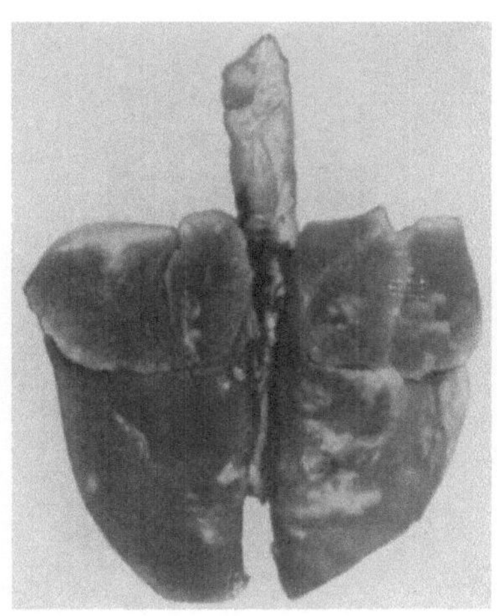

Abb. 81. Kaninchen Nr. 293 (Kalk).

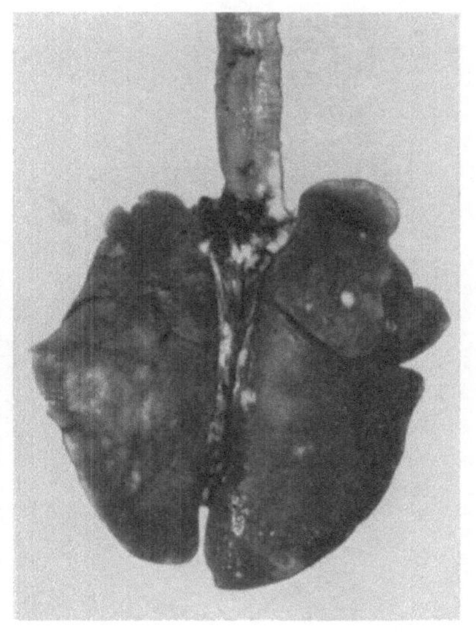

Abb. 82. Kaninchen Nr. 310 (Kontrolle).

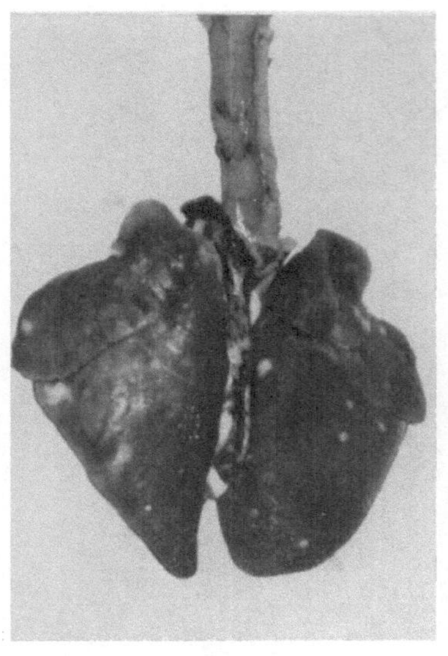

Abb. 83. Kaninchen Nr. 312 (Kontrolle).

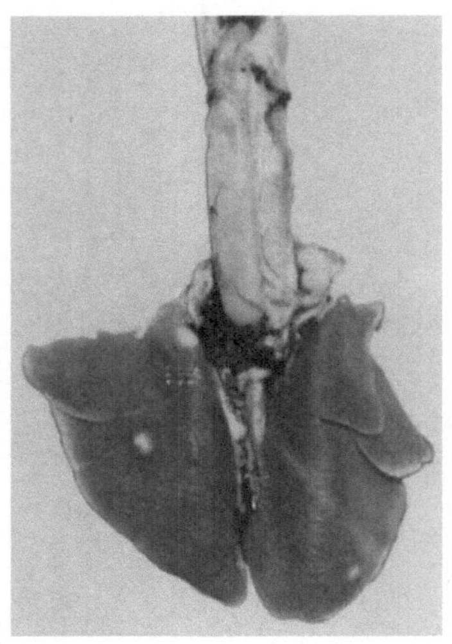

Abb. 84. Kaninchen Nr. 313 (Kontrolle).

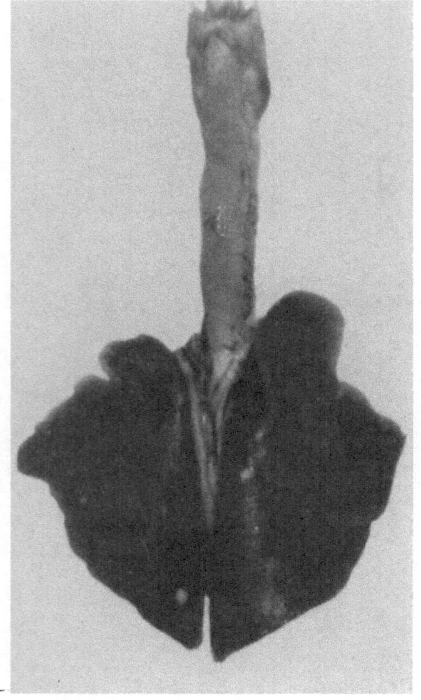

Abb. 85. Kaninchen Nr. 314 (Kontrolle).

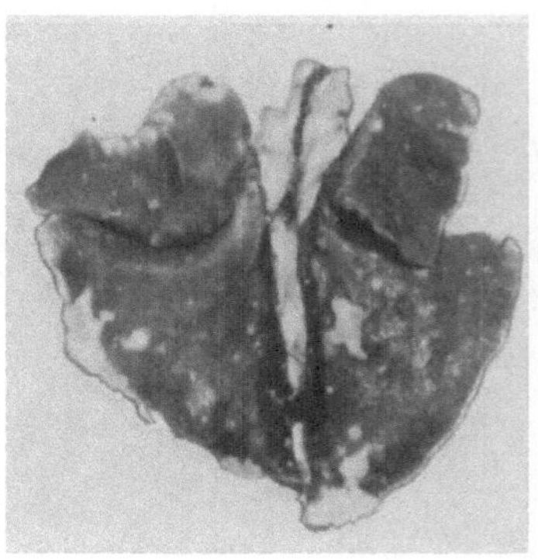

Abb. 86. Kaninchen Nr. 311 (Kontrolle).

chen Zeitpunkt wie die des vorigen getötet. Zu diesem Zeitpunkt waren wiederum von den dem Porzellanstaub I ausgesetzten vier Tieren alle eingegangen, auch hier das mit der längsten Staubinhalationsdauer zuerst. Von den drei Tieren der zweiten Porzellanstaubserie und denen der Kohlenstaubserie und der Rußserie lebten noch je eins, von den vier Kontrollen zwei und von den Kalktieren noch beide. Die röntgenologischen und die pathologisch-anatomischen Befunde führen im Verein mit der Lebensdauer der Tiere wieder zu der Feststellung, daß der Porzellanstaub I den Boden für die Ansiedlung und Ausbreitung der Tuberkulose am meisten vorbereitet hat. In erkennbar geringerem Maße hat der Porzellanstaub II dieselbe Wirkung gehabt. Die Ergebnisse des Versuches mit Kohlenstaub, welche infolge der erwähnten interkurrenten Erkrankungen allerdings etwas dürftig sind, sprechen dafür, daß derselbe noch weniger schädlich wirkt als die zuletzt genannte Staubart, aber auch einen entschieden ungünstigen Einfluß auf den Verlauf der Infektion ausgeübt hat. Die drei Rußtiere haben kein einheitliches Verhalten gezeigt. Bei einem von ihnen hat sich die Tuberkulose in der Lunge verhältnismäßig schnell ausgebreitet, die beiden anderen haben viel geringere Lungenerkrankungen davongetragen. Im ganzen genommen hat immerhin auch der Ruß in diesem Versuch die Tuberkulose befördert. Die Kalktiere endlich stehen hinsichtlich ihres Verhaltens gegen die Infektion nicht nur weit günstiger da als die den übrigen Staubarten ausgesetzten Tiere, sondern haben sogar im ganzen noch geringere tuberkulöse Läsionen akquiriert als die staubfreien Tiere.

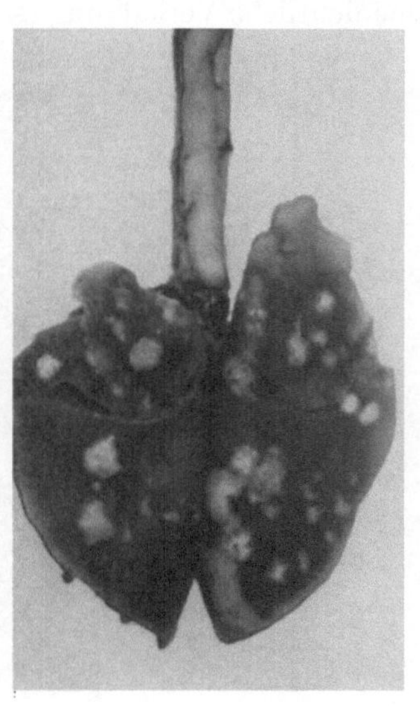

Abb. 87. Kaninchen Nr. 309 (Kontrolle).

Fassen wir alles zusammen, was sich in den vorstehenden Versuchen über den Einfluß der Inhalation von Porzellanstaub I, Porzellanstaub II, Kohlenstaub, Ruß und Kalkstaub auf den Ablauf der Tuberkulose ergeben hat, so scheint es, daß die genannten Staubarten in dieser Reihenfolge in absteigendem Maße als gefährlich beurteilt werden können.

Besondere pathologisch-anatomische Beobachtungen wurden in diesen Versuchen zunächst über die räumlichen Beziehungen zwischen den tuberkulösen Herden und der Staubablagerung gemacht.

Wie besonders bei den kohlenstaub- und rußhaltigen Lungen deutlich beobachtet werden konnte, fanden sich in den subpleuralen, peribronchialen und perivaskulären Tuberkeln fast regelmäßig Staubeinlagerungen. Daneben zeigten sich, wie in tuberkulosefreien Lungen, die gewöhnlichen Staubherde in ähnlicher anatomischer-Lokalisation (siehe Abb. 74,

75, 76 und 88, Kohlenlungen Nr. 84, 264 und 279). Aus diesen Beobachtungen scheint hervorzugehen, daß die Tuberkelbazillen vom Lymphstrom an die gleichen Stellen verschleppt werden wie die Staubteilchen und hier zu Bildung von Tuberkeln führen, die dann von Staub durchsetzt sind. Je mehr die exsudativen Prozesse in der tuberkulösen Staublunge überwogen, um so weniger wurden die obigen Bildungen gefunden. In diesen Fällen fand sich der Staub hauptsächlich in den gewöhnlichen großen Phagozyten unter den Zellen des intraalveolären Exsudats.

In den Lungen der tuberkulösen Kalktiere wurden im allgemeinen bei der mikroskopischen Untersuchung keine Staubteilchen wiedergefunden. Dafür zeigten die tuberkulösen Herde mehr oder weniger eine deutliche Verkalkung (siehe Abb. 89 u. 90, Lunge Nr. 306).

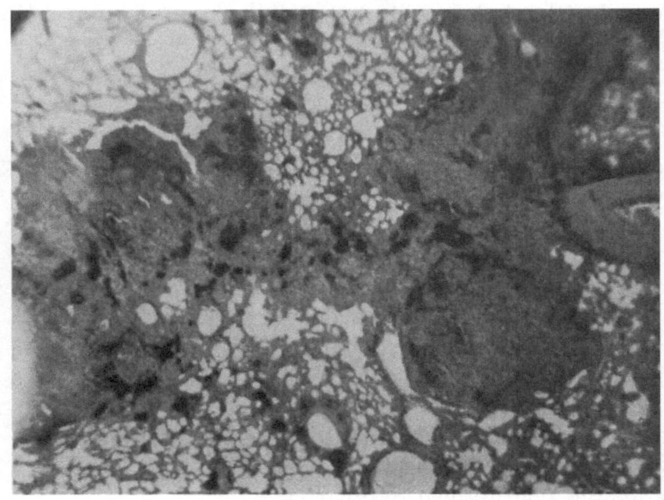

Abb. 88. Lunge (Nr. 279). Karminfärbung. Schwache Vergrößerung. Kohlenstaub hauptsächlich innerhalb der tuberkulösen Herde.

Bei der Untersuchung der bronchialen Lymphknoten der Staubtiere, namentlich der Porzellanstaubtiere, fiel wieder auf, daß im Vergleich zu der Schwere der Lungentuberkulose nur verhältnismäßig geringe spezifisch tuberkulöse Veränderungen in denselben bestanden.

Eine Verschleppung von Staub in sonstige Organe der tuberkulösen Tiere wurde nicht beobachtet.

f) Vergleichende Versuche über Staubinhalation (Porzellanstaub I, II und Steinkohlenstaub) und zweizeitige Infektion mit Tuberkelbazillen.

Bei den folgenden in Münster vorgenommenen Versuchen wurde angestrebt, ähnlich wie bei einigen Leipziger Versuchen durch zweimalige Infektion mit Tuberkelbazillen möglichst protrahiert verlaufende und

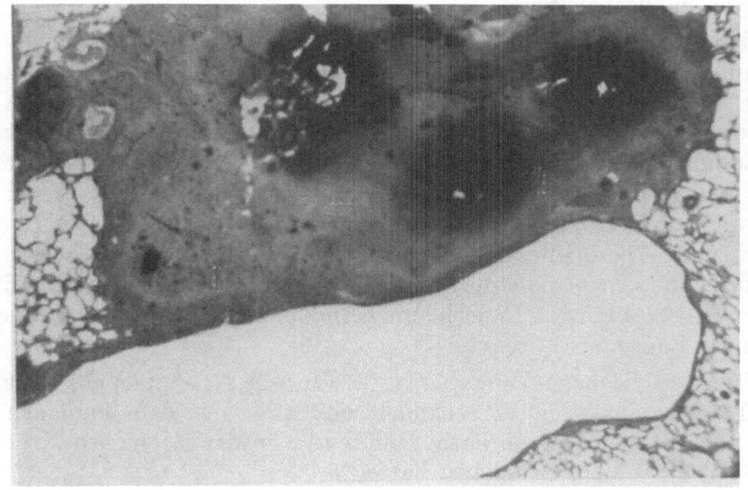

Abb. 90. Kalkige tuberkulöse Herde. Calciumnachweis nach Cossa.

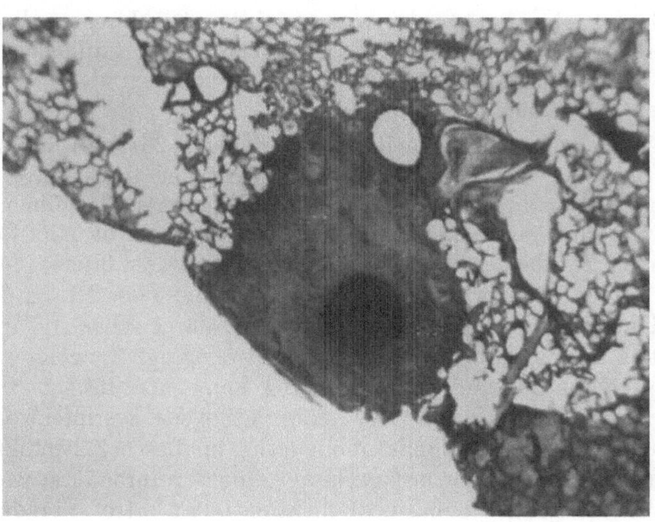

Abb. 89. Verkalkter tuberkulöser Herd. Calciumnachweis nach Cossa.

mit indurierenden Prozessen einhergehende Lungentuberkulosen hervorzurufen und deren Beeinflussung durch die Inhalation verschiedener
Staubarten zu beobachten.

In dem Versuch Nr. 20 (Tabelle 26) wurden die den drei verschiedenen Staubarten ausgesetzten Tiere, von denen das Kohlenstaubtier am
meisten und die mit Porzellanstaub I behandelten beiden Tiere am
wenigsten Staub inhaliert hatten, zum erstenmal während der Dauer
der Staubinhalation zusammen mit den beiden Tieren des Versuches
Nr. 13 (Tabelle 19, Kaninchen Nr. 15 und 38) und noch einem weiteren
Normaltier durch Tröpfcheninfektion mit wenig virulenten bovinen Bazillen infiziert. Diese Infektion hatte bei dem Normaltier Nr. 38, wie
erinnerlich, eine sehr blande tuberkulöse Erkrankung zur Folge, während
das Porzellanstaubtier Nr. 15 nach annähernd 2 Monaten multiple kleine
tuberkulöse Lungenherde zeigte.

Die Tiere des nächsten Versuches Nr. 21 (Tabelle 27) wurden ebenfalls
durch Tröpfcheninfektion vorbehandelt und zwar mit dem humanen
Stamm 1368, dessen geringe Pathogenität sich in den Versuchen Nr. 1
und 2 (Tabelle 1 und 2) ergeben hatte.

Die zweite Infektion erfolgte in beiden Versuchen durch intravenöse
Injektion starker Dosen des Stammes Schröder-Mietzsch, wobei jeweils
einige Normaltiere zur Kontrolle auf die gleiche Weise mitinfiziert
wurden.

Die Ergebnisse der beiden vorstehenden Versuche zeigen zunächst,
daß die Wirkung der zweiten schweren Infektion durch die
immunisierende Vorbehandlung bei den staubfreien Tieren
weitgehend abgeschwächt worden ist. Die Lungentuberkulose
der reinfizierten Staubtiere hat dagegen zum Teil (Kaninchen Nr. 94
und 95) einen noch ungünstigeren Verlauf genommen als bei den erstinfizierten Kontrollen.

Die Auswertung des Versuches Nr. 20 (Tabelle 26) wird dadurch beeinträchtigt, daß wir uns hierbei wieder mit der Infektion einzelner
Staubtiere hatten begnügen müssen. Die Ergebnisse desselben tragen
jedoch immerhin zur Aufklärung des Einflusses der drei in Betracht
kommenden Staubarten auf die Tuberkulose etwas weiteres bei. Das
eine der beiden mit Porzellanstaub I behandelten Tiere Nr. 32 scheidet
für die Untersuchung der Staubwirkung aus, da es schon 6 Tage nach
der letzten Infektion an eitriger Peritonitis einging. Es zeigte bei der
pathologisch-anatomischen Untersuchung keine spezifischen tuberkulösen Gewebsveränderungen. Die wenig pathogene Erstinfektion hatte
somit auch im Verein mit der Staubinhalation zu diesem Zeitpunkte noch
zu keiner manifesten Lungenerkrankung geführt, während die zweite Infektion ihre Wirkung offenbar noch nicht entfaltet hatte. Von den übrigen drei Staubtieren gingen nacheinander mit erheblichem Zwischenraum
ein zunächst das zweite mit Porzellanstaub I bestäubte (Nr. 33), dann
das mit Porzellanstaub II bestäubte Tier (Nr. 18) und zuletzt das Kohlenstaubtier (Nr. 37).

Bei dem ersterwähnten Tier fand sich eine schwere hauptsächlich exsudative Tuberkulose beider Lungen; die anderen beiden zeigten viel weniger ausgedehnte, in der Hauptsache produktive tuberkulöse Lungenveränderungen. Noch geringer erkrankt waren die Lungen des reinfizierten staubfreien Tieres (Nr. 39), welches auch im Röntgenbild die geringsten Veränderungen gezeigt hatte. Bei diesem Tier waren dagegen die Nieren besonders stark von Tuberkeln durchsetzt, welchem Umstand wohl sein frühzeitiger Tod in der Hauptsache zuzuschreiben ist.

Die tuberkulösen Lungenherde der drei zuletzt aufgeführten reinfizierten Tiere (Nr. 18, 37 und 39) zeichneten sich durch ein bemerkenswertes Hervortreten von Bindegewebsneubildung aus. Besonders in den Lungen der Staubtiere, und zwar am meisten bei dem Porzellanstaubtier war dies der Fall. Die Käseherde waren mehr oder weniger von narbigem Gewebe eingeschlossen und abgekapselt. Ferner waren die Staubansammlungen häufig von dichtem kernarmen Bindegewebe umgeben (siehe Abb. Nr. 91, 92 und 93). Wie es scheint, hat die Reizwirkung des Staubes ein vermehrtes Auftreten der fibrösen Prozesse verursacht, welche ihrerseits den Staub in der Lunge immobilisiert haben. Diese Beobachtungen erinnern an die früher erwähnte Auffassung Ickerts und von Claisse und Josué und deuten darauf hin, daß die indurierenden Prozesse in Staublungen jedenfalls in manchen Fällen auf dem Zusammenwirken von Staub und Tuberkulose beruhen.

Die bronchialen Lymphknoten der Staubtiere zeigten hinsichtlich der Miterkrankung an der Tuberkulose das mehrfach erwähnte Verhalten.

Die drei erstinfizierten Kontrolltiere Nr. 55, 56 und 53 gingen alle innerhalb weniger Tage etwa 1 Monat nach der Infektion an ausgedehnter tuberkulöser Pneumonie zugrunde. Das der Inhalation von Porzellanstaub I unterworfene Tier (Nr. 33) überlebte sie nur um etwa 14 Tage. Die Staubinhalation hat somit bei diesem Tiere gewissermaßen eine dem Immunitätsschutz der Erstinfektion entgegengesetzte Wirkung gehabt. Aber auch bei den anderen beiden Staubtieren (Nr. 18 und 37) dürfte eine derartige ungünstige Wirkung der Staubinhalation in Frage kommen, wenn man nicht die Lebensdauer sondern den Röntgenbefund und den Grad der tuberkulösen Lungenerkrankung der Beurteilung zugrunde legt. Somit spricht auch dieser Versuch dafür, daß die drei verwendeten Staubarten die Empfänglichkeit der Lunge für die experimentelle Tuberkulose erhöhen, und daß der Porzellanstaub I den ungünstigsten, der Porzellanstaub II einen weniger ungünstigen und der Steinkohlenstaub den am wenigsten schädlichen Einfluß ausübt.

Bei dem letzten Versuch Nr. 21 (Tabelle 27) erfolgte die Vorinfektion vor Beginn der Staubinhalation. Die Tiere wurden mit geringeren Bazillenmengen reinfiziert als in dem zuvor beschriebenen Versuch. Bei der pathologisch-anatomischen Untersuchung (s. Abb. 94—105) zeigten von den staubfreien Kontrollen die zweimal infizierten Nr. 253 und 254 wiederum viel geringere tuberkulöse Veränderungen als die, welche nur der

Tabelle 26. Versuch Nr. 20. Vergleichende Versuche über den Ablauf der Lungentuberkulose bei einzeitiger und zweizeitiger Infektion nach Staubinhalation.

Nr.	Staubinhalation	Infektion	Röntgenbild	Exitus	Pathologisch-anatomischer Befund	Tbc.
			I. Zweizeitig infizierte Tiere.			
			A. Inhalation von Porzellanstaub I. (Mäßige Verstäubung.)			
32	27.7.25—15.10.25 66mal.	I. 2.9.25 Tröpfchen-inf. Typ. bov. T30, Konz. 1 mg: 1 ccm. Vernebelt 3,5 ccm in 30 Min. II. 10. 10. 25 Intra-venöse Injekt. von $^{1}/_{4}$ mg Typ. hum. Schr.-M.		16. 10. 25 spontan.	Schwere eitrige Peritonitis. Eitriger Abort. Oberfläche und Schnitt-fläche der Lungen ähnlich wie bei Nr. 22 (siehe Tab. Nr. 1.) Lunge zeigt histologisch stellenweise Verdickung der Septen. Hyperplasie der Rund-zellenherde. In den Alveolen ver-einzelt großzelliger Inhalt. Staub-ablagerung ähnlich wie bei Nr. 259. Milz vergrößert. Leber, Niere o. B.	±
33	28. 7. 25 — 15. 10. 25 65mal.	wie Nr. 32.		25. 11. 25 spontan.	Ausgedehnte tuberkulöse Pneumonie. Stellenweise tuberkulöses Granula-tionsgewebe. Fleckförmige Verkäsung. Staub schlecht aufzufinden. In den bronchialen Lymphknoten ein-zelne kleine Epitheloidzellenherde. Starke Erweiterung der Sinus, die mit zellarmem Exsudat erfüllt sind. Einzelne miliare Tuberkel in Nieren und Leber. Milz o. B.	++++

Nr.	Staubinhalation	Infektion	Röntgenbild	Exitus	Pathologisch-anatomischer Befund	Tbc.
		B. Inhalation von Porzellanstaub II. (Intensive und mäßige Verstäubung.)				
18	22. 6. 25—31. 8. 25 56 mal (siehe Tabelle 6). 4. 9. 25 —14. 11. 25 58 mal.	I. 2. 9. 25 Tröpfchen-inf. Typ. bov. T 30, Konz. 1 mg : 1 ccm. Vernebelt 3,5 ccm in 30 Min. II. 10. 10. 25 Intravenöse Injekt. von $\frac{1}{4}$ mg Typ. hum. Schr.-M.	3. 12. 25 Zahlreiche schwache netzartig zusammenhängende kleine Fleckschatten in beiden Lungenfeldern. (++)	17. 1. 26 spontan.	Über die Oberflächen beider Lungen verstreut eine Anzahl flachprominenter weißlicher derber Herde. In beiden Lungen ziemlich zahlreiche, vorwiegend in der Umgebung von Bronchien, Gefäßen und unter der Pleura gelegene scharf abgesetzte, zentral verkäste, teilweise konglomerierende Tuberkel, die meist von Bindegewebszügen umgrenzt sind. Stellenweise Organisation der Tuberkel. Zahlreiche große Staubzellenansammlungen inmitten von bindegewebigen Massen, die reichlich Fibroblasten und Bindegewebsfasern zeigen. Der größere Teil des respirierenden Parenchyms intakt. In den indurierten Teilen stellenweise drüsenähnliche Alveolen. In den luftführenden Gewebsteilen wenig oder kein Staub. Stellenweise fibrinöse Pleuritis. Die bronchialen Lymphknoten zeigen Sinuskatarrh, dagegen keine spezifisch tuberkulösen Veränderungen. Staubzellenherde besonders in der Rindenzone. Niere, Leber, Milz o. B.	++

Tabelle 26. (Fortsetzung.)

Nr.	Staubinhalation	Infektion	Röntgenbild	Exitus	Pathologisch-anatomischer Befund	Tbc.
			C. Inhalation von Kohlenstaub. (Intensive und mäßige Verstäubung.)			
37	6. 7. 25—27. 9. 25 65 mal (siehe Tabelle 6). 28. 9. 25—14. 11. 25 38 mal.	I. 2. 9. 25 Tröpfchen-inf. Typ. bov. T 30, Konz. 1 mg: 1 ccm. Vernebelt 3,5 ccm in 30 Min. II. 10. 10. 25 Intra-venöse Injekt. von ¼ mg Typ. hum. Schr.-M.	3. 12. 25 In beiden Lungenfeldern zahlreiche schwache kleinfleckige und strangförmige Schatten. (++)	6. 2. 25 spontan.	Tuberkulöse Veränderungen und Staub-ablagerung in der Lunge ähnlich wie bei Nr. 18. Die bindewebigen Prozesse sind nicht so entwickelt wie dort, aber auch hier sehr ausgesprochen. (Siehe Abb.) Im linken Unterlappen eine erbsengroße, glattwandige, mit breiigem Inhalt erfüllte Kaverne. Der Kohlenstaub tritt deutlicher in Erscheinung als der Porzellanstaub, ist aber anscheinend in geringerer Menge vorhanden. Makroskopisch findet er sich besonders in derben tuberkulösen Knötchen der Lungenoberfläche, besonders in deren Peripherie, ferner wie gewöhlich als kleine stecknadelkopfgroße Ansammlungen. Die bronchialen Lymphknoten führen reichlich Staub, zeigen keine tuberkulösen Prozesse. Einzelne miliare Tuberkel beider Nieren. Stauungsleber. In der Milzpulpa zahlreiche, gelbes Pigment enthaltende große Zellen.	++

Nr.	Staubinhalation	Infektion	Röntgenbild	Exitus	Pathologisch-anatomischer Befund	Tbc.
			D. Staubfreies Tier.			
39	—	I. 2. 9. 25 Tröpfchen-inf. Typ. bov. T 30, Konz. 1 mg : 1 ccm. Vernebelt 3,5 ccm in 30 Min. II. 10. 10. 25 Intra-venöse Injekt. von $^1/_4$ mg Typ. hum. Schr.-M.	3. 19. 15. Einzelne unscharfe Fleck- und Strangschat-ten beider Lungen-felder.	10. 1. 26	Über die Oberflächen beider Lungen verstreut eine Anzahl wenig erhabener bis linsengroßer, derber, weißlicher Herde. (Zuckergußartig.) Mikroskopisch wenig zahlreiche vorwiegend perivaskuläre, peribronchiale und subpleurale tuberkulöse Herde, die durch periphere Bindegewebszüge abgekapselt und teilweise in Organisierung begriffen sind. Wesentlich geringere Bindegewebsneubildung als bei Nr. 37 und 39. In den bronchialen Lymphknoten große verkäste Tuberkel. Zahlreiche miliare Tuberkel beider Nieren. Einzelne Tuberkel der Leber.	+
			II. Einzeitig infizierte Tiere. Staubfreie Tiere mit einmaliger Infektion.			
55	—	10. 10. 25. Intra-venöse Injekt. von $^1/_4$ mg Typ. hum. Schr.-M.		8. 11. 25 spontan.	Die Ober- und Schnittflächen beider Lungen übersät von zahlreichen, dichtstehenden, senfkorn- bis linsengroßen gelblichen, vielfach konfluierenden Herden. Mikroskopisch ausgedehnte konfluierende käsige Pneumonien. Ausgedehnte verkäsende Tuberkulose der bronchialen Lymphknoten. Miliare Tuberkel in Nieren, Leber, Milz.	++++
56	—	wie Nr. 55.		11. 11. 25 spontan.		
53	—	wie Nr. 55.		12. 11. 25 spontan.		

15*

Tabelle 27.

Versuch Nr. 21.   Versuche über den Ablauf der Lungentuberkulose in Staublungen bei zweizeitiger Infektion.

Nr.	Staub-inhalation	Infektion	Röntgenbild	Exitus	Pathologisch-anatomischer Befund	Umfang d. tbc. Lungen-veränd.
					I. Zweizeitig infizierte Tiere.	
					A. Inhalation von Porzellanstaub I.	
94	3 3. 26 bis 15. 5. 26 60 mal.	I. 23. 12. 25 Tröpfcheninf. typ. hum. 1368. Konz. 10 mg: 1 ccm. Vernebelt: 11 ccm in 1 Std. II. 15. 4. 26 Intrav. Inj. von $^1/_8$ mg typ. hum. Schr.-M.	21. 5. 26 Diffuse fleckige und netzförmige Verschattung beider Lungen-felder. (++++)	7. 6. 26 spontan.	Beide Lungen wenig kollabiert und besonders an der Oberfläche durchsetzt von konfluierenden großen, gelblichen Herden. Histologisch große, umschriebene Bezirke von tuber-kulösem Granulationsgewebe mit ausgedehnter zen-traler Verkäsung, in denen sich nur vereinzelte Bruch-stücke elastischer Fasern finden; daneben lobuläre käsige Pneumonien, stellenweise Ödem. Staub ist schwierig zu erkennen und findet sich un-regelmäßig verstreut in den Verkäsungsherden, spär-licher im Exsudat innerhalb von Histiozyten. Die bronchialen Lymphknoten sind von großen ver-käsenden Tuberkeln durchsetzt, in denen sich un-regelmäßig verstreute Staubkörnchen erkennen lassen. In beiden Nieren besonders an der Oberfläche zahl-reiche, bis erbsengroße Tuberkel. Einzelne kleine Tuberkel in Leber und Milz.	++++
95	wie Nr. 94.	wie Nr. 94.	21. 5. 26 Zahlreiche netz-förmig zusam-menhängende Fleck- u. Streng-schatten in bei-den Lungen-feldern. (+++)	9. 6. 26 spontan.	Die Lungen sind mäßig kollabiert und zeigen an der Oberfläche eine Anzahl scharf abgesetzter bis nuß-großer gelber Knoten, auf der Schnittfläche weniger zahlreiche, meist kleinere gelbliche Herde. Histo-logisch finden sich große umschriebene verkäsende Tuberkel sowie sublobuläre Hepatisationen mit peri-pherer Granulation und geringer zentraler Verkäsung. Innerhalb der tuberkulösen Herde unregelmäßig ver-streute Staubkörnchen. In dem übrigen Lungen-gewebe nur spärlich Staub.	+++

					Die bronchialen Lymphknoten sind vergrößert und zeigen histologisch eine Anzahl kleiner Inseln von großen Zellen, die meist Staub enthalten; ferner Sinuskatarrh mit Erweiterung der Sinus. Zahlreiche bis erbsengroße Tuberkel der pleura costalis und diaphragmatica. Zahlreiche miliare Tuberkel beider Nieren, vereinzelt solche in Leber und Milz.	

B. Inhalation von Porzellanstaub II.

96	3. 3. 26 bis 15. 5. 26 60 mal.	I. 23. 12. 25 Tröpfcheninf. typ. hum. 1368. Konz. 10 mg: 1 ccm. Vernebelt: 1 ccm in 1 Std. 11 ccm in 1 Std. II. 15. 4. 26 Intrav. Inj. von $\frac{1}{8}$ mg typ. hum. Schr.-M.	—	10. 5. 26 spontan.	Der obere Teil der linken Lunge ist wenig kollabiert und zeigt auf dem Schnitt graugelbe Hepatisation. An der Oberfläche der übrigen Lungenabschnitte finden sich eine mäßige Anzahl flachprominenter bis pfefferkorngroßer gelber Herde. Auf dem Schnitt zeigen diese Teile einzelne kleine weiß-gelbe Bezirke. Histologisch ausgedehnte konfluierende eitrige Bronchopneumonien der linken Lunge; beiderseits mäßig zahlreiche umschriebene verkäsende Tuberkel, die vorwiegend unter der Pleura und in der Umgebung größerer Bronchien gelegen sind, und in denen sich Staubkörnchen finden. In vereinzelten Alveolengruppen großzelliges Exsudat, darin Staubzellen. Die bronchialen Lymphknoten sind vergrößert und zeigen erweiterte Sinus, die mit eiweißreichem zellarmen Exsudat erfüllt sind.	+ +
97	wie Nr. 96.	wie Nr. 96.	21. 5. 26 Schwache, netzförmig zusammenhängende Fleck- u. Strengschatten in beiden Lungenfeldern (+ +)	7. 7. 26 getötet.	Beide Lungen mäßig kollabiert; sie zeigen an der Oberfläche, besonders rechts, eine Anzahl scharf abgesetzter bis pfefferkorngroßer, weißgelblicher Knötchen und einzelne bis nußkerngroße bläschenartige Hervorragungen, welche sich auf dem Schnitt als mit klarer Flüssigkeit und einzelnen bröckligen Massen erfüllte Kavernen erweisen. Histologisch finden sich verkäsende Tuberkel in der bisher beschriebenen Anordnung, die durch geringentwickeltes Bindegewebe umgrenzt sind.	+ + +

Tabelle 27. (Fortsetzung.)

Nr.	Staub-inhalation	Infektion	Röntgenbild	Exitus	Pathologisch-anatomischer Befund	Umfang d. tbc. Lungen-veränd.
				C. Inhalation von Kohlenstaub.		
251	3. 3. 26 bis 15. 5. 26 60 mal.	I. 23. 12. 25 Tröpfcheninf. typ. hum. 1368 Konz. 10 mg: 1 ccm. Vernebelt: 11 ccm in 1 Std. II. 15. 4. 26 Intrav. Inj. von $^1/_8$ mg typ. hum. Schr.-M.	21. 5. 26 Einzelne un-scharfe Fleck-schatten in bei-den Lungen-feldern, beson-ders im unteren Drittel u. rechts. (+)	7. 7. 26 getötet.	Beide Lungen sind ziemlich vollständig kollabiert und zeigen an der Oberfläche ziemlich zahlreiche durch-schnittlich senfkorngroße Knötchen, die stellenweise besonders im Bereich des rechten Unterlappens zu größeren prominenten Herden konfluieren. Die Knötchen sind größtenteils schwarz, die größeren Herde grau verfärbt. Daneben finden sich steck-nadelkopfgroße nicht prominente schwarze Herde. Die Schnittfläche zeigt stellenweise schwärzliche Sprenkel und wenig zahlreiche gelbliche, teilweise grauverfärbte Herde. Histologisch zeigen sich knotige tuberkulöse Herde mit zentraler Verkäsung und peripherer Bindegewebs-entwicklung. Sie finden sich besonders unter der Pleura und an großen Bronchien und enthalten mehr oder weniger reichlich unregelmäßig verstreute Staub-körnchen. Im übrigen Lungengewebe finden sich fleckförmige dichte Staubansammlungen an den ge-wöhnlichen Prädilektionsstellen, dazwischen völlig staubfreie Partien. Die bronchialen Lymphknoten sind wenig vergrößert, zeigen Staubeinlagerung und unspezifische Entzün-dung. Die submentalen Lymphknoten sind stark vergrößert. Einzelne miliare Tuberkel der Nieren.	+ +
252	wie Nr. 251.	wie Nr. 251.	21. 5. 26 Befund wie bei Nr. 251. (+)	7. 7. 26 getötet.	Der Befund entspricht ungefähr dem von Nr. 251. Die tuberkulösen Herde sind im ganzen etwas zahl-reicher.	+ +

Nr.	Staub-inhalation	Infektion	Röntgenbild	Exitus	Pathologisch-anatomischer Befund	Umfang d. tbc. Lungen-veränd.
					D. Infektion von staubfreien Tieren.	
254	—	I. 23. 12. 25 Tröpfcheninf. typ. hum. 1368 Konz. 10 mg: 1 ccm. Vernebelt: 11 ccm in 1 Std. II. 15. 4. 26 Intrav. Inj. von $^1/_8$ mg typ. hum. Schr.-M.	—	11. 5. 26 getötet.	Beide Lungen zeigen an den Spitzen schwartige Verdickung. An der Oberfläche der übrigen Lungenteile finden sich vereinzelte, etwa senfkorngroße weißliche Knötchen, die längs der vorderen Ränder der Ober- und Mittellappen perlschnurartig aneinandergereiht sind. Die Schnittfläche zeigt wenig zahlreiche, weißliche kleine Herde. Histologisch Epitheloidzellentuberkel der intrapulmonalen Lymphknötchen, vereinzelte miliare großzellige Hepatisationen, die von tuberkulösem Granulationsgewebe umgeben sind. Die Herde liegen vorzugsweise unter der Pleura und an der Teilungsstelle von Bronchien. Verdickung der Septen. In den bronchialen Lymphknoten finden sich einzelne Epitheloidzellentuberkel. In der Milzpulpa, große mit gelbem Pigment beladene Zellen.	+
253	—	wie Nr. 250.	21. 5. 26 Vereinzelte schwache kleinfleckige Schatten in beiden Lungenfeldern. (±)	7. 7. 26 getötet.	An der Oberfläche beider Lungen ganz vereinzelte stecknadelkopfgroße weißliche Herde. Schnittfläche o. B. Histologisch finden sich einzelne kleine subpleurale und peribronchiale fibröse Tuberkel. Bronchiale Lymphknoten wenig vergrößert, histologisch ohne besonderen Befund.	±

Tabelle 27. (Fortsetzung.)

Nr.	Staub-inhalation	Infektion	Röntgenbild	Exitus	Pathologisch-anatomischer Befund	Umfang d. tbc. Lungen-veränd.
					II. Einzeitig infizierte Tiere (Kontrollen).	
319	—	15. 4. 26 Intravenöse Injektion von $^1/_8$ mg typ. hum. Schr.-M.	21. 5. 26 Vereinzelte schwache klein-fleckige Schatten in beiden Lungenfeldern. ±	7. 7. 26 getötet.	Beide Lungenoberflächen, besonders die rechte, zeigen zahlreiche ca. senfkerngroße, gelbe Knötchen. Zahl-reiche Tuberkel iu beiden Nieren, besonders links. Eitriges Sekret im Nasenausgang. Abmagerung. Sonst o. B.	+ +
320	—	wie Nr. 319.	21. 5. 26 Befund wie bei Nr. 319.	7. 7. 26 getötet.	Beide Lungen zeigen an der Oberfläche sehr zahlreiche dichtstehende, kleinste, graue glasige Knötchen und eine Anzahl senfkorn- bis pfefferkorngroßer Knötchen. In beiden Nieren miliare Tuberkel. Sonst o. B.	+
321	—	wie Nr. 319.	21. 5. 26 Befund wie bei Nr. 319.	7. 7. 26 getötet.	Befund wie bei Nr. 320.	+
322	—	wie Nr. 319.	—	11. 5. 26 getötet.	In beiden Lungen miliare Tuberkel, sonst o. B.	+

letzten virulenten Infektion unterworfen wurden (Nr. 319—322). Von den Staubtieren ging zuerst das eine (Nr. 96) der mit Porzellanstaub II behandelten Tiere ein, bei dem jedoch als unmittelbare Todesursache nicht die Tuberkulose sondern eine Bronchopneumonie angesprochen werden muß. Die Tuberkulose war indessen bei diesem Tier schon weiter vorgeschritten als bei dem gleichzeitig getöteten staubfreien Tier (Nr. 254) der gleichen Serie, ungefähr ebenso weit wie bei dem ebenfalls zu gleichem Zeitpunkt getöteten Tier (Nr. 322) der erstinfizierten Kontrollserie. Die der Inhalation von Porzellanstaub I ausgesetzten Kaninchen fielen beide (Kaninchen Nr. 94 und 95) der Infektion etwa 7 Wochen nach der letzten

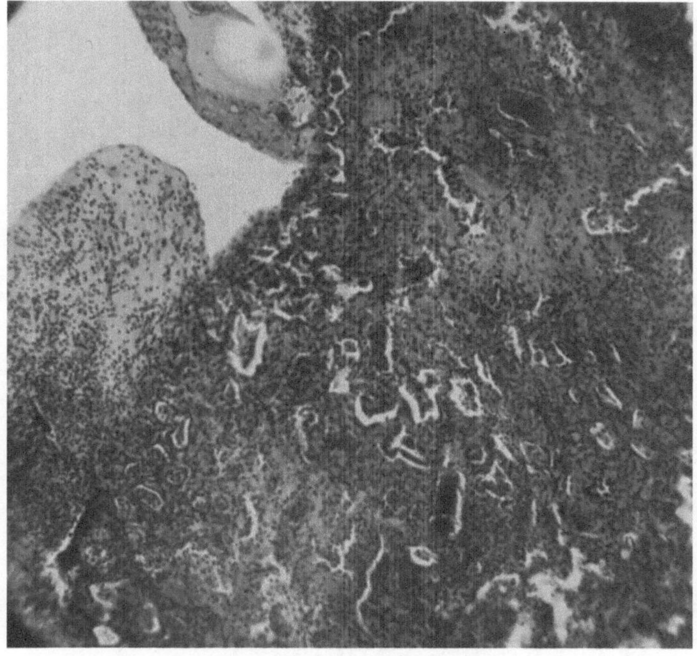

Abb. 91. Lunge (Nr. 18). Inhalation von Porzellanstaub II und zweizeitige Infektion mit Tuberkelbazillen (van Giesons Färbung, schwache Vergrößerung), bindegewebige Induration, drüsenförmige Alveolen.

Infektion zum Opfer, nachdem sie schon vorher im Röntgenbild von allen Tieren dieser Versuchsreihe den schwersten Lungenbefund aufgewiesen hatten. Von den übrigen Tieren, welche alle etwa 12 Wochen nach der letzten Infektion getötet wurden, zeigte das überlebende Porzellanstaub II-Tier Nr. 97 in Übereinstimmung mit den Ergebnissen der Röntgenuntersuchung die schwersten tuberkulösen Lungenveränderungen. Aber auch die beiden Kohletiere Nr. 251 und 252 waren wesentlich schwerer erkrankt als das überlebende staubfreie, in der gleichen Weise infizierte Tier Nr. 253.

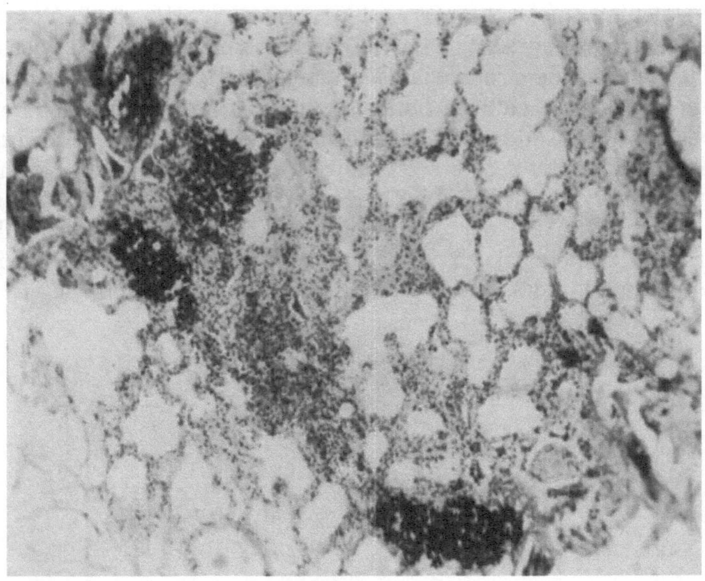

Abb. 92. Lunge (Nr. 37). Inhalation von Kohlenstaub und zweizeitige Infektion mit Tuberkelbazillen (van Giesons Färbung). Staubzellenherde von Bindegewebszügen umgrenzt.

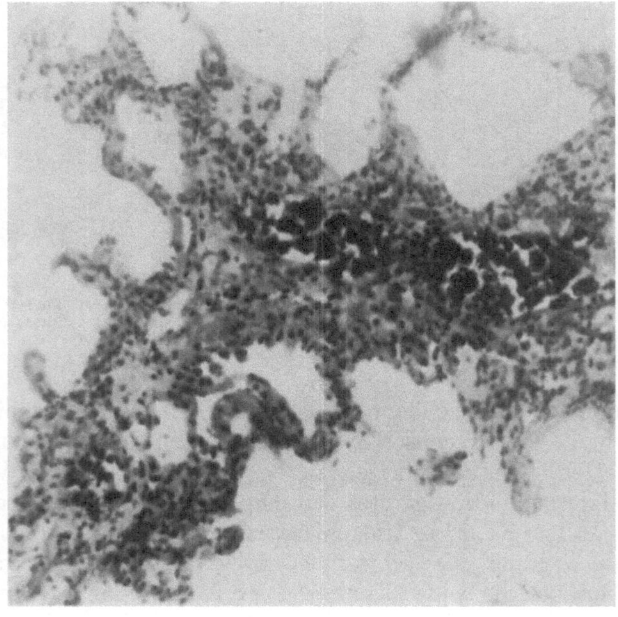

Abb. 93. Lunge (Nr. 37). Bindegewebig abgekapselter Staubzellenherd (nach Kohlenstaubinhalation).

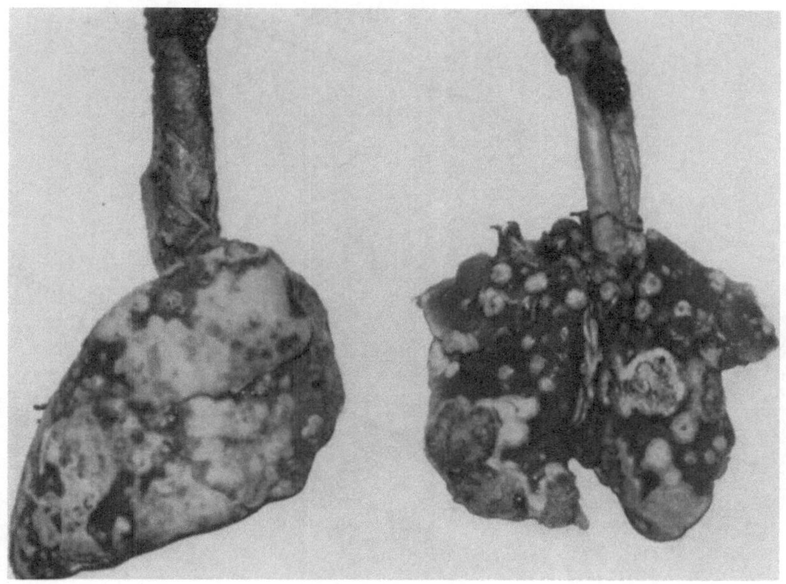

Abb. 94. Kaninchen Nr. 94 (Porz. I). Immuntier.   Abb. 95. Kaninchen Nr. 95 (Porz. I). Immuntier.

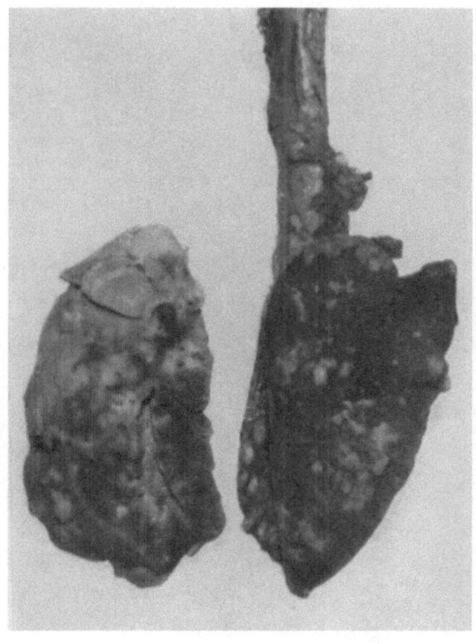

Abb. 96. Kaninchen Nr. 96 (Porz. II).
Immuntier.

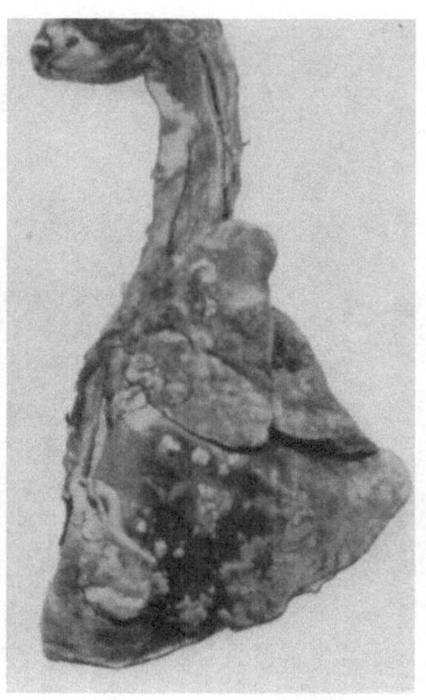

Abb. 97. Kaninchen Nr. 97 (Porz. II).
Immuntier.

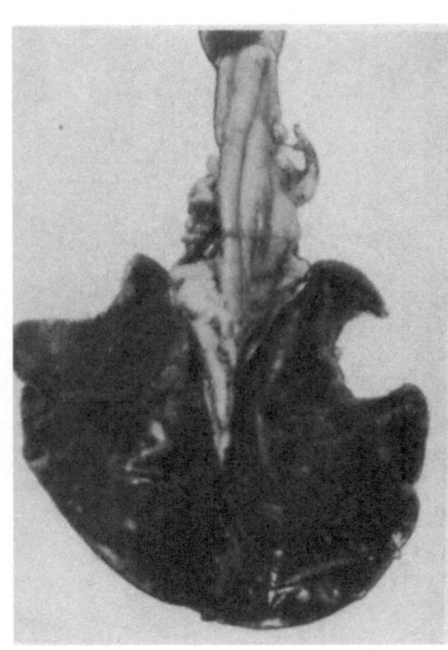

Abb. 98. Kaninchen Nr. 253. Staubfreie
Immunkontrolle.

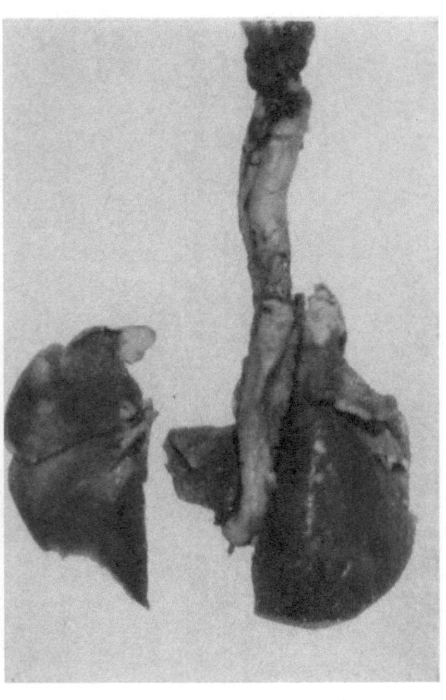

Abb. 99. Kaninchen Nr. 254. Staubfreie
Immunkontrolle.

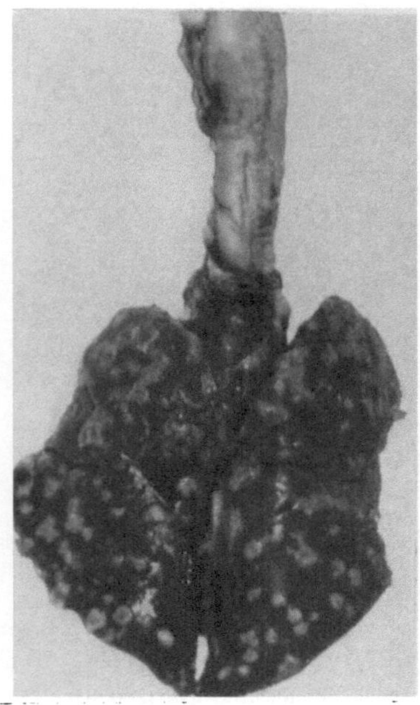

Abb. 100. Kaninchen Nr. 252 (Kohle).
Immuntier.

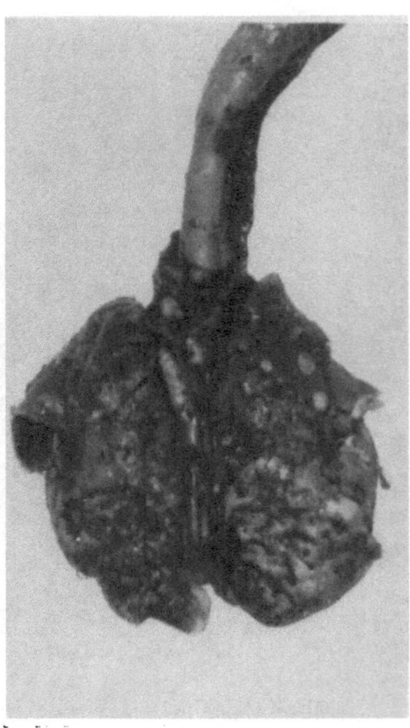

Abb. 101. Kaninchen Nr. 251 (Kohle)
Immuntier.

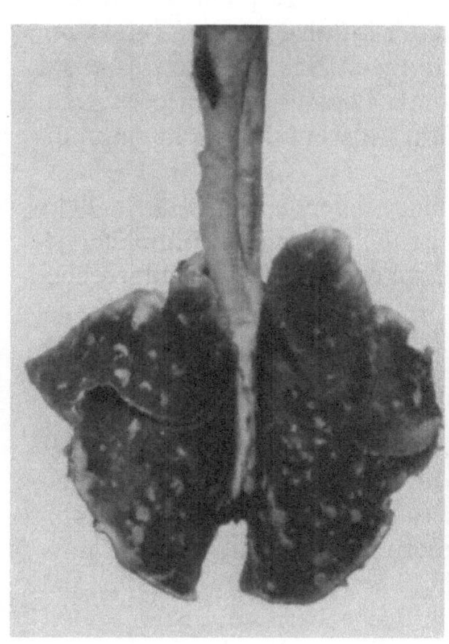

Abb. 102. Kaninchen Nr. 319 (Kontrolle).

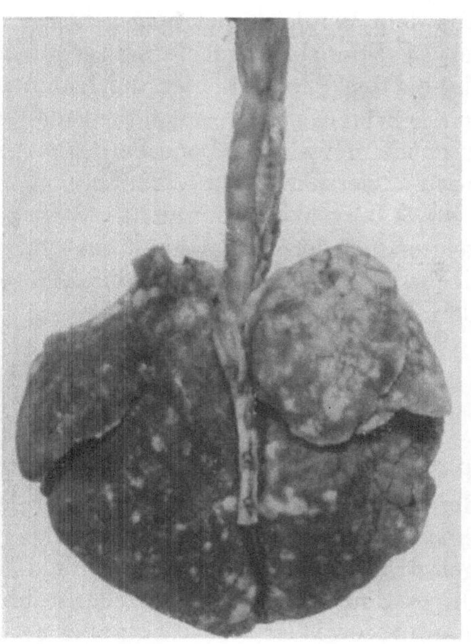

Abb. 103. Kaninchen Nr. 320 (Kontrolle).

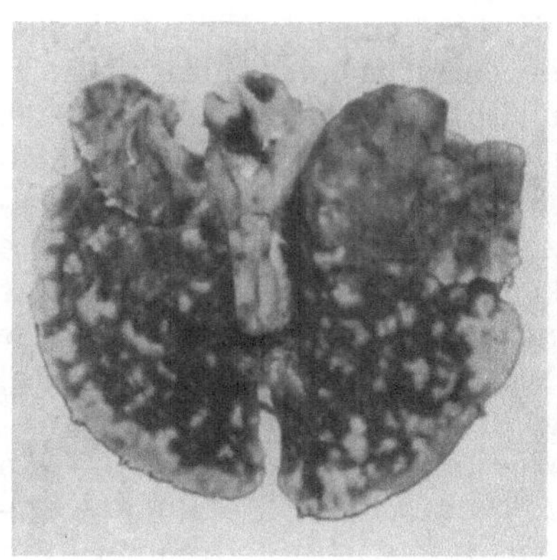

Abb. 104. Kaninchen Nr. 321 (Kontrolle).

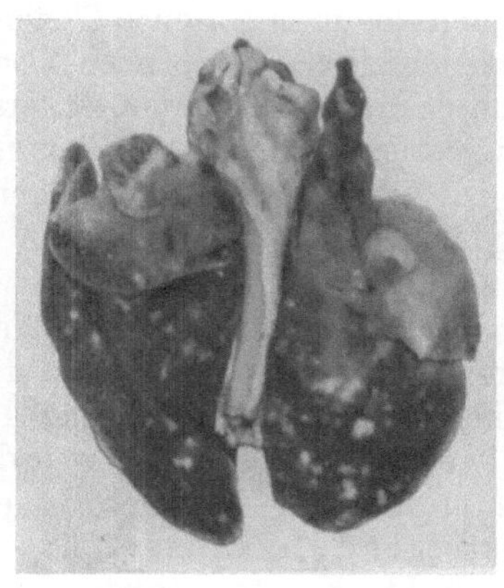

Abb. 105. Kaninchen Nr. 322 (Kontrolle).

Die Staubinhalation hatte somit auch in diesem Versuch die Ansiedlung und Ausbreitung der Tuberkulose befördert, was besonders deutlich aus dem Vergleich der beigegebenen Lungenphotographien zu ersehen ist. Der Staub hat auch hier dem schützenden Einfluß der ersten Infektion, der bei den Photographien der Kaninchenlungen Nr. 253 und 254 recht gut hervortritt, entgegengewirkt und bei den Porzellanstaubtieren sogar zu noch schwereren Veränderungen geführt als bei den nicht immunisierten Tieren Nr. 319—322.

Die Lungen der fünf nicht vorzeitig eingegangenen reinfizierten Tiere zeigten bei der pathologisch-anatomischen Untersuchung ähnliche, jedoch viel weniger entwickelte bindegewebige Prozesse als die entsprechenden Tiere des vorigen Versuchs.

Schlußbetrachtungen.

Die Leipziger Versuche über Inhalation von Stahlschleifstaub und Porzellanstaub I und Infektion mit Tuberkelbazillen hatten ergeben, daß der erstere in allen Fällen, der letztere dagegen nicht regelmäßig einen ungünstigen Einfluß auf die experimentelle Tuberkulose ausgeübt hatten. Bei der Besprechung der Versuche wurde bemerkt, daß dieser Einfluß bei dem Porzellanstaub im Gegensatz zum Stahlschleifstaub infolge der verhältnismäßig geringen Dauer der Staubinhalation offenbar noch nicht konstant in Erscheinung treten konnte. Es wurde daran der Schluß geknüpft, daß der Stahlstaub somit als der gefährlichere der beiden Staubarten anzusehen sei. Die in Münster mit dem gleichen Porzellanstaub fortgesetzten Versuche ergaben, wie wir gesehen haben, bei längerer Einwirkung des Staubes auf die Versuchstiere stets eine ausgesprochene Beförderung der Tuberkulose durch denselben. Auch die Inhalation einer weiteren Porzellanstaubart mit größerem Gehalt an tonigen, also weniger aggressiven Bestandteilen, sowie von Steinkohlenstaub und Ruß hatte eine schwerere tuberkulöse Erkrankung bei den ihr unterworfenen Tieren zur Folge als bei den auf die gleiche Weise infizierten staubfreien Tieren. Dieser ungünstige Einfluß der genannten Staubarten trat unter verschiedenen mit nach verschiedener Richtung variierten Versuchsbedingungen mit großer Regelmäßigkeit zutage. In den vergleichenden Versuchen war eine ziemlich konstante Reihenfolge hinsichtlich der graduellen Verschiedenheit des schädigenden Einflusses der einzelnen Staubarten wohl zu erkennen. Obwohl die für diese vergleichende Beobachtung in Frage kommenden Tiere vielleicht etwas wenig zahlreich sind, so bieten doch unsere Versuche sicherlich manche Anhaltspunkte dafür, die einzelnen Staubarten nach dem Grade, in welchem sie die Ansiedlung und Ausbreitung der experimentellen Tuberkulose beförderten, folgendermaßen absteigend einzustufen: Porzellanstaub I, Porzellanstaub II, Kohlenstaub, Ruß. An den Anfang dieser Skala käme nach den Leipziger Erfahrungen noch der Stahlschleifstaub zu stehen.

Die Ergebnisse unserer Versuche über Staubinhalation allein sprechen hinsichtlich des biologischen Charakters der beiden Porzellanstaubarten und des Kohlenstaubes ebenfalls für die Richtigkeit der
obigen Annahme.

Der Kalkstaub hat in unseren Versuchen eine fast entgegengesetzte Wirkung entfaltet. Die tuberkulöse Infektion der Kalktiere
hat zum Teil den gleichen, zum Teil aber einen deutlich günstigeren Verlauf genommen als die staubfreien Kontrollen. Die Annahme scheint
wohl begründet, daß bei noch länger fortgesetzter Einwirkung der Kalkstaub noch regelmäßiger eine tuberkulosehemmende Wirkung gezeigt
haben würde.

Unsere Befunde stimmen sowohl mit den Ergebnissen der Statistik wie der bisherigen experimentellen Arbeiten in vielen Punkten
überein.

Auf die Übereinstimmung zwischen der gewerbehygienischen Beurteilung des Stahlschleifstaubes und unseren diesbezüglichen
Versuchsergebnissen wurde schon hingewiesen. Die Tatsache der
höchstgefährlichen Wirkung des Stahlschleifstaubes steht
seit langem fest und wird durch unsere Versuche nur erneut be-
kräftigt.

Was die Ansicht über die gesundheitliche Bedeutung des Porzellanstaubes angeht, so ist zunächst festzustellen, daß derselbe allgemein
nicht zu den gefährlichen Staubarten, zu denen die meisten Autoren den
Stahlschleifstaub zählen, gerechnet wird. Im übrigen herrschen jedoch
über die Natur des Porzellanstaubes, wie wir oben gesehen haben, sehr
widersprechende Ansichten. Gewissen in Porzellanfabriken zur Verstäubung gelangenden Mineralien wie Quarz und Feldspat, hat man allerdings nie ihren gefährlichen Charakter abgesprochen. Dagegen haben
einige Autoren die Behauptung aufgestellt, daß der weitaus größere Teil
des in der Porzellanfabrikation vorkommenden Staubes ohne nachteiligen Einfluß auf die Gesundheit der Arbeiter sei. Andererseits fallen
sehr gewichtige Stimmen, wie die von Koelsch, für die Richtigkeit der
Auffassung in die Wagschale, daß die Mehrzahl der Porzellanarbeiter
gefährlichen Staub inhaliert. Die literarische Untersuchung über die
hygienischen Verhältnisse in der Porzellanindustrie führte uns zu der
Ansicht, daß Staubbelästigung und Tuberkulosegefährdung der Porzellanarbeiter in direktem Zusammenhang stehen. Unsere Versuchsergebnisse
bestärken uns in dieser Annahme. Nicht nur der bei der Zerkleinerung
der als gefährlich bekannten Rohmaterialien sondern auch der bei Verarbeitung der fertigen Porzellanmasse entstehende Staub, wie wir ihn
in dem in unseren Versuchen verstäubten Porzellanstaub I vor uns hatten,
ist offenbar von durchaus nachteiligem Einfluß auf die Ansiedlung und
Ausbreitung der Tuberkulose in der Lunge. Derartiger Staub, dessen
Teilchen infolge des vorausgegangenen Glühprozesses aus „verglastem
Silikat" bestehen, steht übrigens durch verschiedene Eigenschaften
(Kieselsäuregehalt, Scharfkantigkeit, Härte, spezifisches Gewicht, Löslichkeitsverhältnisse) den als gefährlich bekannten Gesteinstaubarten

(Granit) sehr nahe. Auch bei der Inhalation durch Tiere hat derselbe, wie wir gesehen haben, ähnliche Folgeerscheinungen ausgelöst, wie sie für die letzteren beschrieben worden sind. (Akute Silikosis im Sinne von Watkins-Pitchford.) Wir sind somit berechtigt, einen Porzellanstaub von derselben oder ähnlicher Zusammensetzung wie die des in Rede stehenden zu den gesundheitsschädlichen zu rechnen, zu dessen Bekämpfung in den entsprechenden Betrieben das Möglichste getan werden muß.

Weniger schädlich ist nach unseren Versuchen der Staub, welcher gewöhnlich in der Luft aller Räume einer Porzellanfabrik gefunden wird und sich aus solchen Elementen zusammensetzt wie der von uns verwendete Porzellanstaub II. Vollrath bemerkt über diese Staubart, daß die darin vorkommenden Silikatkristalle durch den jahrtausendelangen Verwitterungsprozeß ihre ursprüngliche Form eingebüßt, an Härte und Gefährlichkeit verloren und vermutlich kolloidartige Eigenschaften angenommen haben. Da dieser Staub im Mikroskop nur vereinzelte eckige Gebilde erkennen läßt, die von „den sicher gutartigen, harmlosen anderen Staubteilchen stark überdeckt werden", nimmt Vollrath an, daß er für den menschlichen Organismus „nicht unbedingt verletzend" wirkt. Noch günstiger beurteilt Leymann die in Rede stehende Staubart, indem er, von der offenbar irrigen Ansicht ausgehend, daß der größte Teil der Porzellanarbeiter „fast nur mit dem weichen Gipsstaub und mit Kaolin- oder Tonstaub in Berührung käme", eine verletzende Wirkung derselben auf die Atmungswege für ausgeschlossen hält. Kölsch hat demgegenüber wohl mit Recht hervorgehoben, daß durchaus mit einer schädlichen Wirkung auch des Kaolinstaubes gerechnet werden muß. Unsere Versuchsergebnisse sind ein weiteres Argument für die Richtigkeit dieser Ansicht. Wir kommen somit zu dem Schluß, daß in der Porzellanindustrie zwar Staub von verschieden gefährlichem Charakter auftritt, daß aber keine dieser Staubarten als völlig harmlos angesehen werden darf.

Der Steinkohlenstaub wird in der Literatur im allgemeinen als harmloser als die meisten anderen Staubarten bezeichnet. In dieser Hinsicht stimmen die Ergebnisse unserer Versuche somit mit den bisher vorherrschenden Ansichten überein. Als vollkommen indifferent oder gar als tuberkulosehemmend, wie von einigen Seiten angenommen wird, hat sich der Kohlenstaub dagegen in unseren Versuchen nicht erwiesen. Diese sprechen vielmehr dafür, daß die von Lindemann u. a. vertretene Auffassung zu Recht besteht, wonach die relative Seltenheit der Tuberkulose unter den Kohlenbergleuten auf der sorgfältigen Berufsauslese, frühen Invalidisierungsmöglichkeit dieser Arbeiterklasse und anderen äußeren Momenten beruht. Im Einklang hiermit stehen die Mitteilungen, daß andere Berufsklassen, die ebenfalls mit Kohlenstaub zu tun haben, aber nicht die Vorzugstellung der Bergarbeiter teilen, wie Kohlenablader (Teleky, Ascher u. a.) nicht so günstig dastehen wie die ersteren.

Der Ruß steht hinsichtlich seiner biologischen Wirkung in unseren Experimenten dem Kohlenstaub, trotz der viel größeren morphologischen Aggressivität des letzteren, sehr nahe. Im Einklang hiermit stehen namentlich die statistischen Untersuchungen und die Tierexperimente Aschers, welche ihn übereinstimmend zu dem Ergebnis geführt haben, daß der Ruß einen nachteiligen Einfluß auf die Gesundheit ausübt und speziell die Widerstandsfähigkeit gegen die Tuberkulose verringert.

Auch fast alle übrigen tierexperimentellen Untersuchungen über diesen Gegenstand haben entweder ergeben, daß Steinkohlenstaub und Ruß der Tuberkulose Vorschub leisten (Willis, Bartel und Neumann, Cesa-Bianchi), oder wenigstens, daß sie keine Schutzwirkung gegen die Tuberkulose entfalten (Cornet). In vitro konnte eine bakterizide Fähigkeit der Kohle nicht festgestellt werden (Wainwhright und Nichols, Papasotiriu). Die gegenteiligen Ergebnisse der Inhalationsversuche von Wainwhright und Nichols fallen bei der allzu geringen Zahl der dabei verwendeten Tiere wohl kaum ins Gewicht. Denken wir ferner daran, daß Versuche, die Inhalation von Kohlenstaub therapeutisch auszunutzen, wie sie von Lewin mitgeteilt worden sind, einen ungünstigen Erfolg gehabt haben, so müssen wir sagen, daß die Annahme eines nachteiligen Einflusses der Einatmung von Kohlenstaub und Ruß auf den menschlichen Organismus vielfach gestützt ist, daß aber ein heilsamer Effekt dieser Staubarten im Sinne eines Tuberkuloseschutzes mindestens durchaus unbewiesen ist. Die im allgemeinen unbestreitbar recht günstigen gesundheitlichen Verhältnisse der Kohlenstaubarbeiter lassen sich durch die oben erwähnten Momente im Verein mit der im Vergleich mit anderen Staubarten relativen Gutartigkeit des Kohlenstaubes genügend erklären. Für Staubarten, die wie der Kohlenstaub sich der indifferenten Grenzlinie in der Gefährlichkeitsskala der Gewerbestaube nähern, gilt offenbar die Bemerkung Lehmanns, daß Ernährung, Wohnung, Konstitution und Infektionsmöglichkeit weit wichtiger für den Gesundheitszustand der betreffenden Arbeiter sind als die Staubinhalation.

Der Kalkstaub wird, wie wir bei der Besprechung der einzelnen Staubarten ausgeführt haben, viel einheitlicher beurteilt als der Porzellanstaub, Kohlenstaub und Ruß. Fast alle Autoren sind sich einig darin, diese Staubart als vollkommen harmlos, wenn nicht sogar mit heilsamen Eigenschaften ausgestattet, anzusehen. Schon diese weitgehende Einstimmigkeit des Urteils spricht dafür, daß der Kalkstaub unter den bisher abgehandelten Gewerbestauben als der gutartigste anzusehen ist. Auch die bisherigen experimentellen Untersuchungen über den Einfluß des Kalkstaubes auf die Gesundheit, im besonderen auf die Widerstandsfähigkeit gegen die Tuberkulose, haben keine nachteiligen Wirkungen desselben festgestellt. Dagegen ist für die von vielen angenommene tuberkulosehemmende Wirkung des Kalkstaubes ein einwandfreier experimenteller Nachweis noch nicht erbracht worden. Unsere Versuche bieten mancherlei Anhaltspunkte dafür, daß ein derartiger günstiger Einfluß des Kalkstaubes besteht. Indessen scheint es, daß sich derselbe nur nach sehr lange fortgesetzter Inhalation des Staubes, wie sie unter beruflichen Verhältnissen stattfindet, deutlich geltend machen kann.

Wir kommen zu dem Schluß, daß unsere Versuchsergebnisse im großen und ganzen sich mit den bisherigen Erfahrungen gut in Einklang bringen lassen. Die bestehenden Widersprüche, wie sie in dem literarischen Teil der vorliegenden Arbeit zur Sprache gekommen sind, fallen sicherlich zum großen Teil den Mängeln der Statistik zur Last. Wie wir schon früher bemerkten, sollte die experimentelle Forschung berufen sein, zur Entscheidung der schwebenden Fragen den Ausschlag zu geben. Dagegen erheben sich nun Einwände wie sie z. B. Gebecke in seiner Kritik der Ascherschen Versuche geäußert hat. Er schreibt unter anderem: „Auch einwandfrei wiederholt, würden solche Experimente schwerlich den Beweis für die gesundheitsschädliche Rolle des Rauches erbringen können, den Ascher liefern wollte". Es handelt sich bei den menschlichen Lungen doch zweifellos, wenn überhaupt, dann nur um ganz allmähliche chronische Wirkungen. Rubner sagt treffend: „Den Faktor oft wiederholter Schädigungen und den Faktor Zeit, d.h. langdauernde Schädigungen, kann man im Experiment nicht durch die Erhöhung der Stärke der Einwirkung kompensieren, wie es so oft geschieht. Fast immer verfallen Experimentatoren in den Fehler, daß sie an Stelle der Frage nach den chronischen Wirkungen kleinster Stoffmengen einen kurzen Vergiftungsversuch mit großen Dosen setzen."

Wir haben schon früher erwähnt, daß alle die Bedingungen, welche für die Staubarbeiter in Frage kommen, im Experiment natürlich nicht berücksichtigt werden können. Wenn jedoch, wie wir gesehen haben, mehrere Staubarten im Experiment bei einigermaßen gleichmäßiger quantitativer Regulierung der Inhalation und auch unter gleichen sonstigen Bedingungen, die in verschiedener Weise variiert worden sind, wiederholt gleich verschiedene Einflüsse zeigen, so dürfte diese Tatsache doch zu bestimmten Schlüssen berechtigen. Es ist jedenfalls nicht einzusehen, warum diese Staubarten nicht auch beim Menschen die gleiche Verschiedenheit ihrer gut- oder bösartigen Eigenschaften zeigen sollten wie im Tierversuch. Über das Maß der Gefährdung der Arbeiter durch diese Staubarten läßt sich dagegen auf Grund unserer Versuche nichts Bestimmtes sagen. Wie schon mehrfach betont wurde, ist für manche Verhältnisse anzunehmen, daß der Einfluß des Berufsstaubes hinter anderen Momenten vollkommen zurücktritt, wenn auch die Tatsache der nachteiligen Wirkung desselben immer bestehen bleibt.

Was betreffs der Schädlichkeit der einzelnen Staubarten aus unseren Untersuchungen gefolgert worden ist, dürfte allgemein nur für eine kürzere bis mittlere Dauer beruflicher Staubinhalation Geltung haben. Wie von verschiedenen Autoren (Koelsch, Fränkel u. a.) hervorgehoben worden ist, können die wechselseitigen Beziehungen zwischen Staub und Tuberkulose eine Wandlung erfahren, wenn die Lunge infolge langjähriger

Staubeinatmung bereits stärker alteriert ist. Allerdings werden die gefährlichsten Staubarten wie Stahlschleifstaub und Granitstaub, wie auch die Statistik lehrt (Hoffman), wohl unter allen Umständen einen schädlichen Einfluß auf die Lunge beweisen. Bei dem Porzellanstaub, dem Kohlenstaub und anderen scheint dagegen nach langjähriger Inhalation die Lungentuberkulose einen milderen und exquisit chronischen Verlauf zu nehmen. Experimentell ist diese Erfahrungstatsache bisher noch nicht nachgeprüft worden. Wenn indessen auch in der Tat eine solche — um die Worte Engels anzuwenden — „sozusagen konservierende Rückwirkung der Staublungenveränderungen auf den Verlauf der komplizierenden Tuberkulose" angenommen werden darf, so dürfte sich auf Grund dessen das Urteil über die Gefahren der beruflichen Staubinhalation kaum ändern, da die Erhöhung der Tuberkuloseempfänglichkeit in den früheren Stadien der Pneumonokoniose ohne Zweifel von ausschlaggebender Bedeutung für die gesundheitlichen Verhältnisse der betreffenden Berufe ist.

Wir kommen nunmehr dazu, auf Grund unserer Untersuchungen zu der vielerörterten Frage Stellung zu nehmen, worin der ungünstige Einfluß der schädlichen Staubarten auf die Lungentuberkulose eigentlich besteht. Die Annahme der Erzeugung eines „locus minoris resistentiae" (Cesa-Bianchi), die Verletzungshypothese usw. befriedigen nach unserer Ansicht nicht. Hiergegen spricht unter anderem die von Gye und Kettle angeführte Tatsache, daß der Staub alsbald nach der Inhalation phagozytiert wird, und die in Zellen eingeschlossenen Staubteilchen kaum verletzend wirken können. Auch die Schädigung der Bronchialschleimhaut und ihrer natürlichen Abwehrvorrichtungen kann nicht die wesentliche Ursache der Erhöhung der Tuberkuloseempfänglichkeit durch die Staubeinatmung sein. Die klinische Erfahrung lehrt, daß Bronchitiker an sich nicht in erhöhtem Maße tuberkulosegefährdet sind. Auch aus unseren Versuchen scheint sich ein Argument gegen obige Auffassung zu ergeben, nämlich aus der wiederholt gemachten Beobachtung, daß die am längsten der Inhalation von schädlichem Staub (Porzellanstaub I) ausgesetzten Tiere der tuberkulösen Infektion zuerst zum Opfer fielen, obwohl der Zustand der Schleimhaut des Respirationstraktus sich nach Ablauf der ersten Inhalationswochen kaum weiter veränderte. Die Verringerung der Widerstandsfähigkeit gegen die Tuberkulose scheint hiernach anfangs in einem direkten Verhältnis zu der Menge des in der Lunge angesammelten Staubes zu stehen.

Von verschiedener Seite wird angenommen, daß die indurativen Veränderungen der Staublungen das tuberkulosebefördernde Moment darstellen. Diese Annahme scheint uns aus mehreren Gründen nicht das Richtige zu treffen. Zunächst besteht, wie Engel hervorhebt, nicht einmal Einigkeit darüber, ob die tuberkulöse Infektion zeitlich und ursächlich der Ausbildung der koniotischen Prozesse folgt oder gerade das Umgekehrte der Fall ist. Ferner ist nach verschiedenen Autoren, wie wir oben erwähnt haben, die Empfänglichkeit der Lunge für die Tuber-

kulose in den Frühstadien der Koniose viel größer als bei deren voller
Ausbildung.

Zur Aufklärung der vorliegenden Frage sind dagegen die im Anfang
dieser Arbeit besprochenen Untersuchungen von Mavrogordato u. a.
englischen und amerikanischen Forschern heranzuziehen.

Nach Mavrogordato und Haldane sind die gefährlichen Staubarten diejenigen, welche sich wie die reine kristallisierte Kieselsäure in
der Lunge festsetzen. Nach dem ersteren ist die hierbei vor sich gehende
Verlegung der Lymphbahnen als die Ursache der erhöhten Empfänglichkeit der Lunge für Infekte anzusprechen. Die Ursache, weshalb gewisse Staubarten so schwer aus der Lunge ausgeschieden werden, braucht
hier nicht berührt zu werden. Jedenfalls scheint deren Gehalt an
Kieselsäure nach den zahlreichen hierüber angestellten Untersuchungen
dabei eine gewisse Rolle zu spielen.

Die in unseren Versuchen gemachten Beobachtungen stimmen mit
denen von Mavrogordato gut überein. Wir bemerkten bereits, daß
unser Porzellanstaub I ein ähnliches Verhalten zeigte wie die gefährlichen
Gesteinstaubarten in den Experimenten des genannten Autors, sich
schneller anhäufte, viel langsamer eliminiert wurde usw. als die übrigen
Staubarten, welche sich etwa so verhielten wie die „harmlosen" Staube
(Kohlenstaub, Tonschieferstaub) Mavrogordatos. In den Infektionsversuchen zeigte der gleiche Staub stets auch einen deutlich ungünstigeren Einfluß auf den Verlauf der Tuberkulose.

Ein ähnlicher Unterschied in dem Einfluß „trägen" Staubes im Sinne
von Mavrogordato und leichter eliminierbaren Staubes auf die experimentelle Tuberkulose geht aus den Versuchen von Gardner und von
Willis hervor. Der erstere fand, daß die Lunge seiner mit Granitstaub
behandelten Tiere und die staubfreien Kontrollen an einer tuberkulösen
Infektion im Verhältnis von etwa 100:15 erkrankten. Der letztere stellte
in seinen Kohlenstaubversuchen ein solches Verhältnis von 3:2 fest.

Gye und Kettle ziehen bei Besprechung ihrer Versuche als Ursache
für die durch Kieselsäure und Kohle beförderte Invasion des Tuberkelbazillus neben einer vermehrten Vulnerabilität des Gewebes die Verlegung der Lymphbahnen in Betracht.

Nach alledem scheint uns die Fränkelsche Hypothese von der Herab-
setzung der Widerstandsfähigkeit des Lungengewebes gegen Infektionen
durch Beeinträchtigung der Lymphzirkulation zur Erklärung der besprochenen Staubwirkungen von der größten Bedeutung zu sein.

A. Fränkel faßt die Beziehungen zwischen Pneumonokoniose und
Tuberkulose so auf, daß die erstere außer bei der diffusen tuberkulösen
Lungeninduration gewöhnlich den Primärprozeß darstellt, und daß die
begünstigende Wirkung der Staubinhalation auf verschiedenen Momenten beruht. Unter diesen räumt er der durch die Staubanhäufung
bewirkten Verlegung eines Teiles der Lungenlymphbahnen eine besonders wichtige Rolle ein, da dieselbe ein schnelles Fortschaffen der in
die Lunge eingedrungenen Keime durch die Lymphzirkulation und
ihre Vernichtung an entfernteren Stellen verhindere. Diese Theorie

sucht er durch die auch von Thorel beobachtete Tatsache zu stützen, daß die tuberkulöse Neubildung hauptsächlich an solchen Stellen angetroffen wird, an welchen die Staubdeposita fehlen, ferner durch die Angabe Merkels, daß sich bei Lungensiderose in den Bronchialdrüsen niemals Tuberkelbazillen fanden. Ein Übermaß von Staubanhäufung soll nach Fränkel die Entwickelung und Ausbreitung der Lungentuberkulose hindern, ein mäßiger Grad sie umgekehrt fördern.

Dafür, daß in unseren Versuchen die Behinderung der Lymphdrainage durch den Staub eine Rolle bei der Beförderung der Tuberkulose durch denselben gespielt hat, sprechen auch die schon erörterten Beobachtungen an den Bronchiallymphknoten, die mit den oben erwähnten Befunden von Merkel übereinstimmen. Jedenfalls dürften derartige Lymphstauungen nicht erst nach Ausbildung fibröser Prozesse sondern schon in frühzeitigen Stadien der Staubinhalation auftreten. Wie wir in Übereinstimmung mit Willis u. a. beobachten konnten, werden die Tuberkelbazillen durch den Lymphstrom an dieselben Stellen verschleppt wie die Staubteilchen. Auch Gardner bemerkt, daß die beiden schädigenden Elemente, der Staub und die Tuberkelbazillen, sich an den gleichen Stellen ansammeln und hier ihren schädlichen Einfluß vereinigen. Es ist wohl sicher, daß das lymphatische System der Staublunge seiner Aufgabe, eingedrungene Krankheitserreger zu entfernen, nicht mehr in dem Maße gerecht werden kann wie das der staubfreien Lunge.

Für die Richtigkeit der alten Fränkelschen Theorie, welche bereits durch die erwähnten amerikanischen Untersucher erneut gestützt worden ist, haben sich somit aus unseren Versuchen weitere Argumente ergeben. Der von Fränkel angenommene Umschlag der Staubwirkung von einer Beförderung der Tuberkulose in eine Hemmung derselben in den späteren Stadien der Staubinhalation, der die nicht einhellige gewerbehygienische Beurteilung derselben Staubart, wie wir sie in der Porzellanstaubliteratur vorgefunden haben, hinreichend erklären dürfte, beruht nach ihm auf einer völligen Verödung der Lungenlymphbahnen. Dieses spät eintretende günstige Moment darf aber, wie wir schon bemerkt haben, nicht Veranlassung sein, die betreffende Staubart deshalb als an sich weniger gefährlich anzusehen. Die Folgerungen übrigens, welche Fränkel an die Tatsache knüpft, daß die tuberkulös erkrankten Lungenteile weniger Staub aufweisen als das gesunde respiratorische Gewebe, Folgerungen, wie sie ähnlich auch De la Camp und in gewissem Sinne auch Rosenfeld gezogen haben, scheinen uns nicht in allen Fällen berechtigt zu sein. Vielmehr lassen sich solche Befunde nach unseren Versuchsbeobachtungen auch dadurch erklären, daß unter Umständen in den tuberkulösen Partien eine erhöhte Entstaubung vor sich gegangen ist.

Es erhebt sich nun die Frage nach der Erklärung der sich zu den bisher erörterten umgekehrt verhaltenden Staubwirkungen auf die

Tuberkulose, wie sie für den Kalkstaub angenommen werden und auch in unseren Versuchen bei demselben beobachtet wurden.

Die Gutartigkeit des Kalkes darf wohl in der Hauptsache dadurch erklärt werden, daß er sich in den Gewebssäften löst und infolgedessen keinen schädlichen mechanischen Einfluß entfaltet. Die Kalkinhalation befördert ferner, wie wir gesehen haben, die Verkalkung der tuberkulösen Herde. Die hierdurch erfolgende Immobilisierung der Bazillen kann wohl als eine der Grundlagen einer heilsamen Wirkung der Kalkinhalation angesehen werden. Daneben spielen aber vielleicht noch andere Momente wie chemische Einflüsse eine Rolle.

Aus unseren Untersuchungen möchten wir für die Gewerbehygiene zunächst die Folgerung herleiten, zu den nicht gleichgültigen Staubarten auch den Porzellanstaub, Kohlenstaub und Ruß zu rechnen. Die Gefahren, welche von den beiden letzteren Staubarten drohen, brauchen allerdings, wie ja auch die bisherige Erfahrung gelehrt hat, nicht besonders hoch eingeschätzt zu werden. Der Porzellanstaub ist hingegen als eine bedenkliche Gefahrenquelle anzusehen. Es ergibt sich hieraus die Forderung, die Gefährdung der Arbeiter durch die genannten Staube durch die zur Verfügung stehenden Bekämpfungsmaßnahmen weitmöglichst zu verringern. Diese Forderung wird sicherlich in den meisten Betrieben in zufriedenstellendem Maße erfüllt. Dennoch ist ohne Zweifel, besonders bei den so ausgesprochen gesundheitsschädlichen Gewerbestaubarten wie dem Stahlschleifstaub für manche Verhältnisse noch eine weitere Vervollkommnung der Staubabwehr wünschenswert. Besondere Sorgfalt muß den konstitutionell minderwertigen Individuen gewidmet werden. Es dürfte berechtigt sein, die Forderung aufzustellen, solche besonders gefährdete oder bereits tuberkulös erkrankte Personen möglichst wenig sowohl in der Porzellanindustrie wie im Kohlenbergbau entgegen der Auffassung mancher Autoren (Harms und Holtzmann u. a.) zu beschäftigen, wie dies ja auch von namhaften Kennern der entsprechenden Verhältnisse (Koelsch, Lindemann) schon betont worden ist.

Da gewisse Ansichten über den Einfluß der Inhalation von Porzellanstaub und Kohlestaub auf die Lungentuberkulose zu therapeutischen Folgerungen geführt haben, scheint es uns angebracht, darauf hinzuweisen, daß dieselben offenbar einer Revision bedürfen. Namentlich die von verschiedenen vertretene Staubinhalationstherapie mit Kieselsäure- und Kohlepräparaten scheint uns theoretisch von fraglichem Wert.

Aus dem Studium der Literatur über die Wirkung des Kalkstaubes und aus unseren experimentellen Beobachtungen glauben wir annehmen zu dürfen, daß der Kalkstaub nur eine geringere gewerbehygienische Bedeutung hat, und eine erhöhte Tuberkulosegefährdung durch denselben wohl so gut wie ausgeschlosen ist. Die Erfahrungen über den Kalkstaub bieten im Gegensatz zu denen über Kieselsäure und Kohle Anhaltspunkte dafür, daß das Kalzium mit Recht therapeutische Verwendung finden darf.

Literatur.

Albrecht: Handbuch der prakt. Gewerbehygiene. Berlin 1896; Arch. f. Hyg. (Herausgeg. v. J. Forster, Fr. Hoffmann, M. v. Pettenkofer, M. Rubner) Bd. 21 1894.

Alessandrini u. Scala: Beitr. zur Ätiologie und Pathogenese der Pellagra. Zeitschr. f. Chemoth. u. verw. Geb. Bd. 2, Hf. 2/4. 1914 (zit. nach Roth).

Arlidge: The hygiene, diseases and mortality of occupations. Spec. reprint New Yersey, London 1892. — Ders.: Brit. med. journ. 1876. 14/10.

Arnold, J.: Untersuchungen über Staubinhalation und Staubmetastase. Leipzig 1885. (Mit großem Literaturverzeichnis.)

Arens: Arch. f. Hyg. 1894.

Ascher: Über den Einfluß des Rauches auf die Atmungsorgane. Stuttgart 1905. — Die Einwirkungen von Rauch und Ruß auf die menschliche Gesundheit. Dtsch. med. Wochenschr. 1909. S. 585.

Bachmeister: Verhandl. d. 20. dtsch. Kongr. f. inn. Med. Wiesbaden 1911. Nr. 27. — Ders.: Dtsch. med. Wochenschr. 1911. Nr. 27. — Ders.: Mitt. a. d. Grenzgeb. d. Med. u. Chirurg. 1911. Bd. 23.

Bartel: Wien. klin. Wochenschr. 18. Jahrg. 1905.

Bartel u. Neumann: Wien. klin. Wochenschr. 1906.

Bauer, Steph.: Gesundheitsgefährliche Industrien. Jena: Gust. Fischer.

Bäumler: Lungenveränderung bei Staubeinatmung. Oberrhein. Ärztetag, 2. Juli 1908. Ref. Münch. med. Wochenschr. 1909. Nr. 10.

Beattie, J. M.: Dust diseases, Your State, Med. 1916. 33.

Beck: Über die Veränderung der Lungen bei Steinmetzen. Inaug.-Diss., Würzburg 1895.

Beddoes, T.: Essay on the causes, early signs and prevention of pulmonary consumption. London 1799.

Beintker: Chem. biol. Wirkung des Fabrikstaubes. Ref. Zentralbl. f. g. Hyg. 1924. Nr. 4.

Beitzke: Häufigkeit, Herkunft und Infektionswege der Tuberkulose beim Menschen. Ergebn. d. allg. Pathol. u. pathol. Anat. Jahrg. 14, 1. 1910. — Ders.: Über die Infektionswege der Tuberkulose. Zeitsch. f. Tuberkul. Bd. 37, H. 6.

Benjamin: Die Tuberkulosesterblichkeit der Bergarbeiter vor und nach dem Kriege. Zeitschr. f. Hyg. u. Infektionskrankh. Bd. 104, Hf. 1/2. 1925.

Bocime: Gewerblicher Staub und seine Bekämpfung. Zeitschr. f. d. ges. Hyg. Bd. 6, H. 6, 24.

Boettcher: Über Lungenmelanose. 1869.

Boens-Boissau, Bruxelles: Traité pratique des maladies, des accidents et des difformités des houilleurs.

Bogner: Krankheits- und Sterblichkeitsverhältnisse bei den Porzellanarbeitern in Deutschland, insbesondere im Bezirk Selb-Rehau in Bayern. Bd. 41. 1909.

Böhme, A.: Staubkrankh. der Bergarbeiter im Ruhrkohlengebiet. Zeitschr. f. d. ges. Hyg. 1925. 3.

Böhme: Chem. Untersuchungen an pneumonokon. Bergarbeiterlungen. Klin. Wochenschr. Jahrg. 3, Nr. 42. 1924. — Ders.: Dtsch. med. Wochenschr. 1921. S. 976. — Ders.: Fortschr. a. d. Geb. d. Röntgenstr. 29. — Ders.: Verhandl. d. dtsch. Kongr. f. inn. Med. Wiesbaden 1911. Nr. 27.

Bossmann: Über die Einwirkung der Metallstaubinhalation auf die Gesundheit. Friedreichs Blätter Bd. 35. 1884.

Boulland: Sur l'influence des poussieres de kaolin sur la tuberculose des porcelainiers. Congr. de la tuberculose.

Brezina: Gewerblicher Staub und seine Bekämpfung. (Unter Berücksichtigung der Literatur vorzugsweise seit 1912.). Zeitschr. f. d. ges. Hyg. Bd. 6. 1924.

Briscoe, Y. C.: An Experimental Investigation of the Phagocytic Action of the alveolar Cells of Lung. Journ. pathol. and bacteriol. 1908. 12, 66.

Broch, E.: Beziehungen zwischen Steinhauerlunge und Lungentuberkulose. Med. Klinik 42, 3, 464. 1924.

Brockmann: Die metallurgischen Krankheiten des Oberharzes. Osterode a. H.: A. Sorge 1851.

Brunk: Ulcère semple de l'estomac chez les tourneurs en porcelaine. Nr. 70.

Bruyant: Compt. rend. des séances de la soc. de biol. Bd. 71, S. 143. 1911.

Bubbe: De spodone Hippocratico lapicidarum Seebergensium haemoptysin et phthisin pulmonalem, vulgo „Seeberger Steinbrecherkrankheit“, praecedente Inaug.-Diss. Halle 1721.

Buhl: Lungenentzündung, Tuberkulose und Schwindsucht. 1873. — Ders.: Mitt. a. d. pathol. Inst. zu München.

Bull. de l'acad. royal de méd. de Belgique Bd. 6. Nr. 4. 1864. Bd. 7. Nr. 2, 3 u. 5. 1864.

Burq: De la cause des dangers intérents à la profession de porcelainier. Gaz. des hop. civ. et milit. 1891. Nr. 107. — Ders.: De la cause des dangers inhérents à la professien de porcelainier. Ebenda 1881. Nr. 107.

Bürger: Die Beziehungen der Tuberkulose zu der Anthrakose. Marburg 1903.

Calvert, Holland: Inhalation of gritty and metallic particles. Ref. Cannstatts Jahresb. 1843.

Calwer: Die Berufsgefahren der Steinarbeiter. Rixdorf 1901.

De la Camp: Lungenentzündungen. Im Kraus-Brugsch, Pathologie u. Therapie Bd. 3. Berlin u. Wien: Urban u. Schwarzenberg 1922.

Castellvi: Kalkbehandlung der Lungentuberkulose. Gaz. med. Catal. 1909. September.

Cesa-Bianchi: Staubinhalation und Lungentuberkulose. Exp. Untersuchg. Zeitschr. f. Hyg. u. Infektionskrankh. Bd. 73. 1913.

Christ, A.: Frankf. Zeitschr. f. Pathol. Bd. 29. H. 3. 1924.

Clapier: Journ. de méd. 1763. Quoted from Thomas Joung.

Claissé et Josué: Recherches expériment sur la Pneumonokoniose. Arch. de méd. exper. et d'anat. pathol. 9. 2. 1897. Ref. Hyg. Rundschau. VII. 1897.

Cobbet: Journ. of pathol. a. bacteriol. Bd. 14. 1910.

Collis, E. L.: Industrial pneumonokoniosis with special reference to dust phthisis. Milroy lectures 1915.

Collis: Publ. Health 1915. 28, 292.

Confield: Staub- und Lungenschwindsucht. Med. record 36.

De Crocq: De l'anthracose pulmonaire. Ebenda 1862.

Cummins: The Anti-Bactericidal Properties of Colloidal Silica. Brit. journ. of exp. pathol. Bd. 3. Nr. 10. 1922.

Czimatis: Neuere Erfahrungen betreffend die Staubverhütung im Gewerbebetriebe. XII. internat. Kongr. f. Hyg. u. Demogr. 1907.

Dale, T. N.: The granite of Vermont. U. s. G. S. bull. 404.

Deperet-Muret: Maladie des ouvriers porcelainiers de Limoges. Bull. de la soc. de méd. de la Haute-Vienne 1855. Congr. scient. de France. Proces-Verbaux et memoires. Limoges 1860.

Der Straßenstaub und seine Bekämpfung. Broschüre zu Ausführungen auf Naturforscher- u. Ärzteversamml. Salzburg.

Derewenko, W. N.: Arb. a. d. pathol.-anat. Inst. Tübingen Bd. 7. 1911.

Dirksen, E.: Arch. f. Hyg. 47.

Domagk: Patholog.-anatom. Untersuch. bei der Anaphylaxie. Verh. d. Dtsch. path. Ges. Würzburg. 1925. — Ders.: Untersuchungen über die Bedeutung des reticulo-endothelialen Systems für die Vernichtung von Krankheitserregern. Virchows Arch. f. pathol. Anat. u. Physiol. Bd. 253. H. 3. 1924. — Ders.: Bei der Eclampsie auftretende Endothelveränderungen und ihre Bedeutung. Klin. Wochenschr. 1925. H. 21.

Drinker: Modern View upon the Development of Lung Fibrosis. Journ. of industr. hyg. Bd. 3, Nr. 10. 1922.

Duchesne: Des porcelainiers. Berne d'hyg. 1890.

Dürck: Über Gewerbekrankheiten (Vortrag). Sonderabdruck a. „Bayer. Industrie u. Gewerbeblatt". München 1898.

Enderlen: Experimentelle Untersuchungen über die Wirkung des Thomasschlackenstaubes auf die Lungen. Münch. med. Wochenschr. 1892. Nr. 49.

Eulenburg: Hdb. d. Gew.-Hyg. auf exp. Grundlage. Berlin 1876.

Fawell: Über Schleiferkrankheiten. Transact. of the prov. med. a. surg. assoc. Ref. Schmidts Jahrb. 1846.

Federath: Lungenkrankheiten unter den Bergleuten. Tuberk.-Kongr. 1899.

Feltz: Maladie des trailleurs de pierre. 1865.

Fenn: The Phagocytosis of solid Particles. Journ. of gen. physiol. Bd. 3. Nr. 5. 1922.

Findel: Vergl. Unters. über Inhalations- und Fütterungstuberkulose. Zeitschr. f. Hyg. u. Infektionskrankh. Bd. 57. 1907.

Fisac: En defensa de la immunidad de la caleros y ilseros para la tuberculosis. Rev. de hig. y de tubercul. 1908. 4, 44. — Ders.: Immunidad à la tuberculosis. Ebenda 1909. 5.

Forbes: Journ. of med. research 1909. 20, 45.

Fordan: Die Krankheiten der Arbeiter in den Staubfabriken.

Foot, N. C.: Journ. of med. research 1919. S. 353. — Ders.: Observations on the histogenesis of experimental tubercles in the lung of vitally stained rabbits. Read before the American Association of Pathologists and Bacteriologists. New York 1920. — Ders.: Studies on Endothelial Reactions. I. The Macrophages of the Loose Conective Tissue. Journ. of med. research 1919. 40, 353. II. Endothelial Cell in Experimental Tuberculosis. Journ. of exp. med. 1920. 32. 513. III. The Endothelium in Experimental Pulmonary Tuberculosis. Ebenda 533. IV. The Endothelium in Experimental General Miliary Tuberculosis in Rabbits. Ebenda 1921. 33, 271.

Forster: Die sogenannte Bergmannskrankheit. Tuberkul.-Kongr. 1899.

Fränkel, A.: Spezielle Pathologie und Therapie der Lungenkrankheiten. Berlin 1904.

Friedrich: Über die Erkrankungen der Mühlsteinschärfer und Mühlsteinhauer. Pester med. Presse 33. Jahrg. Nr. 9. 1897.

Froboese: Arch. f. Hyg. 95, H. 3/4.

Gardner, L. U.: Studies on the relation of mineral dusts to tuberculosis. I. The relatively early lesions in experimental pneumonokoniosis produced by granite inhalation and their influence on pulmonary tuberculosis. Americ. review of tubercul. 1920. 4, 734.

Gardner and Dworski: The Relatively Early Lesions Produced bei Inhalation of Marble Dust and their Influence on Pulmonary Tuberculosis. Amer. review of tubercul. Bd. 6, Nr. 9. November 1922.

Gebecke: Zur Beurteilung der Rauch- und Rußfrage. Zeitschr. f. Hyg. u. Infektionskrankh. Bd. 68.

General Report of the Miner's Phthisis Prevention Committee of South Africa, Pretoria. 1916. S. 133.

Gerhardt: Über Verkleisterung der Luftröhrenäste. Zentralbl. f. inn. Med. 1896.

Grab: Über die Immunität der Bevölkerung mit Kalkindustrie gegen Lungenschwindsucht. Prag. med. Wochenschr. 15.

General Report of the Miner's Phthisis Prevention. Committee Johannesburg, South Africa. 1916. Appendix 6, 81.

Goldmann: Die Hygiene des Bergmanns. Halle 1903.

Greenburg: Dust Inhalation and its Relation to Industrial Tuberculosis. Public Health reports. Bd. 40, Nr. 7. 1925.

Greenhow: Third Series of cases illustrating the pathology of pulmonary disease. London 1868.

Gregory: Case of peculiar black infiltration of the whole lungs resembling Melanosis. Edinburgh med. and surg. journ. Bd. 30. 1851.

Greiffenhagen: Über Inhalationspneumonien auf Thomasphosphatmühlen. Würzburg 1890.

Groedel: Therapie d. Gegenwart. März 1925.

Guillot: Arch. génér. de méd. Bd. 7. 1845.

Gye and Kettle: Silicosis and Miners Phthisis. Brit. journ. of exp. pathol. Bd. 3. 1922.

Gye and Purdy: The Poisonous Properties of Colloidal Silica. I The Effects of Parenteral Administration of Large Doses. II. The Effects of Repeated Intravenous Injections on Rabbits, Fibrosis of the Liver. Brit. journ. of exp. pathol. Bd. 3. 1922.

Hacker: Gipsstaub (Kalziumsulfat) als Heilmittel gegen Lungentuberkulose. Zeitschr. f. Tuberkul. Bd. 7. 1905.

Hahn: Vierteljahrschr. f. ger. Med. Bd. 36.

Haldane, J. S., Martin, J. S. and Thomas, R. A.: Report to the Secretary of State for the Home department on the Health of Cornish Miners. 1904. Scient. americ. Supplement, August 24. 1908.

Haldane, J. S.: Effects of Mine Dust Inhalation. Engineer. a. mining journ. 1918. 106, 475. — Ders.: Dust inhalation in mines. Scient. americ. Supplement Nr. 2225, Aug. 24. 1918.

Haldane: Report on the Health of Cornish Miners. London: Eyre u. Spottiswoode 1904 (zit. nach Gye and Kettle).

Halter: Über die Immunität von Kalkofenarbeitern gegen Lungenschwindsucht. Berlin. klin. Wochenschr. 1888. Nr. 36/38.

Hanna: Über den Kohlegehalt der menschlichen Lunge. Arch. f. Hyg. Bd. 30, S. 835.

Hamburger und Toyofoku: Über Immunität tuberkulöser Tiere gegen Tuberkulose-Inhalationsinfektion. Beitr. z. Klin. d. Tuberkul. Bd. 18, H. 1, S. 163—167. 1911.

Harms und Holtzmann: Zur Frage der Staubeinwirkung auf die Lungen der Porzellanarbeiter. Leipzig 1923.

Hart: Die anatomischen Grundlagen der Disposition der Lungen zu tuberkulöser Erkrankung. Lubarsch-Ostertag, Ergebnisse d. allgem. Pathol. Bd. 14, I. 1910.

Haythorn, S. R.: Some Histological Evidences of the Disease Importance of pulmonary Anthracosis. Journ. of med. research. 1913—1914. 24, 259.

Heubner, Wolfg.: Über Inhalation zerstäubter Flüssigkeiten. Zeitschr. f. d. ges. exp. Med. Bd. 10, S. 269. 1920.

Hesse: Gesundheits-Ingenieur 1908. 165.

Heymann und Freudenberg: Die Tuberkulosesterblichkeit der Bergarbeiter im Ruhrgebiet vor und nach dem Kriege. Zeitschr. f. Hyg. u. Infektionskrankh. Bd. 101, S. 245.

Hirt: Krankheiten der Arbeiter. Bd. 1. Breslau 1871.

Hoffmann, F. L.: Mortality from respiratory diseases in dusty trades. Bull. C. S. Dept. Labor Statistics. Nr. 231. Washington 1918.

Hoffman: The Problem of Dust Phthisis in the Granite Stone Industry. U. S. Bureau of Labour Statistics, Washington D. C. May 1922 (zit. nach Greenburg).

Holitscher: Die Krankheiten der Porzellanarbeiter. Weyls Handb. d. Arbeiterkrankheiten. Jena 1908.

In den gewerblichen Betrieben vorkommende Staubarten in Wort und Bild. Herausgegeben vom Vereine zur Pflege des gewerbehygienischen Museums in Wien. Wien 1892.

Idel: Über einen geheilten Fall von Lungentuberkulose und deren Beziehungen zur Pigmentinduration. Inaug.-Diss., Würzburg 1889.

Irvine, L. G. and Watt, A. H.: Miner's Phthisis. Transvaal med. journ. (now med. journ. S. Africa) 1912—1913. 8, 30.

Jänsch: Fortschr. a. d. Geb. d. Röntgenstr. 28.

Jehle: Die im Gewerbebetriebe vorkommenden Staubarten. 1892.

Joest und Emshoff: Studien über die Histogenese des Lymphdrüsentuberkels usw. Virchows Arch. f. pathol. Anat. u. Physiol. Bd. 210. 1912.

Johannes: Physikatarbeit 1895 Meiningen (zit. nach Vollrath).

Junghans: Wirkung der Staubeinatmung, übersetzt nach der Mitteilung von G. S. Haldane im Engineering u. mining. Journ., Zentralbl. f. Gewerbehyg. 1919. H. 10/11.

v. Jns: Experimentelle Untersuchungen über Kieselstaub-Inhalationen. Arch. f. exp. Pathol. u. Pharmakol. Bd. 5. 1876. — Ders.: Einige Bemerkungen über das Verhalten des inhalierten Staubes in den Lungen. Virchows Arch. f. pathol. Anat. u. Physiol. Bd. 73. 1878.

Kahle: Über die Beziehungen des Pankreas zum Kieselsäurestoffwechsel und Versuche über therapeutische Beeinflussung experimenteller Meerschweinchentuberkulose durch Kieselsäure-Darreichung. Beitr. z. Klin. d. Tuberkul. Bd. 47. 1921.

Kalkverlag G. m. b. H.: Verzeichnis von Kalk- und Mörtelschriften. Technisches u. Wirtschaftlich.

Kassenberichte d. Verbandes d. Porzellan- und verw. Arbeiter u. Arbeiterinnen. 1903—1907.

Katayama: Neue Versuche über die quantitative Absorption von Staub durch Versuchstiere. Arch. f. Hyg. Bd. 85. 1916.

Kern: Die Tuberkulose bei Steinhauern und Landwirten. Zeitschr. f. Tuberkul. Bd. 1. 1900.

Klehund: Zur Diagnose der Pneumonokoniosen. Beitr. z. Klin. d. Tuberkul. Bd. 46. 1921.

Klotz, O.: Pulmonary Anthrakosis — A Commity Disease. Americ. journ. Pub. Health. 1914. 4, 887.

Knauff: Das Pigment der Respirationsorgane. Virchows Arch. f. pathol. Anat. u. Physiol. 1867. 39, 442.

Koelsch: I. Porzellanindustrie und Tuberkulose. Beitr. z. Klin. d. Tuberkul. Bd. 42. 1919. — Ders.: Zur Frage der Staubeinwirkung auf die Lungen der Porzellanarbeiter. Zeitschr. f. Tuberkul. Bd. 39. 1924. — Ders.: Staub und Beruf. Handwörterbuch d. soz. Hygiene von Grotjahn u. Kaup. S. 512. 1912.

Kolle und Hetsch: Die experimentelle Bakteriologie und Infektionskrankheiten. 6. Aufl. 1922. Kapitel Tuberkulose. Berlin.

Krause, A. K.: Journ. of med. research 1916. 35, 1. — Ders.: Americ. review of tubercul. 1918. 1, 717. — Ders.: Ebenda 1919. 3, 1. — Ders.: Studies on tuberculous infection. VI. Tuberculosis in the guinea pig after subcutaneous infection, with particular reference to the tracheobronchial lymph nodes. Americ. review of tubercul. 1920. 135.

Krause und Willis: Studies on immunity to tuberculosis. The results of virulent reinfection into tuberculin-reaching areas (skin) of tuberculous guinea pigs. Americ. review of tubercul. 1920/21. II, 4, 2.

Krek: 13. Versammlung d. dtsch. pathol. Gesellschaft. Leipzig 1909.

Kuborn: Etudes sur les maladies particulières aux ouvriers mineurs. Paris: Adrian Delahaye 1863. — Ders.: Presse méd. 1862. Nr. 27.

Kuborn und Villaret: Über Lungenmelanose. Schmidts Jahrb. Bd. 116. S. 51.

Kühn: Über die Kieselsäureinjektion. Med. Klinik 1922. Nr. 1.

Laennec: Traité de l'auscultation medicale. 1829.

Landouzy: Poussières et tuberculose. Bull. de l'acad. de méd. 1906. Nr. 12.

Lanceraux: Sclérose pulmonaire (Chalicanthracose) des ouvriers en porcelaine. Gaz. des hop. civ. et milit. 1896. Nr. 39/40.

Langguth: Über die Siderosis pulmonum. Dtsch. Arch. f. klin. Med. Bd. 55.

Lehmann: Staub. Arch. f. Hyg. 75, 134. — Ders.: Lehrbuch der Arbeits- und Gewerbehygiene. Leipzig 1919.

Lehmann, Saito und Gfrörer: Über die quantitative Absorption von Staub aus der Luft durch den Menschen. Arch. f. Hyg. Bd. 75. 1912.

Lange, B. und Keschischian: Experimentelle Untersuchungen über die Bedeutung der Tröpfcheninfektion bei der Tuberkulose. Zeitschr. f. Hyg. u. Infektionskrankh. Bd. 104. 1925.

Lange, B. und Nowoselsky: Experimentelle Untersuchungen über die Bedeutung der Staubinfektion bei der Tuberkulose. Zeitschr. f. Hyg. u. Infektionskrankh. Bd. 104. 1925.

Lange, B.: Über die Infektionswege der Tuberkulose. Zeitschr. f. Tuberkul. Bd. 43. 1925.

Lehmann, Engel, Wenzel: Der Staub in der Industrie, seine Bedeutung für die Gesundheit der Arbeiter und die neueren Fortschritte auf dem Gebiete seiner Verhütung und Bekämpfung. Beihefte z. Zentralbl. f. Gewerbehyg. Bd. 1, Hft. 2. 1925.

Legge, T. Robert: Journ. of the Amer. med. assoc. Bd. 81, Nr. 10. 1923.

Leubuscher: Die Ausbreitung der Tuberkulose im Herzogtum Sachsen-Meiningen. Bericht über d. Kongr. z. Bekämpfung d. Tuberkulose als Volkskrankheit. Berlin 1899 (zit. nach Vollrath).

Lewin: Die Krankheiten des Kehlkopfes usw. Berlin 1863. — Ders.: Die Inhalationstherapie. Berlin 1865.

Lewin, G.: Wissenschaftliche und praktische Beiträge zur Lehre von der Inhalation. Med. Centr.-Ztg. Jahrg. 1862.

Leymann: Die Gesundheitsverhältnisse der Arbeiter der keramischen Industrie und besonders der Porzellanarbeiter. Zentralbl. f. Gewerbehyg. 1915. H. 6—9 u. März 1913. — Ders.: Die Gesundheitsverhältnisse der Arbeiter in der keramischen Industrie. Zentralbl. f. Gewerbehyg. Bd. 1. 1913.

Liebermeister: Zieglers Beiträge Bd. 50.

Lindemann, W.: Hygiene der Bergarbeiter, Weyls Handb. der Hyg. 2. Aufl. Bd. 7.

Linnekogel: Die Behandlung der Tuberkulose. Lehmann 1925.

Lovell Gulland: Die Phthise der Steinmetze. Edinburgh med. journ. 1909. März.

Lubenau, C.: Experimentelle Staubinhalationserkrankungen der Lungen. Arch. f. Hyg. 63. 1907.

Maissé et Josué: Arch. de méd. exp. 9, 2. 1897.

Mallory, F. B.: Journ. of exp. med. 3, 612. 1898. — Ders.: The histology of the skin lesson in measles. Read before the Americ. assoc. of pathol. and bakteriol. New York 1920. — Ders.: Principles of pathologic histology. — Ders.: A Histological Study of Typhoid Fever. Journ. of exp. med. 1898. 3, 611. M. Junkin. The Origin of the Phagocytic Mononuclear Cells of the Peripheral Blood. Amer. journ. of anat. 1919. 25, 27.

Mangelsdorf: Die Gesundheitsgefährdung der Arbeiter durch Staubentwicklung. Vierteljahrsschr. f. öff. Gesundheitspflege Bd. 44, S. 801. 1912.

Marten: Die Schädlichkeiten und Krankheiten, denen die Kohlengrubenarbeiter unterworfen sind. Casp. Vierteljahrsschr. f. d. ges. Med. Bd. 16, S. 264

Maurice: Über Melanidie. Kollektivbericht über Pigmentkrankheiten, in Schmidts Jahrb. Bd. 115, S. 44.

Mavrogordato, A.: Experiments on the effects of dust inhalations. Journ. of hyg. 1918. 17, 439.

Mavrogordato: Studies in Experimental Silikosis and Other Pneumonokoniosis. Publ. 15 of the South African Inst. for med. research. 1922.

May und Petri: Beiträge zur Frage der Pneumonokoniose. Beitr. z. Klin. d. Tuberkul. Bd. 58, H. 2. 1924.

Mc Junkin, F. A.: Arch. of internat. med. 1918. 21, 59. — Ders.: An endothelial leucocytosis in guinea pigs by injection of saprophytic tubercle bacilli. Read before Americ. assoc. of pathol. a. bacteriol. New York 1920.

Meinel: Über Erkrankung der Lungen durch Kieselstaubinhalation. Inaug.-Diss., Erlangen 1869.

Meingcard: Signes didentité des ouvriers exercant la profession des rhabilleurs de meules. 1890.

Melbeck: Statistische Darstellung des Kreises Solingen. 1860.

Mellor: Trans. Inst. Mining Engineers. 55, 264—293. 1918.

Merkel: Zur Kasuistik der Staubinhalationskrankheiten. Dtsch. Arch. f. klin. Med. Bd. 8, 1871. — Ders.: Die tuberkulöse Erkrankung siderotischer Lungen. Ebenda Bd. 42. — Ders.: Die Staubinhalationskrankheiten. Handb. d. Hyg. von Ziemssen u. Pettenkofer. II. Teil.

Miller, W. S.: Americ. review of tubercul. 1919. 3, 33. — Ders.: Americ. journ. of roentgenol. 1917. 4, 269. — Ders.: Anat. record 1911. 5, 99. The distribution of lymphoid tissue in the lung.

Moore: Proc. of the roy. soc. of med. 1918. 11 (zit. nach Gye and Kettle).

Moritz: Über Gesundheitsgefährl. des Schleiferberufs und ihre Verhütung. Zentralbl. f. allg. Gesundheitspfl. Bd. 19. 1900.

Moritz und Röpke: Sterblichkeit in den Schleifereien in Solingen. Zeitschr. f. Hyg. u. Infektionskrankh. Bd. 31. 1899.

Much: Handb. d. Tuberkul. Bd. 1. 1923.

Neisser: Tuberkulose, Lungenschwindsucht und Erkrankung der Atmungsorgane nach den Berichten der Gewerbeinspektoren der Kulturländer. Tuberculosis 1908. 7, 9.

Nicholson: The dusted lung with special reference of the inhalation of silica dust (Si O_2) and its relation to pulmonary tuberculosis. Journ. of industr. hyg. Bd. 5, 1923/24.

Ogle: VII. intern. Kongr. f. Hyg. u. Dempographie. London 1891.

Oldendorff: Die Mortalitäts- und Morbiditätsverhältnisse der Metallschleifer in Solingen und Umgegend. Zentralbl. f. allg. Gesundheitspflege. 1882. — Ders.: Der Einfluß der Beschäftigung auf die Lebensdauer der Menschen nebst Erörterungen über die wichtigsten Todesursachen. Berlin 1877.

Oliver, T.: A discussion on Miner's Phthisis. Brit. med. journ. 1903. 2, 330.

Oppert, Dr.: Über Lungenmelanose. Med. Zentr.-Ztg. Jahrg. 1857. S. 199.

Orsi, Dr. Giovanni: Über die Flugfähigkeit des Staubes (aus d. Hyg. Inst.Univ. Berlin, Rubner). Arch. f. Hyg. 68, 1909.

Palschkowski: Beitr. z. Klinik d. Tuberkulose 57.

Papasotiriu: Über den Einfluß der Kohle auf die Tuberkelbazillen. Münch. med. Wochenschr. 1901. Nr. 13.

Paté: La phthisie des faienciers. Ann. d'hyg. publ. et de méd. lég. Bd. 27. 1892.

Parry: Risks and Dangers of Various Occupations. London 1900.

Peacock: Über die Schwindsucht der Bearbeiter französischer Mühlsteine. Refer. Schmidts Jahrb. Bd. 116.

Permar, H. H.: An Experimental Study of the Mononuclear Phagocytes of the lung. Journ. of the med. research. 1920. 21, 42, 9. — Ders.: The Development of the Mononuclear Phagocyte of the lung. Ebenda 147. — Ders.: The Migration and Fate of the Mononuclear Phagocyte of the lung. Ebenda 209.

Peterson: Pneumokoniosis. Amer. med. journ. 1885.

Petreuz: Erfahrungen über die sogenannte Steinbrecherkrankheit. Hufelands Journ. d. prakt. Arzneikunde Bd. 14. 1884.

Peacock: Millstone makers diseases. Silicous matter found in the lung. 1873. —
    Ders.: French millstone makers phthisis. 1876.
Popper: Lehrbuch der Arbeiterkrankheiten. Stuttgart 1882.
Prinzing: Arch. f. soz. Hyg. u. Demographie Bd. 12. 1917.
Racine: Über das Verhältnis von Emphysem und Tuberkulose zur Kohlenlunge
    der Bergleute. Vierteljahrsschr. f. gerichtl. Med. N. F. 40. 1884.
Ramazzini: De morbis artificum diatribe. 1717. Deutsch von Ackermann-
    Stendal. 1780.
Rauch und Staub. Zeitschr. f. ihre Bekämpfung. Düsseldorf seit 1910.
Raymondaud: Les maladies des porcelainiers. Ann. d'hyg. publ. et de méd.
    lég. Bd. 26. 1891.
Raymond: La prophylaxie de la tuberculose pulmonaire chez les ouvriers por-
    celainiers. Séance de rentrée de l'école de méd. de Limoges. 1888.
Reckzeh: Kalkstaubinhalation und Lungentuberkulose. Berlin. klin. Wochen-
    schr. 1903. Nr. 45.
Ribbert: Über primäre Tuberkulose und über die Anthrakose der Lungen und
    der Bronchialdrüsen. Dtsch. med. Wochenschr. 1906. Nr. 40.
Riegel: Zur Chalikosis pulmonum. Dtsch. Arch. f. klin. Med. Bd. 15.
Riembault: Hygiène des ouvriers mineurs. Paris: J. B. Baillière et fils 1861.
Rodemacker: Lungenstauberkrankung, Lungentuberkulose. Zentralbl. f. ges.
    Hyg. 1924. Nr. 10/11.
Rosenfeld: Zur chemischen Pathologie der Lungentuberkulose. Klin. Wochen-
    schrift 1923. Nr. 30.
Rosenthal: Katalog der Porzellanfabrik Ph. Rosenthal & Co. Selb.
Rössle: Über die Tuberkulose der Staubarbeiter, insbesondere im Porzellan-
    gewerbe. Brauers Beitr. z. Klin. d. Tuberkul. Bd. 47. 1921.
Roth nach Bruns: Med. Klinik. 1910. Nr. 49.
Roth: Die durch Staubeinatmung entstehenden Gewerbekrankheiten und deren
    Verhütung. Berlin. klin. Wochenschr. 1901. Nr. 18/19. — Ders.: Zur Frage
    der Kieselsäurebehandlung bei Lungentuberkulose. Therapie d. Gegenw.
    1921. Oktober.
Ruppert: Experimentelle Untersuchungen über Kohlenstaubinhalation. Vir-
    chows Arch. Bd. 72. 1878.
Rusher: Occupational Sickness: A Review. Journ. of industr. hyg. Bd. 4,
    Nr. 3. 1922. (Ref. Koelsch, Zentralbl. f. d. ges. Hyg. Bd. 2. 1922.)
Sänger, M.: Zur Ätiologie der Staubinhalationskrankheiten. Virchows Arch.
    Bd. 164. 1901.
Saito: Experimentelle Untersuchungen über die quantitative Absorption von
    Staub durch Tiere bei genau bekanntem Staubgehalt der Luft. Arch. f. Hyg.
    Bd. 75. 1912.
Scarfield: The mortality in dusty trades in Sheffield. Brit. med. journ. 1908.
Schaffer: Hygiene of Coal Mines. Ziemssens Enzyclopedia. 1871.
Schirmer: Die Krankheiten der Bergleute in den Grünberger Braunkohlen-
    gruben. Schmidts Jahrb. Bd. 102, S. 72.
Schlootmann: Ein Beitrag zur Staubinhalationslehre. Zentralbl. f. Pathol.
    6. 1895.
Schmidt, Ludw.: Zur Gewerbehygiene des Baumwollspinnenberufs. Arch. f.
    Hyg. Bd. 94, H. 3. 1924.
Schottelius, M.: Experimentelle Untersuchungen über die Wirkung inhalierter
    Substanzen. Virchows Arch. f. pathol. Anat. u. Physiol. 1878. 73, 524.
Schulz: Einige Bemerkungen über Kieselsäure. Münch. med. Wochenschr.
    1902. Nr. 11, S. 440.
Sewell, W. T.: Journ. of pathol. a. bacteriol. 1918. 22, 40.
Seltmann: Die Anthrakosis der Lungen bei den Kohlenbergarbeitern.
Shipley, P. G., and Cunningham, R. S.: Studies on Absorption from
    Serous Cavities.

Slavjansky, K.: Experimentelle Beiträge zur Pneumonokoniosislehre. Virchows Arch. f. pathol. Anat. u. Physiol. 1869. 48, 326.

Sommerfeld: Die Berufskrankheiten der Steinmetze, Steinbildhauer und verwandter Berufsgenossenschaften. Berlin 1892. — Ders.: Die Berufskrankheiten der Porzellanarbeiter. Dtsch. Vierteljahrsschr. f. öffentl. Gesundheitspfl. Bd. 25. 1893. — Ders.: Die hygienische Lage der Glasarbeiter. Zeitschr. d. Zentralstelle f. Arbeiterwohlf. 1894. Nr. 19/22. — Ders.: Die Schwindsucht der Arbeiter, ihre Ursache, Häufigkeit und Verhütung. Berlin 1895. — Ders.: Verhandl. d. dtsch. Gesellsch. f. öffentl. Gesundheitspfl. zu Berlin. Hyg. Rundschau 1896. Nr. 11. — Ders.: Vortrag über die gesundheitliche Bedeutung des Staubes in gewerblichen Betrieben mit Demonstration der auf der Berliner Gewerbeausstellung vorgeführten Objekte. Beil. z. Hyg. Rundschau 7. 1897. — Ders.: Handbuch der Gewerbekrankheiten. Berlin 1898. — Ders.: Die hygienische Lage der Steinarbeiter Deutschlands. Hyg. Rundschau 1900. Nr. 13.

Spackeler: Über die Lungentuberkulose infolge beruflicher Staubinhalationen. Inaug.-Diss., Berlin 1903.

Staehelin: Staubinhalation. Handb. d. normalen u. pathol. Physiol. Bd. 2. Atmung. Berlin 1925.

Staub und Staubbestimmung. Journ. of industr. hyg. Bd. 5, Nr. 12. 1923.

Stepp: Kasuistik der Staubinhalationskrankheiten. Med. Klinik 1916. Nr. 22.

Stratmann: Die Tuberkulose unter den Stahlschleifern. Tuberkul.-Kongr. 1899.

Stumpf: 82. Versamml. dtsch. Naturf. u. Ärzte. Königsberg 1910.

Tchistovitsch, N.: Ann. de l'inst. Pasteur. 1889. 3, 337.

Thackrah: Mortality in trades and professions. Edinburgh review. 1860. Jan.

Thiele: Keramische Industrie und Tuberkulose. Zeitschr. f. Tuberkul. Bd. 34. 1921.

Thorel: Die Specksteinlunge. Zieglers Beitr. Bd. 20. — Ders.: Eisenlunge und Eisenpigmentmetastase. Festschr. z. Eröffnung d. n. Krkh. d. St. Nürnberg 1898.

Töppich: Die zellulären Abwehrvorgänge bei Erst- und Wiederinfektion mit Tuberkelbazillen. Krankheitsforschung, Bd. 2, H. 1. 1925.

Tortivint und Remlinger: Staub und Tuberkulose. Rev. d'hyg. 22. 1901.

Traube, Über das Eindringen feiner Kohlenteilchen in das Innere des Respirationsapparates. Schmidts Jahrb. Bd. 110, S. 299.

Tripier: Sur l'anthracose pulmonaire. XI. intern. Kongr. f. inn. Med. Rom 1894.

Trotter: The socalled Anthracosis and Phthisis in Coal-Miner's. Brit. med. journ. 1903. Mai 23.

Vernois, Dr.: Über die Einwirkung des Staubes auf die Gesundheit der Kohlenverkäufer und Bronzeformer. Schmidts Jahrb. Bd. 100, S. 325.

Vogt: Allgemeine Sterblichkeit und Sterblichkeit an Lungenschwindsucht. Zeitschr. f. Schweizer Statistik. 1887.

Vollrath: Die Tuberkulosesterblichkeit der Porzellanarbeiter Thüringens. Beitr. z. Klin. d. Tuberkul. Bd. 47. 1921.

Wainwright und Nichols: The relation between Anthracosis and Pulmonary Tuberculosis. Amer. journ. of the med. sciences Bd. 53. 1905.

Watermilch and Bankowski: Cpt. rend. hebdom. des séances de la soc. de biol. 1913. 74, 131.

Watkins-Pitchford, W.: Med. journ. of So. Africa 1914. 9, 196. — Ders.: Report on behalf of the medical sub-committee. Appendix 10. Gen'l Rep. Miner's Phthisis Prevention. Com. Johannesburg, So. Africa. 1916. 140.

Wegmann: Der Staub in den Gewerben mit besonderer Berücksichtigung seiner Formen und der mechanischen Wirkung auf die Arbeiter. Arch. f. Hyg. 1894. 21.

Weyl: Handbuch der Arbeiterkrankheiten. Jena 1908. A. 22.

Wilbrand: Einige Bemerkungen über die Gewerbekrankheiten der Steinzeug-
    arbeiter und ihre Ursachen. Vierteljahrsschr. f. ger. Med. 1876. S. 124.
Willis, H. S.: Studies on Tuberculous Infection VIII. Spontaneous Pneumono-
    koniosis in the Guinea Pig. Americ. review of tubercul. 1921—1922. 5, 189.
Winternitz, M. C. and Smith, G. H.: Preliminary Studies in Intratracheal
    Therapy. Pathology of War Gas Poisoning Yale University Press 1920.
Zenker: Über: Staubinhalationskrankheiten. Dtsch. Arch. f. klin. Med. 1867.
Zuckmayer: Über parenterale Kieselsäurezufuhr. Therapie d. Gegenw.
    62. Jahrg. 1921.

Verlag von **Julius Springer** in Berlin W 9

Schriften aus dem Gesamtgebiet der Gewerbehygiene

Herausgegeben von der Deutschen Gesellschaft für Gewerbehygiene
in Frankfurt a. M., Viktoriaallee 9 — (Neue Folge)

Heft 1: **Ärztliche Merkblätter über berufliche Vergiftungen und Schädigungen durch chemische Stoffe.** Aufgestellt und veröffentlicht von den Fabrikärzten der deutschen chemischen Industrie. Zweite, neubearbeitete Auflage. Mit 2 farbigen Tafeln. Vergriffen.

Heft 2: **Die Bedeutung der Chromate für die Gesundheit der Arbeiter.** Kritische und experimentelle Untersuchungen von Prof. Dr. K. B. Lehmann, Direktor des Hygienischen Instituts der Universität Würzburg. Mit 11 Textabbildungen. III, 119 Seiten. 1914. RM 4.20

Heft 3: **Die Arbeiterkost nach Untersuchungen über die Ernährung Basler Arbeiter bei freigewählter Kost.** Von Dr. Alfred Gigon, Privatdozent für Innere Medizin an der Universität Basel. III, 54 Seiten. 1914. RM 1.80

Heft 4: **Die Bekämpfung der Milzbrandgefahr in gewerblichen Betrieben.** Von Dr. O. Borgmann, Regierungs- und Gewerberat in Schleswig, und Dr. R. Fischer, Reg.- u. Gew.-Rat in Potsdam. III, 47 Seiten. 1914. RM 1.80

Heft 5: **Die Frühdiagnose der Bleivergiftung.** Drei Referate v. Dr. L. Teleky, Wien, Dr. H. Gerbis in Thorn, Prof. Dr. P. Schmidt in Halle a. S. VI, 65 Seiten. 1919. RM 2.30

Heft 6: **Die Meldepflicht der Berufskrankheiten.** Eine Umfrage, bearbeitet von Dr. E. Francke in Frankfurt a. M. und Sanitätsrat Dr. Bachfeld in Offenbach. 52 Seiten. 1921. RM 1.60

Heft 7, I. Teil: **Bleivergiftung und Bleiaufnahme.** Ihre Symptomatologie, Pathologie und Verhütung mit besonderer Berücksichtigung ihrer gewerblichen Entstehung und Darstellung der wichtigsten gefahrbringenden Verrichtungen. Von Thomas M. Legge, und Kenneth W. Goadby. Übersetzt von Dr. Hans Katz (†). Herausgegeben und mit Anmerkungen versehen von Dr. Ludwig Teleky. Mit 6 Textabbildungen und 2 Tafeln nebst einem Anhang: Die deutschen und deutsch-österreichischen Verordnungen zur Verhütung gewerblicher Bleivergiftung. Zusammengestellt im Institut für Gewerbehygiene von Else Blänsdorf. VIII, 372 Seiten. 1921. RM 13.—

Heft 7, II. Teil: **Bleiliteratur.** Veröffentlichungen über Bleivergiftung, Spezialarbeiten und Merkblätter, Textangabe der Bleiverordnungen für das Deutsche Reich, Deutschösterreich u. außerdeutsche Staaten. Zusammengest. im Institut f. Gewerbehyg. v. Else Blänsdorf, Bibliothekarin. IV, 108 S. 1922. RM 3.60

Heft 8: **Internationale Übersicht über Gewerbekrankheiten** nach den Berichten der Gewerbeinspektionen der Kulturländer über das Jahr 1913. Mit Unterstützung von Dr. Ludwig Teleky bearb. von Prof. Dr. Ernst Brezina in Wien. VIII, 144 Seiten. 1921. RM 4.80

Heft 9: **Internationale Übersicht über Gewerbekrankheiten** nach den Berichten der Gewerbeinspektionen der Kulturländer über die Jahre 1914—18. Mit Unterstützung von Dr. Ludwig Teleky bearbeitet von Prof. Dr. Ernst Brezina in Wien, Techn. Hochschule. XII, 270 Seiten. 1921. RM 10.—

Heft 10: **Internationale Übersicht über Gewerbekrankheiten** nach den Berichten der Gewerbeinspektionen der Kulturländer über das Jahr 1919. Mit Unterstützung von Dr. Ludwig Teleky bearb. v. Prof. Dr. Ernst Brezina in Wien, Techn. Hochschule. VII, 118 Seiten. 1922. RM 4.20

Heft 11: **Die deutsche Bleifarbenindustrie vom Standpunkt der Hygiene.** Nach eigenen Untersuchungen 1921—1922. Von Geh. Hofrat Prof. Dr. K. B. Lehmann, Direktor d, Hygien. Instit. Würzburg. VI, 95 Seiten. 1925. RM 3.90

Heft 12: **Theophrastus von Hohenheim genannt Paracelsus. Von der Bergsucht und anderen Bergkrankheiten.** Bearbeitet von Dr. Franz Koelsch, Ministerialrat im Bayr. Staatsminist. für Soz. Fürsorge, Bayr. Landesgewerbearzt, a. o. Prof. a. d. Univ. München. Mit 1 Bildnis. VI, 70 Seiten. 1925. RM 4.80

Heft 13: **Über die Gesundheitsgefährdung bei der Verarbeitung von metallischem Blei.** Mit besonderer Berücksichtigung der Bleilöterei. Von Dr. med. **Hans Engel,** Mitglied des Reichsgesundheitsamtes Berlin. IV, 40 Seiten. 1925. RM 2.70

Siehe auch umstehende Seite.

Verlag von **Julius Springer** in Berlin W 9

Schriften aus dem Gesamtgebiet der Gewerbehygiene

Heft 14: **Was muß der Arzt von der neuen Verordnung über die Einbeziehung der Berufskrankheiten in die Unfallversicherung wissen und welche Pflichten ergeben sich für ihn daraus?** Versicherungsrechtliche und ärztliche Hinweise unter Mitarbeit von Professor Dr. Hayo Bruns, Direktor des Bakteriologischen Instituts, Gelsenkirchen; Geh. Sanitätsrat Dr. Cramer, Cottbus; Dr. Martius, Verwaltungsdirektor der Berufsgenossenschaft der chemischen Industrie, Berlin; Ministerialrat Professor Dr. Thiele, Sächsischer Landesgewerbearzt Dresden. Herausgegeben von den **Fabrikärzten der chemischen Industrie.** Mit 6 Abbildungen im Text und 1 Spektraltafel. IV, 72 Seiten. 1925. RM 4.50

Heft 15: **Die deutsche Fabrikpflegerin.** Von Dr. **Ludwig Schmidt-Kehl,** Assistent am Hygienischen Institut der Universität Würzburg. 31 Seiten. 1926. RM 1.80

Heft 17: **Die Staublungenerkrankung (Pneumonokoniose) der Sandsteinarbeiter.** Von Geh. Ministerialrat **A. Thiele,** Landesgewerbearzt in Dresden, und Stadtmedizinalrat Dr. **Erich Saupe,** Privatdozent an der Technischen Hochschule Dresden. Mit etwa 22 Textabbildungen. Erscheint im Juli 1927

Zentralblatt für Gewerbehygiene und Unfallverhütung

(Neue Folge)

Herausgegeben im Auftrage der

Deutschen Gesellschaft für Gewerbehygiene

von

Prof. Dr. Chajes, Berlin; Prof. Dr. Curschmann, Wolfen; Ministerialdirektor Wirkl. Geh. Ober-Medizinalrat Prof. Dr. Dietrich, Berlin; Dr. Eger, Frankfurt a. M.; Reg.-Rat Dr. Engel, Berlin; Senatspräsident Geh. Reg.-Rat Dr. Fischer, Berlin; Gustav Haupt, Hannover; Ministerialrat Professor Dr. Koelsch, München; Geh. Hofr. Prof. Dr. Lehmann, Würzburg; Ministerialrat a. D. Geh. Oberreg.-Rat Dr. Leymann, Berlin; Gew.-Assessor a. D. Michels, Berlin; Ministerialrat Geh. Reg.-Rat Simon, Berlin.

Erscheint monatlich.   Preis jährlich RM 20.—; Einzelheft RM 2.—

Inhaltsverzeichnis der beiden zuletzt erschienenen Hefte: